systemed
verlag

Marianne Botta
Dr. Nicolai Worm

DAS GROSSE LOGI® FAMILIENKOCHBUCH.

Die LOGI-Ernährungsmethode für die ganze Familie in Theorie und Praxis. Mit 100 tollen Rezepten, die Kindern ganz besonders schmecken.

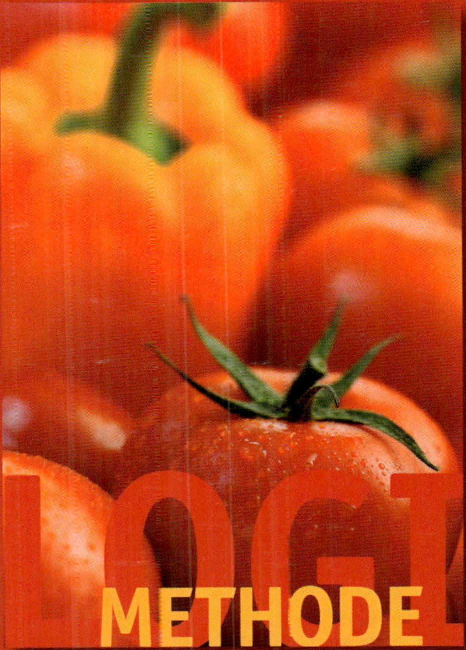

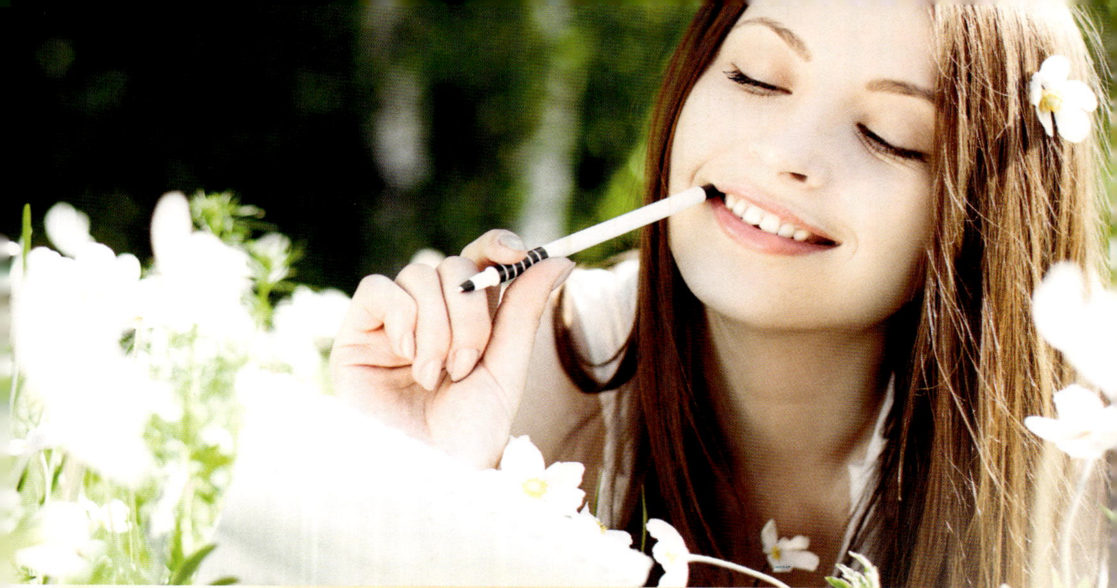

Inhalt

DAS GROSSE LOGI® FAMILIENKOCHBUCH.

Rezepte

LOGIsch kochen und essen für die ganze Familie?

Übergewicht ist weltweit ein immer größer werdendes Problem. Eine Mehrzahl der übergewichtigen Menschen lebt in Familien, hat Kinder, Mutter und Vater. Fakt ist: Es gibt sehr viele Familien, in denen mindestens ein Familienmitglied mit Übergewicht zu kämpfen hat. Übergewicht ist bei Weitem kein rein kosmetisches Problem, sondern zieht gravierende gesundheitliche Folgen im späteren Leben nach sich. Übergewichtige Kinder oder Erwachsene leben riskant. Die negativen Folgen bleiben nicht aus und treten früher ein, als es den meisten Menschen bewusst ist. Erste Gesundheitsstörungen als Folge zu vieler Pfunde sind schon im Kindes- und Jugendalter erkennbar und manifestieren sich im mittleren Alter als ernste Störungen und lebensbedrohende Krankheiten.

Entscheidend ist, dass dem Übergewicht vorgebeugt werden kann. Je früher, umso besser. Denn: Wer erst einmal übergewichtig geworden ist, hat es schwer, davon wieder weg zu kommen. Alle Bemühungen seitens der medizinischen Forschung während der letzten Jahrzehnte sind ohne durchschlagenden Erfolg geblieben. Es gibt kein sicheres Mittel! Dauerhaftes Abnehmen ist und bleibt schwierig und wird für viele Menschen nicht erreichbar sein. Alle Experten sind sich deshalb einig: Der Prävention von Übergewicht und seiner Folgekrankheiten kommt eine Schlüsselrolle zu! Und damit muss bereits im frühen Kindesalter angefangen werden: Schließlich gilt es heute als bewiesen, dass aus übergewichtigen Kindern mit hoher Wahrscheinlichkeit übergewichtige Erwachsene werden.

Keine Frage, wer mit Kindern lebt oder arbeitet, also Eltern, Großeltern, Lehrpersonen und Erzieher, muss diese Fakten kennen. In Zahlen ausgedrückt: 40 Prozent der übergewichtigen siebenjährigen Kinder werden auch als Erwachsene zu dick sein. Bei den 10- bis 13-Jährigen mit Übergewicht ist es noch viel deutlicher – von ihnen werden rund 80 Prozent im Erwachsenenalter zu viele Pfunde mit sich herumschleppen.

Die Forschung hat inzwischen eindeutig belegt: Das Fundament für ein gesundes Leben und insbesondere für eine gesunde Ernährung wird bereits in den ersten Lebensjahren gelegt. In der Zeit also, in der die Kinder den Großteil ihrer Zeit noch zu Hause verbringen. Sicher ist: Ernährung wird ungleich stärker vorgelebt als anerzogen. Was die Kinder daheim am Familientisch sehen, beeinflusst sie lebenslang. So zeigen etwa Studien, dass Kinder diejenigen Lebensmittel als normal und essbar erachten, welche ihnen häufig vorgesetzt werden. Oder dass diejenigen Bezugspersonen das Essverhalten eines Kindes am stärksten prägen, welche es am liebsten hat. Es ist eigentlich ganz einfach: Wer sich zusammen mit den Kindern an den Tisch setzt, mit ihnen isst und ihnen ein gesundes Essverhalten vorlebt, wird vom Nachwuchs kopiert. Doch in der Praxis hapert es damit gewaltig. Denn genau dort, im familiären Umfeld, gibt es offenbar immer häufiger viele Defizite. Nicht umsonst sind bereits drei Prozent der drei- bis sechsjährigen Kinder übergewichtig oder gar adipös. Und bei den sieben- bis zehnjährigen Kindern ist der Anteil bereits doppelt so hoch.

LOGISCH KOCHEN FÜR DIE GANZE FAMILIE?

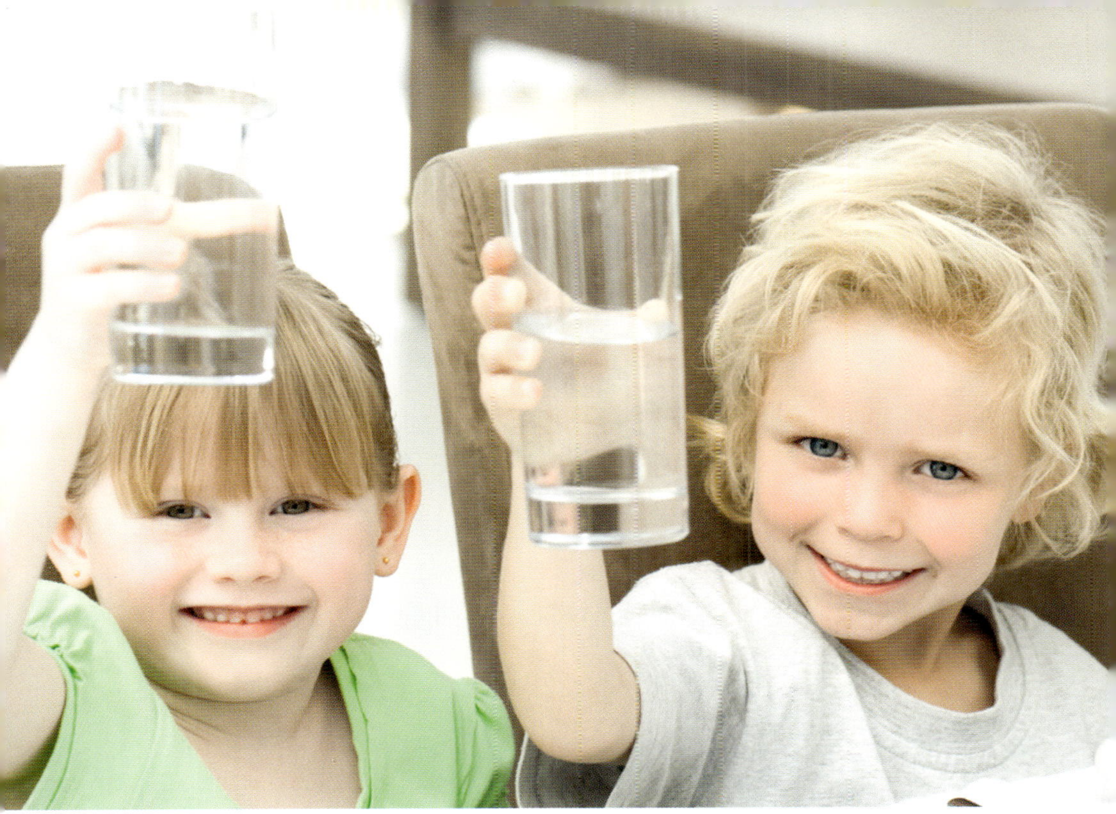

Irgendwo ist also der Wurm drin. Übrigens sind Kinder aus niedrigeren Bildungsschichten, solche mit Migrationshintergrund und solche mit übergewichtigen Eltern am stärksten gefährdet, selbst übergewichtig zu werden. Fakt ist: Es ist den Eltern viel zu wenig bewusst, dass Übergewicht für ihre Kinder gefährlich ist. Deshalb ändern sie auch nichts daran. Besonders häufig sind Unterschätzungen des kindlichen Gewichts bei übergewichtigen Eltern sowie solchen mit einem bereits übergewichtigen Kind anzutreffen.

Ein weiteres Problem ist die schlechte Erreichbarkeit der genannten Risikogruppen. Die Informations- und Präventionsangebote werden häufig verweigert. Je niedriger die Bildung und das Einkommen der Eltern, desto weniger sind sie bereit, etwas zu ändern. Mit Folgen: Die Kinder werden immer dicker, essen noch ungesünder und bewegen sich noch weniger. Deshalb richtet sich das hier vorliegende Buch an die ganze Familie. Wenn wir etwas gegen unsere Übergewichtsepidemie machen wollen, müssen wir am Anfang der Entwicklung bereits angreifen – zunächst bei der schwangeren Mutter und dann bei den Eltern und beim Kind.

Während der Schwangerschaft werden die ersten Einflüsse für die spätere Gewichtsentwicklung und Gesundheit gesetzt. Übergewichtige Mütter bekommen eher übergewichtige Kinder. Mangel- oder Überernährung programmiert bereits das Kind im Mutterleib. In der frühen Kindheit kommen weitere Faktoren hinzu. Und im schulpflichtigen Alter müssen die Weichen endgültig gestellt werden.

Dieses Buch hilft, die Weichen bereits ab Schwangerschaft und Geburt richtig zu stellen.

Was Eltern und Kinder dick und krank macht

Die vier Hauptsäulen der Gesundheit

Unsere Gesundheit steht auf vier Hauptsäulen: Bewegung, Ernährung, Schlaf und Sonnenlicht. Wenn einer dieser Pfeiler geschwächt ist, wird das Gebäude instabil. Wird eine zweite Säule schwach, kann das Gebäude kaum noch aufrechterhalten werden. Hält dann auch noch eine dritte Säule den Ansprüchen nicht mehr stand, ist es um das Gesundheitsgebäude geschehen. Genau die Selbstzerstörung scheint der Mensch heute zu beabsichtigen. Er hat sich freiwillig einen Lebensstil verordnet, in dem anstrengende körperliche Aktivität möglichst nicht mehr vorkommt. Er isst Dinge, die kaum mehr etwas mit dem zu tun haben, was die Natur für ihn geschaffen hat. Er findet immer weniger innere Ruhe, um die dringend notwendige Regeneration im Schlaf zu ermöglichen. Und er hat sich systematisch der Sonnenbestrahlung entzogen. Heute wissen wir durch jahrelange Forschung: Jeder einzelne Lebensstilfaktor hat erheblichen Einfluss auf die Gesundheit und das Körpergewicht.

Bewegung

Vor 100 Jahren legte ein Mensch pro Tag durchschnittlich 20 Kilometer zurück. Es gab keine Nahrung ohne Bewegung. Das Suchen und Jagen von Nahrung war Lebensinhalt. Heute bringen wir es im Schnitt auf gerade mal 800 bis 1.200 Meter pro Tag! Mangelnde körperliche Aktivität ist allein schon ein Risikofaktor für viele Volkskrankheiten wie Bluthochdruck, Arthrosen, Schlaganfälle oder Diabetes. Kommt Übergewicht noch hinzu, verschärft sich das Risiko. Wer sich angemessen bewegt, kann diesen Krankheiten sogar bei bestehendem Übergewicht vorbeugen. Körperliche Aktivität wirkt also zweifach: Sie beugt Übergewicht und Krankheiten vor und hilft entscheidend bei deren Therapie! Der weitverbreitete Bewegungsmangel ist nicht nur durch geringe Freizeitaktivitäten bedingt, sondern auch durch unsere Arbeitswelt. Sie ist hoch technisiert und entbehrt meist jeglicher muskulärer Aktivität. Während der Alltag unserer Vorfahren von körperlicher Anstrengung bestimmt war, findet heute der größte Teil der beruflichen Aktivitäten im Sitzen statt.

Für eine derart passive Lebensart ist unser Körper nicht ausgelegt. Der Körper braucht ein gewisses Maß an Stress, um sich immer neu zu »tunen«, sich für die Umweltansprüche zu wappnen. Nur durch Belastung kann der Körper fitter werden. Ohne Belastung baut der Körper die ungenutzten Kapazitäten ab. Beispiel: Einige Monate Gips und die Beinmuskeln sind verschwunden. Eine ungenügend benutzte Muskulatur verkümmert schnell, und es kommt zu Fehlhaltungen und letztendlich zu Schmerzen. Und umgekehrt: Wird der Körper gefordert, passt er sich schnell durch eine bessere Ausstattung an diese Umweltansprüche an.

Wir müssen dafür nicht gleich zum Leistungssportler werden. Es gibt praktikable Möglichkeiten. Wie kann beispielsweise der Weg zur Arbeit etwas anstrengender gestaltet

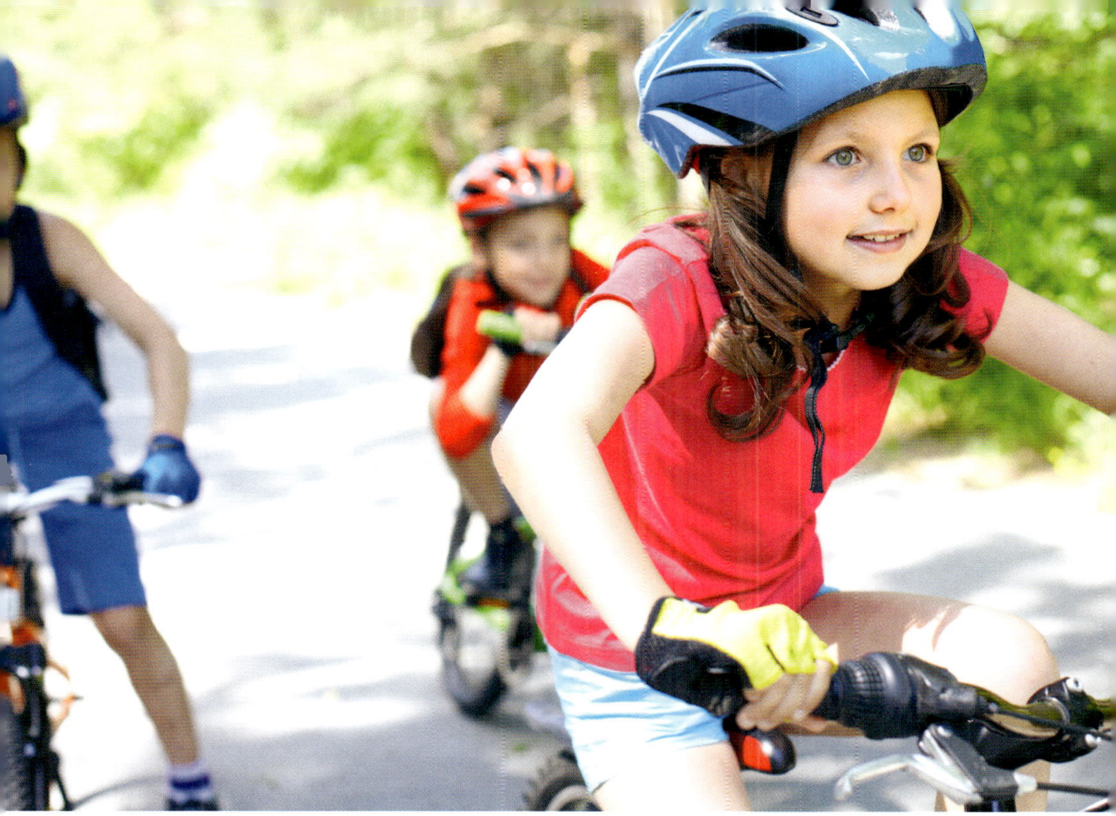

werden? Muss immer der Aufzug benutzt werden? Können wir nicht zu Fuß oder mit dem Rad die Einkäufe erledigen?

Oft ist es sehr einfach, seine Bewegungsaktivität durch ein bisschen Verzicht auf gewohnte Bequemlichkeit zu erhöhen. Oder beginnen Sie ein neues Hobby. Das muss nichts Spektakuläres sein. Gehen Sie spazieren! Jeden Abend Oder wandern!

Krafttraining ist so wichtig

Die meisten denken bei »gesundem Sport« noch immer an Ausdauerbelastungen. Viel wichtiger für die Gewichtskontrolle ist aber Kraftsport. Die Muskulatur ist neben der Leber unser wichtigstes Stoffwechselorgan und jedes Kilo Muskelmasse verbraucht selbst in Ruhe viel Energie, »Grundumsatz« genannt. Jedenfalls braucht Muskelgewebe ein Vielfaches mehr an Kalorien als eine vergleichbare Masse Fettgewebe!

Wer mit großem Muskelapparat schläft, verbraucht selbst im Schlaf mehr Kalorien als jemand mit wenig Muskeln. Sobald wir »Gas geben« und die Muskeln aktivieren, wird dieser Effekt noch verstärkt – der Gesamtverbrauch steigt immens! Dies ist der »Leistungsumsatz«. Wer Muskelmasse aufbaut, wird also langfristig viel einfacher eine Gewichtszunahme verhindern können beziehungsweise leichter mit einer Diät abnehmen können, da sein Körper mit mehr Muskeln immer mehr Energie verbraucht.

Um Muskeln aufzubauen, brauchen wir Krafttraining. Und das bringt noch mehr Vorteile mit sich: Nach Beendigung des Krafttrainings ist noch 20 bis 22 Stunden lang ein erhöhter Kalorienverbrauch messbar – der sogenannte »Nachbrenneffekt«.

So motivieren Sie die ganze Familie zu mehr Bewegung

Ausreichend Bewegung ist mindestens so wichtig wie die Ernährung. Denn neueste Studien haben ergeben, dass Kinder heute sogar weniger Fett und etwas weniger Kalorien zu sich nehmen als frühere Generationen. Dennoch werden sie immer dicker, was zum größten Teil auf die mangelnde Bewegung zurückzuführen ist. Immerhin fünf bis zehn Prozent der Kinder bewältigen nicht einmal mehr den Schulweg zu Fuß – sie werden mit dem Auto gefahren. Hinzu kommt: Dicke Kinder überschätzen oft ihren körperlichen Einsatz auf dem Fußballfeld oder in der Turnhalle. Sie fühlen sich danach ungemein ausgepowert, obwohl sie zum Beispiel nur einmal übers Fußballfeld gerannt sind und den Ball gar nie vor den Füßen hatten. Und sie bevorzugen als Sportart das Schwimmen – obwohl gerade diese als einzige den Appetit eher fördert als bremst. Auch zeigen Studien, dass Übergewichtige mehr TV schauen als Schlanke – und sich dabei wieder nicht bewegen.

- Auch Reiten und Schwimmen zählen zum Sport, ebenso Putzen und Sex. So verbrennen 30 Minuten leidenschaftlicher Sex gleich viele Kalorien wie 20 Minuten joggen. Irgendetwas ist also garantiert für jedes Familienmitglied dabei, das ihm gefällt und erst recht noch die Pfunde purzeln lässt.
- Machen Sie sich auf die Suche nach neuen Bewegungsmöglichkeiten. Eine Schnitzeljagd per Handy, wie sie in verschiedenen Ferienorten angeboten wird (zum Beispiel Lenk oder Grächen, Schweiz), Balancieren auf dem Seil (Slackline), Zumba, Aquafit, tolle, kindergerechte Wanderungen, zum Teil auch spannende Themenwege, Tanzen ... Nehmen Sie es sich vor, jeden Monat etwas Neues auszuprobieren, bis Sie wissen, was Ihnen am besten gefällt. Das lohnt sich, denn je besser der Sport zu Ihnen persönlich passt, umso eher halten Sie durch und haben Spaß dabei.
- Allein Sport treiben ist oft öde. Wer gemeinsam mit anderen etwas macht, kann sich auch schlechter rausreden, wenn der innere Schweinehund das schlechte Wetter oder Kopfschmerzen als Grund vorschieben möchte, sich gerade heute nicht zu bewegen. Unternehmen Sie zusammen mit der Familie was oder gründen Sie mit Gleichgesinnten einen Mini-Sportverein.
- Sport tut unglaublich gut, auch wenn Sie es erst mal kaum glauben können. Dabei werden Stresshormone abgebaut, Sie entspannen sich und verbrennen erst recht noch Kalorien, so zum Beispiel um die 500 Kalorien, wenn Sie eine Stunde leicht joggen. Aber: Sie müssen es erst ausprobieren, um diese Effekte feststellen zu können.
- Sie werden merken, wie rasch Sie sich besser bewegen können und fitter werden. Stellen Sie sich einmal vor, dass Sie es schaffen, die Straßenbahn noch zu erreichen, weil Sie mühelos rennen können und erst recht noch nicht außer Atem geraten. Das geht nur, wenn Sie regelmäßig etwas für Ihre Fitness tun.

SO MOTIVIEREN SIE
DIE GANZE FAMILIE.

Die Autorin dieses Buches ist ein absoluter Sportfreak geworden – sie findet trotz acht Kinder und Job die Zeit dazu, weil es ihr wichtig ist und weil sie mittlerweile gemerkt hat, dass ihr Sport immer hilft, egal, wie schlecht gelaunt, wie traurig oder wie gestresst sie ist. Auch fallen ihr die besten Ideen für Texte beim Laufen ein. Und wenn ihre Kinder sie stressen, schicken sie sie gleich selbst los, um joggen zu gehen, damit sie nachher wieder zufrieden und ruhig ist. Allerdings war sie bis nach der Geburt des achten Kindes sehr unsportlich und nahm sich die Zeit nicht, um körperlich aktiv zu sein.

Etwa ein Jahr nach der Geburt des Jüngsten wollte ihre damals siebenjährige Tochter mit ihr ein Wettrennen machen, welches die Mama kläglich und komplett außer Atem verlor. Das ging gar nicht, dachte sie sich, als Ernährungswissenschaftlerin an jedem Vortrag zu betonen, wie wichtig körperliche Aktivität sei und selbst so kläglich zu scheitern. Sie begann mit viel Selbstdisziplin und unterstützt von ihren Kindern mit dem Laufen, Mountainbiken, Schwimmen, Wandern … Nachdem sie im Frühling 2011 kaum zehn Minuten ohne Pause laufen konnte, absolviert sie heute jeden zweiten Tag fünf bis acht Kilometer, tanzt Hip-Hop und Jazztanz und ist sogar in der Lage, einen Kilometer zu schwimmen, was sie früher nie geschafft hätte. Und es macht sagenhaft Spaß!

Der positive Nebeneffekt: Sie hat außerdem all ihre Kinder dazu motiviert, mehr Sport zu treiben und dies sogar zu mögen.

- Vergleichen Sie sich immer nur mit sich selbst, nicht mit anderen. Den eigenen Leistungszuwachs zu spüren, motiviert. Zu merken, dass andere trotz eigener Anstrengung immer noch viel besser sind, demotiviert hingegen stark.
- Zum Schluss noch die gute Nachricht: Es nützt viel mehr, wenn Sie sich täglich eine kurze Zeit lang bewegen, als wenn Sie einmal pro Woche eine lange Zeit Sport treiben oder einmal pro Monat einen einzelnen Halbmarathon laufen.
- Wenn Sie mit Kindern wandern: schaffen Sie Anreize. Erzählen Sie einander Geschichten oder Witze, lösen Sie Rätsel, setzen Sie sich ein attraktives Ziel, das Sie erreichen möchten.
- Halten Sie Ihre sportlichen Aktivitäten in einem Trainingstagebuch fest. Sie dürfen stolz sein, wenn Sie es nach und nach füllen!

Ein Wort zum Muskelkater

Er entsteht dann, wenn Sie zu rasch und zu intensiv mit dem Training beginnen und führt eher zu längeren Trainingsunterbrechungen. Es handelt sich dabei um Schmerzen, die durch kleinste Verletzungen in den Muskelfasern entstanden sind. Dagegen helfen warme Bäder und sanfte, leichte Bewegungen. Am besten beugen Sie aber vor, indem Sie langsam und mit einer geringeren Belastung anfangen, Sport zu treiben.

Wussten Sie, dass ...

... jede Steigerung der körperlichen Aktivität einen Nutzen für die Gesundheit bringt und dass diejenigen Menschen dabei den größten Nutzen erwarten können, welche sich bisher kaum bewegt haben?

... dass es viel ungesünder und gefährlicher ist, sich nicht zu bewegen als sich zu bewegen? In der Schweiz fallen jährlich 2,4 Milliarden direkte Gesundheitskosten an, weil sich Menschen nicht bewegen. Durch Sportunfälle hingegen nur 1,1 Milliarden Franken!

... dass Sie mit einem mäßigen Bewegungsprogramm, bei welchem Sie täglich 150 bis 200 Kalorien durch Bewegung verbrennen, das Risiko für Herz-Kreislauf-Krankheiten und Diabetes bereits um 30 bis 50 Prozent reduzieren?

... dass Sie umso mehr Kalorien verbrauchen, je schneller Sie sich bewegen?

... Ihre Gesundheit sogar dann vom Sport profitiert, wenn es Ihnen nicht gelingen sollte abzunehmen? Eine Studie des Cooper-Instituts in Texas besagt, dass inaktive Personen mit einem BMI (Body-Mass-Index) von über 30 ein dreimal so großes Risiko haben, frühzeitig zu sterben als ebenso schwere, aber körperlich aktive Menschen.

... dass Sport nicht viel kosten muss? Ein Theraband oder ein Springseil kosten wenig und zwei mit Wasser gefüllte PET-Flaschen, zu Hanteln umfunktioniert, überhaupt nichts.

... dass Ihnen das Handy beim Sport treiben helfen kann? Es gibt diverse Apps, die Ihnen dabei helfen, zum Beispiel »runtastic« oder »RunKeeper pro« oder »ryffelrunning.com«. Mit einigen findet man sogar Gleichgesinnte, damit man nicht allein trainieren muss, zum Beispiel mit »Spontacts«.

... dass es sein kann, dass die Waage erst mal mehr statt weniger Gewicht anzeigt, wenn Sie mit Sport beginnen? Das ist ein Zeichen dafür, dass die Muskeln wachsen – wer mehr Muskeln hat, kann dauerhaft mehr Fett verbrennen.

... dass eine 60 Kilogramm schwere Hausfrau, die wöchentlich vier Stunden Ausdauersport betreibt, etwa 800 Kalorien mehr pro Tag essen darf als eine Büroangestellte, die keinen Sport treibt? Das entspricht etwa 150 Gramm Schokolade pro Tag.

... dass jede Stunde, die Sie mit Sport verbringen, Ihr Leben um zwei bis drei Stunden verlängern kann? So zeigte zum Beispiel eine Studie, dass Männer, welche pro Woche mit Sport 200 Kalorien mehr verbrennen, zwei Jahre länger leben.

... dass sportlich aktive Menschen sich geschmeidiger bewegen, einen strafferen Körper haben und dadurch jugendlicher wirken?

SO MOTIVIEREN SIE DIE GANZE FAMILIE.

... dass Sport bei depressiven Verstimmungen genauso gut oder sogar besser wirkt als Medikamente? So fördert Sport zum Beispiel die Produktion stimmungsaufhellender Hormone im Körper.

... dass sportlich aktive Menschen etwas mehr Testosteron produzieren und dass dieses Hormon nicht nur den Aufbau von Muskelmasse stimuliert, sondern auch das Lustgefühl fördert?

... eine Schweizerische Gesundheitsbefragung ergeben hat, dass das Risiko, übergewichtig zu werden, bei Fußgängern um etwa 20 Prozent und bei Fahrradfahrern um etwa 30 bis 40 Prozent niedriger ist als bei Autofahrern?

Achtung: Sind Sie übergewichtig und/oder über 40 Jahre alt? Lassen Sie sich vom Arzt beraten und einen Gesundheitscheck durchführen. Übrigens: Gelenkschonend und besonders geeignet sind Nordic Walking, Fahrradfahren, Aqua Jogging, Skilanglaufen, Schwimmen und Wandern. Beginnen Sie langsam, mit 15 bis 30 Minuten am Stück und trainieren Sie so, dass Sie nur leicht schneller atmen müssen und dabei noch reden können.

Tipp: Berechnen Sie mal Ihren persönlichen Energiebedarf auf der Homepage der Schweizerischen Gesellschaft für Ernährung: www.sge-ssn.ch. Oder wählen Sie auf www.gesuender-abnehmen.com eine Aktivität aus und berechnen Sie mit Eingabe Ihres Gewichts und der geplanten Dauer die Kalorien aus, die Sie verbrennen können. Spannend ist auch der Fitness-Typ-Test des deutschen Olympischen Sportbunds www.richtigfit.de (Training und Tests – und welcher Fitnesstyp sind Sie?). Sehr unterhaltsam ist der Fitness-Test auf www.focus.de/gesundheit (geben Sie Fitness&Wellness und dann Tests ein).

Wichtig: Studien haben ergeben: Das Verhältnis zur körperlichen Aktivität und die Motivation, sich gerne zu bewegen, wird ebenso von den Eltern vorgelebt wie Tischsitten oder die Vorliebe für bestimmte Nahrungsmittel. Eltern haben hier eine wunderbare Möglichkeit, den Nachwuchs anhaltend positiv zu prägen – und gleichzeitig Suchtprävention zu betreiben. Denn Teenager, welche sportlich aktiv sind und gute Resultate erzielen wollen, beginnen nachweislich seltener zu rauchen und andere Drogen zu konsumieren. Wenn das kein absolut stichhaltiger Grund für Eltern ist, jetzt mit Sport zu beginnen!

Ernährung

Informationen über Ernährung sind oft komplex und vermitteln den Eindruck, dass zur Umsetzung detailliertes Fachwissen benötigt wird. Dabei ist alles viel einfacher: Schauen wir einmal auf die Vergangenheit zurück, wird klar, dass unsere Vorfahren über circa fünf Millionen Jahre mit dem zurechtkommen mussten, was die Natur ihnen bot: Wasser, Pflanzen (Beeren, Früchte, Blätter, Wurzeln, Pilze, Samen und Nüsse) und Tiere. »Leere Kalorien« gab es nicht. Diese Nahrungsmittel prägten das menschliche Essverhalten, sie sind die »natürliche Nahrung« des Menschen. Als die Menschen sesshaft wurden und anfingen, ihre Nahrung landwirtschaftlich zu erzeugen, ungefähr 6.000 Jahre vor Christus, entwickelten sich die ersten Hochkulturen. Nun waren sie mehr oder weniger abhängig vom Produzierbaren, die Nahrungsvielfalt nahm ab, es drohten immer wieder Mangelernährung und Hunger.

Heutzutage herrscht überall ein riesiges Überangebot an Lebensmitteln – wir werden regelrecht überflutet. Und die Nahrung kostet immer weniger: Musste vor 50 Jahren in Deutschland noch rund 45 Prozent des Einkommens für Essen und Trinken ausgeben werden, sind es heute nur noch etwa elf Prozent!

Da die Produzenten immer mehr zu immer geringeren Preisen anbieten, sinkt zwangsläufig die Qualität der Produkte. Die am billigsten zu produzierenden Nahrungskalorien stammen aus Getreidestärke, Zucker und Pflanzenfetten. Diese raffinierten »magischen Drei« sind die größten Kalorienbomben: auf kleinstem Raum, das heißt ohne nennenswerte Sättigungswirkung, liefern sie reichlich Energie – und das, ohne nennenswerte Mengen an Vitaminen und Mineralstoffen beizusteuern. Umgekehrt sind die nährstoffreichsten und energieärmsten Nahrungsmittel jene, die besonders teuer sind: Beeren und andere Früchte, Gemüse und Salate, Fisch und Fleisch. Ein Energie-Nährstoff-Paradoxon. Der moderne Lebensstil hat weiterhin das Essverhalten nachhaltig zum Negativen verändert: Es muss immer schnell gehen. Immer mehr Menschen nehmen sich immer weniger Zeit fürs Essen.

Die ohnehin minderwertigen Nahrungsmittel werden einfach heruntergeschlungen. Da sie fertig sind, bevor die Sättigung einsetzt, fördert das die Überernährung. Eine Neubesinnung auf eine höhere Nahrungsqualität wird auch die Bereitschaft für höhere Ausgaben erfordern. Teuere Nahrung – das wirkt sich typischerweise ausgesprochen günstig auf die Essgewohnheiten aus! Wir überlegen uns dann eher, ob wir auch ohne Hunger noch mehr essen wollen. Auch für eine sinnvolle Ernährungsumstellung ist es wichtig, sie auf lange Sicht in den Alltag zu integrieren. Kurzfristige Diäten oder Fastenphasen sind dagegen kontraproduktiv und keine gute Basis für eine optimale Ernährung.

Ernten, ohne zu säen

Einerseits verlieren wir – und unsere Kinder – zunehmend den Bezug zum Nahrungsmittelproduzenten und Bauern. Andererseits erleben Bioprodukte einen wahren

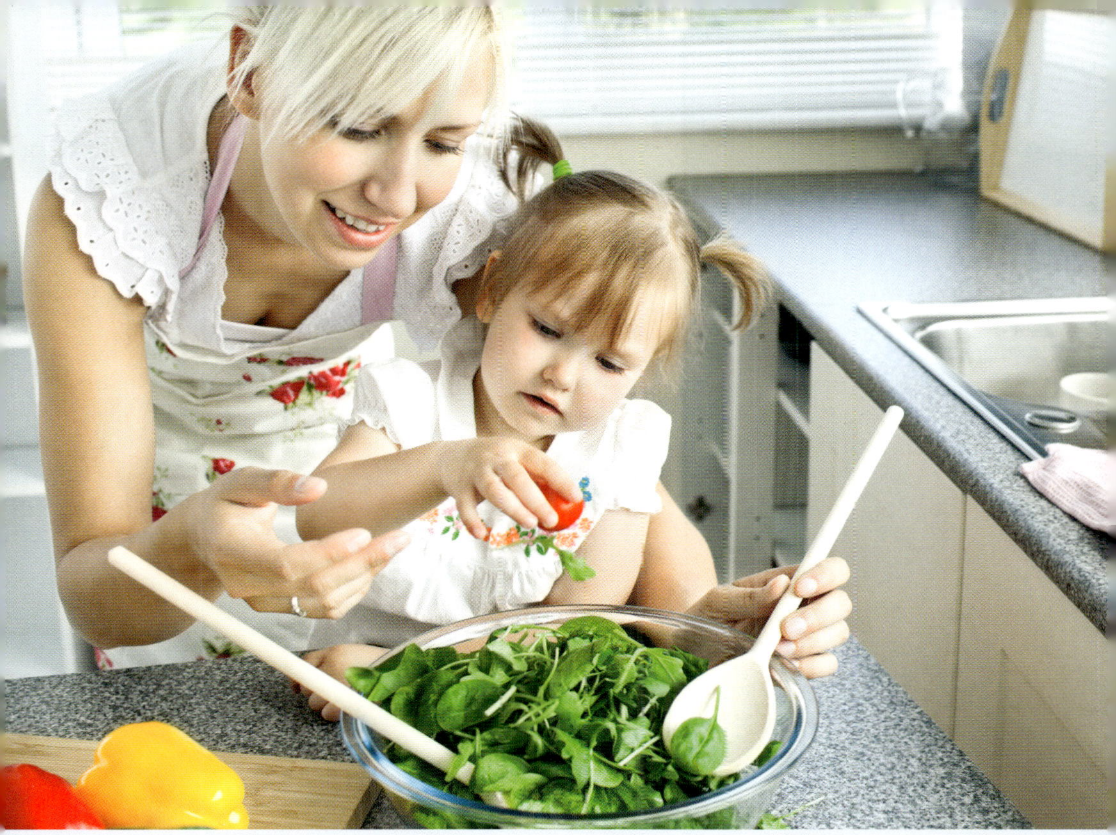

Aufwärtstrend. Labels für garantiert aus einer bestimmten Region stammende Produkte schießen wie Pilze aus dem Boden. Offenbar ist das Interesse an der Nahrungsmittelherkunft und an gut produzierten Produkten so groß wie noch nie. Ein Gegentrend zum billigen Einheitsbrei der Nahrungsmittelindustrie. Kein Wunder, denn ihre Qualität überzeugt. Sicher ist: Kinder, welche die Nahrungsmittelherkunft kennen, gehen sorgfältiger mit dem Essen um. Zudem vermeiden wir mit selber hergestellten Lebensmitteln viele unnötige E-Nummern, können die Zutaten selber wählen und variieren und verwenden weniger Zucker oder Salz. Viele Kinder werden zu besseren Essern, wenn sie beim Einkaufen mithelfen und in der Küche mit anpacken können. Erdbeeren, die das Kind im Geschäft aussucht oder auf dem Feld pflückt, werden ihm besser schmecken als Früchte, die es einfach vorgesetzt bekommt. In der Küche können schon die Kleinsten helfen.

Einjährige Kinder haben Spaß beim Teig kneten, etwas ältere Kinder können weiche Lebensmittel wie zum Beispiel Mozzarella, Bananen oder Champignons schneiden oder eine Salatsauce anrühren. Diese Aufgaben fördern übrigens die Fein- und Grobmotorik, den Geschmacks-, Geruchs- und den Tastsinn. Wenn Kinder in der Küche anpacken, braucht alles ein bisschen mehr Zeit und auch in Bezug auf die Perfektion müssen die Eltern in den ersten Lebensjahren ein Auge zudrücken. Eine Möglichkeit, den Lebensmitteln ganz nahe zu sein, bietet sich im Frühling: Sehen, hören, riechen und schmecken, was die neu erwachende Natur bietet, ist ein Erlebnis für die ganze Familie. Und gesund sind die Wildkräuter auch noch.

Eine Frühlingsgeschichte für Kinder

Wie herrlich das duftet! Die elfjährige Andrea kniet auf dem Waldboden und drückt ein feines, grünes Zweiglein an die Nase. Kaum zu glauben, dass ein unscheinbares Pflänzchen einen so betörenden Vanilleduft verströmen kann! »Warum lässt wohl der Waldmeister bei Regenwetter seine Blätter nach unten hängen?« fragt Andreas Mutter und holt das Mädchen damit in die Wirklichkeit zurück. Andrea und ihre Freundin, die zwölfjährige Sarah, haben keine Ahnung. Zum Glück weiß es Sarahs Mama und lüftet das Geheimnis: Der Waldmeister wendet einen schlauen Trick an, um befruchtet zu werden. Wenn es regnet, strömt er einen besonders starken Duft aus und lockt damit die Insekten an. Sie suchen unter den nach unten hängenden Blättchen Schutz. Ist die Pflanze von der Sonne wieder trocken, verliert sie das starke Aroma und die Blättchen richten sich wieder nach oben.

Die Insekten sind aber noch so betrunken vom starken Duft, dass sie mehr davon möchten. Auf der Suche danach torkeln sie den Stängel hinauf bis zur kleinen weißen Blüte und befruchten sie dabei. »Kann man den essen?« will Sarah wissen und zeigt auf den Waldmeister. Andrea kennt die Antwort bereits: »Die brauchen wir doch für Waldmeisterbowle!« Für Kinder gibt es davon auch alkoholfreie Varianten, die aus Zuckerwasser, Zitronensaft, Apfelsaft und Mineralwasser gemischt werden. Bei allen Bowlen ist es wichtig, dass die Waldmeisterpflänzchen kurze Zeit ins Tiefkühlfach gelegt werden, bevor sie verwendet werden. Das intensiviert den Geschmack, denn Gefrieren wirkt ähnlich wie Regenwetter. »Achtung, übertreibt bitte nicht mit Waldmeister. Vom vanilleähnlichen Aromastoff Cumarin könnte es Kopf- oder Bauchweh geben«, warnt Andreas Mama. Sie drängt zum Aufbruch. Andrea möchte, wie die Insekten, am liebsten beim Waldmeister bleiben. »Nimm ein paar Pflänzchen mit und trockne sie. Du kannst sie in den Kleiderschrank legen, dann riechen deine Jeans danach«, rät ihre Mama.

Keine Kopfschmerzen verursacht die nächste Pflanze; alle ziehen dicke Handschuhe an, bevor sie sich ans Sammeln machen. Brennnesseln duften nicht und haben auch keine hübschen Blüten. Und doch haben sie's in sich: Ihre Blätter sind genau das Richtige, was frühjahrsmüde Menschen jetzt brauchen. Brennnesseln enthalten im Vergleich zum Kopfsalat das 30-Fache an Vitamin C und das 50-Fache an Eisen. Am gesündesten sind sie als Salat. »Aua, das brennt doch im Mund!« meint Sarah. Doch auch dagegen lässt sich etwas tun: »Wer die jungen Blättchen roh essen möchte, fährt mit einem Wallholz darüber. Dann sind die Brennhaare platt und brennen nicht mehr«, weiß ihr Papa. Werden die Brennnesseln frittiert (siehe Rezept auf Seite 20) oder als spinatähnliches Gemüse gekocht, wird die brennende Ameisensäure in den Brennhaaren ebenfalls unschädlich gemacht.

Singend und pfeifend zieht die kleine Schar zur blühenden Löwenzahnwiese weiter. »Löwenzahn hat viele verschiedene Namen: Pusteblume, Saublume, Chrottepösche, Söitätsch oder Weiefäcke.

EINE FRÜHLINGS-
GESCHICHTE FÜR KINDER.

Auf Lateinisch heißt er Taraxacum officinale.« Die beiden Kinder amüsieren sich sehr über den lateinischen Namen: »Das tönt wie bei Asterix und Obelix. Und wir würden Saraxaca und Andreaxaca heißen«. Brennnesseln heißen auch Urticaria und Waldmeister Galium odoratum. »Was wir in der Natur nicht alles lernen!«, staunt Andrea, »Sogar Latein!«

Löwenzahnblätter sollten am besten vor der ersten Blüte gesammelt werden. Im Mai ist es dafür bereits zu spät, außer man geht dafür in höhere Lagen, weil es dort etwas kühler ist als im Mittelland, blüht er einige Wochen später. Für empfindliche Kindergaumen eignet sich Löwenzahnsalat weniger, die Blätter sind bitter. Wer den bitteren Geschmack nicht mag, kann die Blätter etwa 30 Minuten lang in Salzwasser einlegen. Dadurch werden leider auch Vitamine und Mineralstoffe wie Betakarotin, Kalium, Kalzium, Magnesium und Eisen ausgeschwemmt, die im Löwenzahn in beträchtlichen Mengen vorkommen.

Kinder dürfen natürlich auch für ihre Eltern sammeln, denen der gesunde Salat mit den appetitanregenden Bitterstoffen garantiert schmeckt. Und was ist das für ein milchiger Saft, der aus den hohlen Stängeln tropft? Er ist ebenfalls bitter und hinterlässt schlecht entfernbare Flecken auf der Kleidung. Deshalb sollten Kinder zum Sammeln besser alte Kleidung anziehen. Doch zuerst gilt es, aus allen gesammelten Wildkräutern einen feinen Maisalat zu basteln.

Der prall gefüllte Korb, in den die Kinder ihr Sammelgut gelegt haben, gibt einiges her. Neben Löwenzahn werden auf großen Tellern Sauerampferblättchen, Bärlauch, Sauerklee und Zweiglein des Bitteren Schaumkrauts arrangiert. »So viel zu essen – und erst noch gratis!«, meinen die Eltern. Das bringt Andrea auf eine gute Idee: »Würden unsere Eltern das Grünzeugs immer selber sammeln statt kaufen, könnten sie uns mehr Taschengeld zahlen.« »Und es schmeckt noch besser als langweiliger Kopfsalat«, kontert Sarah.

Weil einige der Kräuter leicht herb bis bitter sind, setzen die Familien mit frischen Apfelwürfelchen einen ausgleichenden Gegenpol. »Kochen ist wie Spielen, probiert aus, seid mutig. Der Salat wird auch mit anderen Wildkräutern fein. Und statt Äpfeln würden auch Birnen, Erdbeeren oder Melone passen.« Über den Salat kommt ein raffiniertes Dressing. Danach wird er mit Gänseblümchen, Schlüsselblümchen und frittierten, gesalzenen Brennnesselblättchen garniert. Dass man Blüten nicht nur bewundern, sondern auch essen kann, fasziniert die Kinder ebenso wie die Tatsache, dass aus Brennnesselblättern Chips hergestellt werden können.

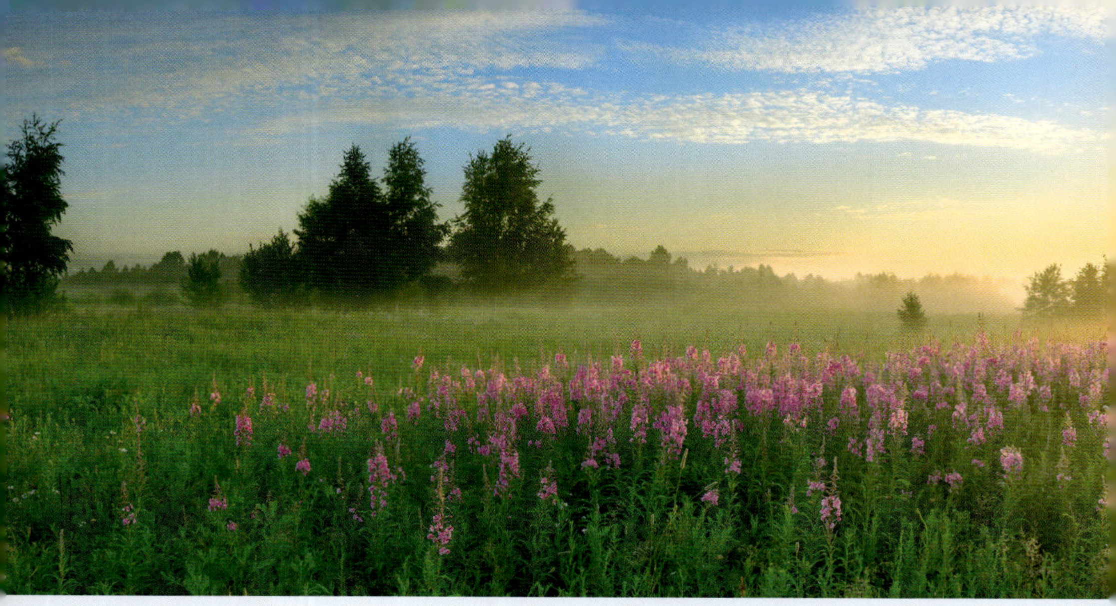

Was dieses Beispiel zeigt?

Gesunde Ernährung kann ganz lustvoll sein. Und zwar für die ganze Familie. Kinder essen mit allen fünf Sinnen, deshalb ist es wichtig, diese beim Sammeln, Einkaufen sowie bei der Nahrungsmittelzubereitung und beim Essen mit einzubeziehen.

Hirnfutter: Brennende Nesseln

Vielleicht ist es Dir auch schon passiert: Du hast versehentlich eine Brennnesselpflanze angefasst oder mit den Beinen gestreift. Das Resultat hat Dich noch lange an die Berührung erinnert: Deine Haut hat sich gerötet, gejuckt und gebrannt. Der Grund: Brennnesselblätter sind mit Brennhaaren besetzt, die innen hohl und mit einer brennenden Flüssigkeit gefüllt sind. Wenn Du sie berührst, brechen die Spitzen der Brennhaare ab, die austretende Flüssigkeit dringt mit den abgebrochenen Brennhaarspitzen in die Haut ein und brennt.

Waldmeisteressig

Nimm einen Deziliter Balsamicoessig. Lege zwei kleine, gewaschene und mit Haushaltpapier trocken getupfte Waldmeisterzweige hinein, welche Du vorher eine halbe Stunde lang in das Tiefkühlfach gelegt hast. Lass den Essig bei Zimmertemperatur zwei Stunden stehen, siebe ihn dann ab. Jetzt kannst Du ihn sofort verwenden oder etwa zwei Wochen in einer kleinen Glasflasche aufbewahren.

EINE FRÜHLINGS-GESCHICHTE FÜR KINDER.

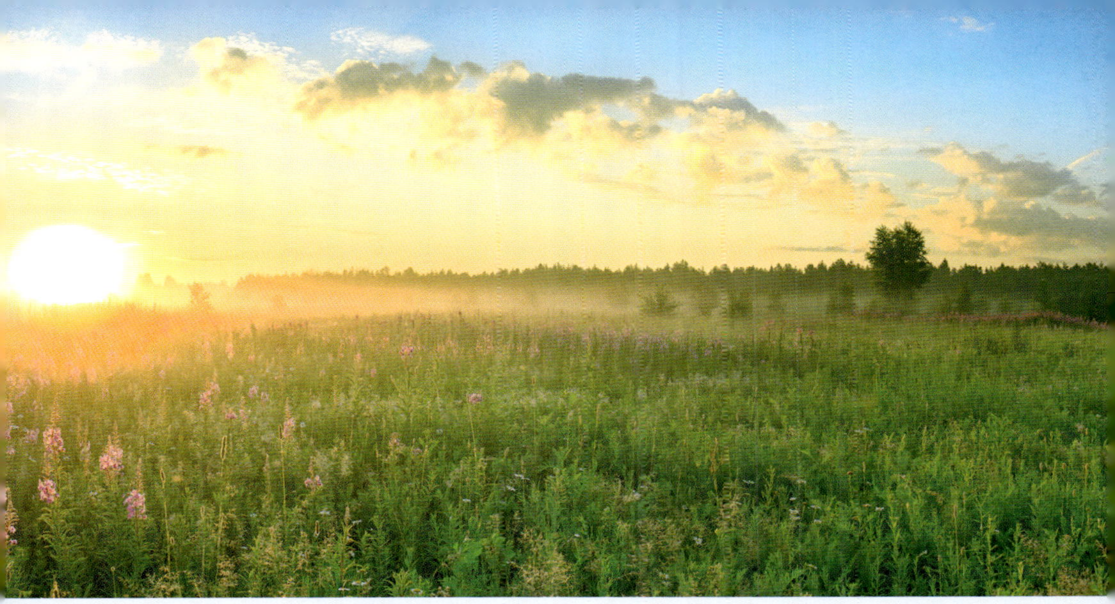

Sammeltipps für Kinder (in Begleitung der Eltern!)

- Sammle nur bei trockenem Wetter, nasse Pflänzchen schimmeln rasch.
- Pflücke nur solche Wildpflanzen, die Du sicher kennst, schau jedes Pflänzchen einzeln an. Nimm am besten einen pflanzenkundigen Erwachsenen und einen Pflanzenbestimmungsführer mit.
- Lass Pflanzen stehen, die unter Naturschutz stehen.
- Verzichte auf Pflanzen, die an Straßenrändern, in der Nähe von Hundekot oder neben gedüngten sowie gespritzten Wiesen oder Feldern wachsen.
- Sammle nur gesund aussehende Pflanzen, von denen es viele am selben Ort gibt.
- Pflücke höchstens ein Zehntel der vorhandenen Pflanzen, schneide oder zupfe sie sorgfältig ab. Lass immer die Wurzeln stehen.
- Packe Dein Sammelgut nach Sorten getrennt in kleine Körbchen, Stoff- oder Papiersäckchen. Erde, Steinchen oder Gras haben darin nichts zu suchen.
- Daheim wickelst Du die Pflänzchen in feuchte Küchentücher und bewahrst sie an einem kühlen Ort auf, bis Du sie möglichst rasch verbrauchst.
- Wasche die Wildkräuter gründlich, bevor Du sie verwendest. Das ist wichtig, um allenfalls vorhandene Eier des gefährlichen Fuchsbandwurms zu entfernen.

Maisalat

Eine Hauptmahlzeit für zwei Erwachsene und zwei Kinder.

Nimm pro Person eine Handvoll verschiedene Wildkräuter (Bärlauch, Sauerampfer, Löwenzahn, Sauerklee etc.). Überlege Dir, wie groß die Hände derjenigen Personen sind, welche den Salat essen werden und nimm jeweils etwa so viele Wildkräuter. Wenn Du keine Wildkräuter hast, kannst Du auch Friséesalat, Kresse und andere Saisonsalate kaufen. Wasche und trockne den Salat sorgfältig (mit Salatschleuder), lege die Blätter schön auf große Teller. Streue verschiedene gewaschene, getrocknete Blüten (Gänseblümchen, Borretsch, Veilchen, Schlüsselblümchen etc.) darüber, pro Person brauchst Du etwa zehn Stück. Schäle einen Apfel, entkerne ihn und schneide ihn in feine Würfelchen. Streu diese ebenfalls über den Salat. Schneide einen Ziegenkäse in feine Scheiben (zum Beispiel ein Chavroux à 150 Gramm) und lege sie neben den Salat. Wenn Du Ziegenkäse nicht magst, kannst Du auch einen Büffelmozzarella nehmen. Jetzt bereitest Du aus zwei bis drei Esslöffeln Balsamico- oder Waldmeisteressig und fünf Esslöffeln Haselnuss-, Baumnuss- oder Kürbiskernöl, einen halben Teelöffel Salz und acht Umdrehungen Pfeffer aus der Mühle die Salatsauce zu. Begieße den Salat damit.

> **Tipp:** Du kannst den Salat mit Brennnesselchips garnieren, falls Dir dabei ein Erwachsener hilft. Allein solltest Du es nicht machen, da der Umgang mit heißem Öl gefährlich ist. Wasche etwa 50 Gramm Brennnesselblättchen (am besten mit Gummihandschuhen) und trockne sie mit Küchenpapier. Daneben erhitzt Du in einer kleinen Pfanne drei Deziliter Erdnussöl, bis es 160 Grad heiß ist. Streue die Blätter hinein. Wenn sie nicht mehr zischen, kannst Du sie mit der Schöpfkelle herausnehmen, auf Küchenpapier geben und leicht salzen.

EINE FRÜHLINGS-GESCHICHTE FÜR KINDER

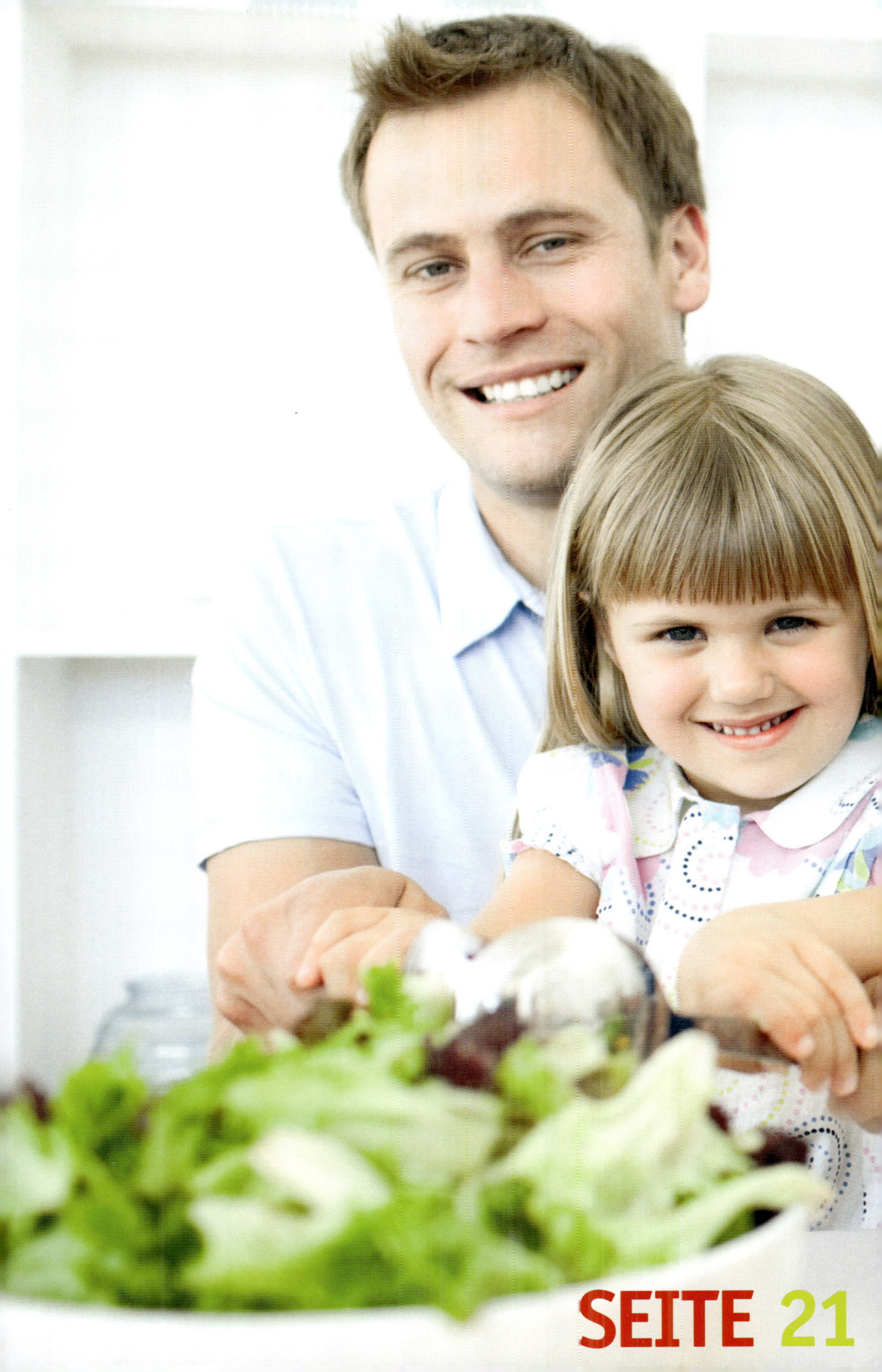

Schlaf

Nach dem Stress und dem Zustand der Anspannung benötigt der Körper »Entspannung«, die Zeit, um die gesetzten Reize im Zentralen Nervensystem (ZNS) verarbeiten zu können. Das ZNS wiederum gibt dann die Befehle an Körperstrukturen, zu wachsen oder koordinierter oder ausdauernder zu werden. Auch müssen nach Belastungen diverse »Reparaturen« durchgeführt werden. Das wichtigste Mittel zur Entspannung und Regeneration ist Schlaf. Es ist sogar so wichtig zum Überleben, dass unser Körper auf alles andere zugunsten des Schlafes verzichten würde, sofern er müde genug ist. Während des Schlafes regenerieren Körper und Geist. Erwachsene benötigen in der Regel sieben bis acht Stunden Schlaf, um unseren Körper- und Hirnzellen ausreichend Möglichkeit zur Regeneration zu geben. Wer weniger als fünf bis sechs Stunden schläft, hat ein höheres Risiko, Übergewicht, Diabetes, Herzinfarkt und Krebs zu entwickeln. Einige Untersuchungen deuten aber darauf hin, dass sich die durchschnittliche Schlafdauer in den letzten 100 Jahren um mindestens 1,5 Stunden verkürzt hat. Viele schlafen regelmäßig nicht mehr als vier oder fünf Stunden.

Wer in der Nacht nicht gut oder viel zu kurz geschlafen hat, verspürt am nächsten Tag mehr Hunger als sonst und isst auch mehr und öfter. Körperlich fühlt er sich schwach, erschöpft, müde oder träge. Und wie ist es, wenn dieser Schlafmangel über zwei oder drei Nächte hintereinander anhält? Oftmals entwickelt sich dann ein regelrechter Bärenhunger oder – noch krasser – unzügelbare Fresslust. Und da ist noch etwas Typisches: Wer ein paar Nächte kaum geschlafen hat, würde seine Tage am liebsten möglichst ungestört auf dem Sofa verbringen, bewegt sich eher im Zeitlupentempo und sehnt morgens schon die abendliche Schlafenszeit herbei. Aufgrund dieser Antriebslosigkeit wird weniger Energie verbraucht. Obwohl bereits für zwei gegessen wurde, ist der Wunsch nach Bewegung gar nicht mehr vorhanden. Da die überschüssigen Kalorien nicht einfach abgeatmet werden können, werden sie für schlechte oder sehr aktive Zeiten als Reserveenergie in Form von Fett in Körperzellen gespeichert.

Schlafmangel begünstigt Übergewicht – das hat System, wie mittlerweile herausgefunden wurde. Eindrucksvoll ist zudem belegt, dass Schlafmangel ein Risikofaktor ist für viele weitere Zivilisationskrankheiten, allen voran Herz-Kreislauf-Erkrankungen und Krebs – auch unabhängig von Übergewicht.

Ein noch größeres Schlafbedürfnis weisen zum einen Säuglinge und Kleinkinder auf, die über den Tag verteilt auf bis zu 18 Stunden Schlaf kommen, und zum anderen ältere Menschen, die vergleichsweise wenig schlafen. Senioren benötigen oft nur noch vier bis sechs Stunden Schlaf pro Nacht und stehen deswegen ziemlich früh auf. Dies oft als »senile Bettflucht« bezeichnete Phänomen beeinträchtigt gesunde Schläfer aber nicht, sie sind dann ausgeschlafen.

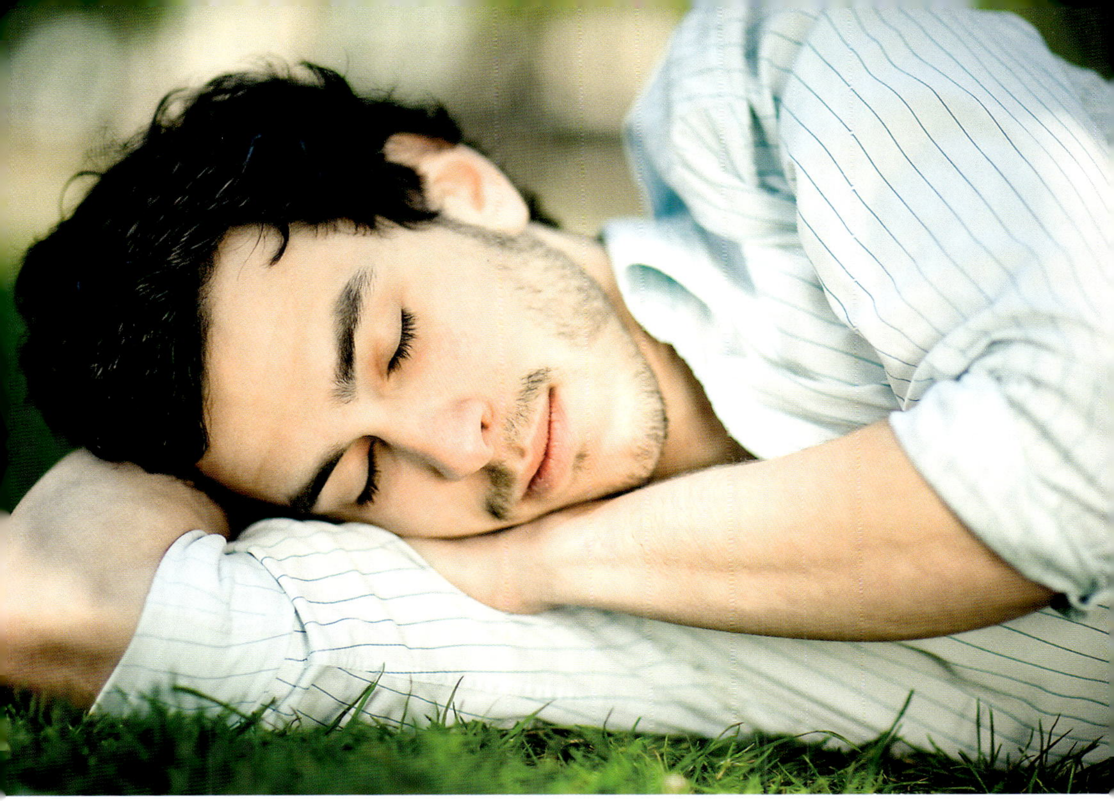

Durchschnittliches Schlafbedürfnis pro Tag:

▪ Neugeborene	bis zu 18 Stunden
▪ 1 bis 12 Monate	14 bis 18 Stunden
▪ 1 bis 3 Jahre	12 bis 15 Stunden
▪ 3 bis 5 Jahre	11 bis 13 Stunden
▪ 5 bis 12 Jahre	9 bis 11 Stunden
▪ Jugendliche	9 bis 10 Stunden
▪ Erwachsene	6 bis 8 Stunden
▪ Schwangere	8+ Stunden

Immer mehr Kinder erhalten nicht mehr den langen Schlaf, der ihrem Alter gerecht würde. Das bedeutet, dass sie am meisten von einer der – im wahrsten Sinne des Wortes – schwerwiegenden Folgen von Schlafstörungen betroffen sind: Übergewicht und auch dessen Folgeerkrankungen.

Bei Kindern und Jugendlichen besteht ein enger Zusammenhang zwischen Schlafmangel und Übergewicht. Eine der neuesten Studien dazu stammt aus Deutschland. Im Mai 2011 wurde eine Untersuchung im Rahmen der DONALD-Studie veröffentlicht, welche die Daten von 481 gesunden Kindern einbezog. Diese Daten umfassen zum einen die durchschnittliche Schlafdauer im Alter von eineinhalb und zwei Jahren, darüber hinaus die für jedes Kind vom zweiten bis zum siebten Lebensjahr jährlich erhobenen Kennzahlen zu Körpermasse, Fettmasse und fettfreier Masse. Anhand ihrer Schlafdauer im Kleinkindalter wird unterschieden zwischen Kindern mit konsistent kurzer, Kindern mit konsistent langer und Kindern mit variabler Schlafdauer. Tatsächlich konnte nachgewiesen werden, dass sich die Entwicklung der Fettmasse zwischen diesen Gruppen deutlich unterschied. Die Kinder mit konsistent kurzem Schlaf im Kleinkindalter entwickelten bis zum siebten Lebensjahr eine signifikant höhere Fettmasse als die Kinder mit gesundem Schlaf.

Metaanalysen mit Daten von über 600.000 Erwachsenen und über 30.000 Kindern aus der ganzen Welt belegen eindrucksvoll, dass ein Schlafdefizit bei Erwachsenen die Wahrscheinlichkeit übergewichtig zu sein beziehungsweise Übergewicht zu entwickeln, um etwa 50 Prozent im Vergleich zu Normalschläfern erhöht. Bei Kindern und Jugendlichen stieg dieses Risiko sogar um 68 Prozent, bei besonders großem Schlafdefizit sogar um 92 Prozent!

Das heißt: Die Aussichten dick zu werden sind umso größer, je kürzer der Schlaf ist. Schlafmangel bewirkt schon nach wenigen Nächten eine Insulinresistenz. Diese hat wiederum eine riesige Palette an Gesundheitsstörungen zur Folge. Besonders stark sind die gesundheitlichen Einbußen offensichtlich, wenn Übergewicht und Schlafstörungen nebeneinander bestehen. Insulinresistenz führt meist zum metabolischen Syndrom und sehr häufig zu Typ-2-Diabetes, was den Grundstein für Herzinfarkt und Krebs legt (siehe Kapitel »Abnehmen lohnt sich!«).

> **Tipp:** Erwachsene, die schlank bleiben oder abnehmen möchten, so das Resultat verschiedener aktueller Studien, sollte sieben bis acht Stunden gesunden, erholsamen Schlaf haben. Mit Ausdauersport und mit Entspannungsübungen lässt sich die Ausschüttung von dick machenden Stresshormonen bremsen. Achten Sie bei Kindern darauf, dass sie einen regelmäßigen Schlaf-Wach-Rhythmus haben. Kinder, die abends nicht einschlafen können, profitieren von der Wirkung eines warmen Orangenblütentees oder einer warmen Milch mit wenig Honig. Oder noch besser: von einer entspannenden Rückenmassage mit Lavendelöl.

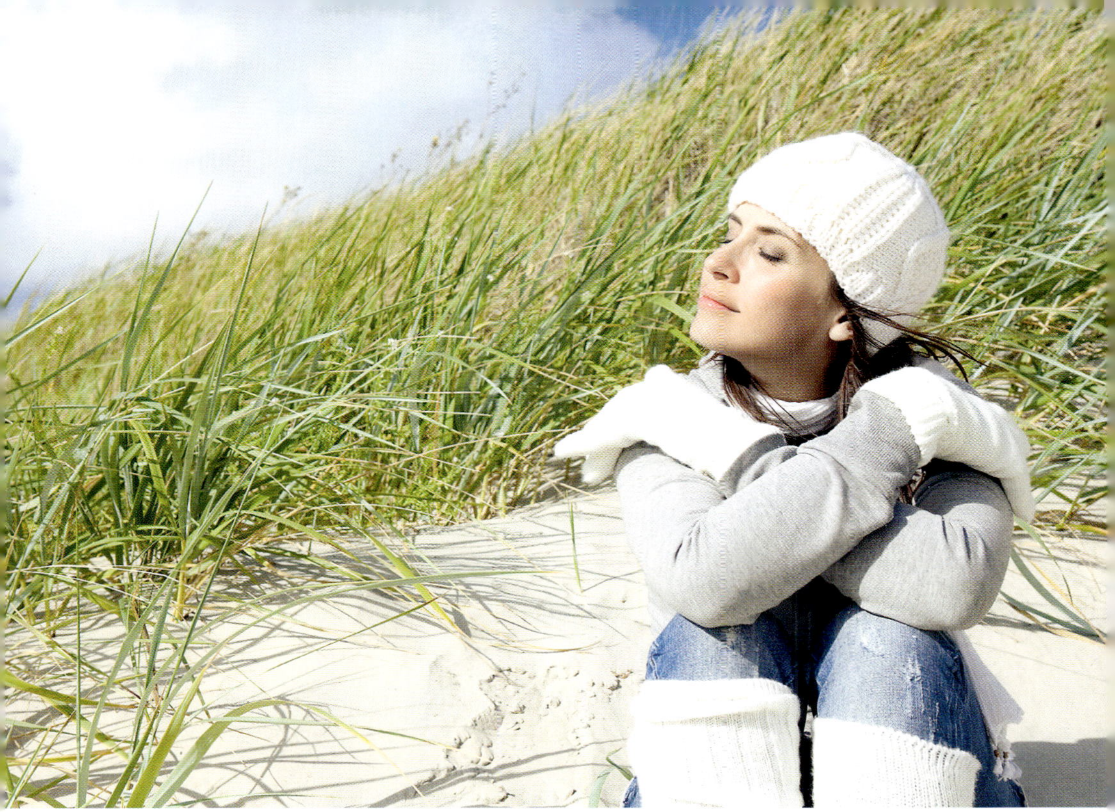

Sonnenlicht

Seit jeher verehren die Menschen die Sonne wegen ihrer offensichtlich gesundheitsfördernden Wirkung. Eine Aufgabe der Sonne ist es, dem Körper das Kalzium für Knochen und Zähne verfügbar zu machen. Dafür benötigt er ein Hormon. Das baut er sich mithilfe des Sonnenlichts aus dem Cholesterin in der Haut auf: In der Haut entsteht die Vorstufe von Vitamin D, das später im Gewebe zum aktiven Hormon umgebaut wird. Dieses Vitamin-D-Hormon wirkt im Körper wie ein »Zentralschalter«. In mehr als 30 Organen und Geweben schaltet es Hunderte von Genen ein und steuert so eine Vielzahl an Körperfunktionen.

Ist die Versorgung mit Vitamin D schlecht, steigt umgekehrt das Risiko für Störungen. Auf Dauer fördert das die Entwicklung von Herzinfarkt, Schlaganfall, Brust-, Prostata- und Darmkrebs, Hautkrebs und vielen anderen Krebsarten, Diabetes, Multiple Sklerose, Rheuma, Knochen- und Muskelschwäche, Grippe, Tuberkulose, Parkinson, Autismus, Depressionen und Schizophrenie. Und Übergewicht! Je mehr gut gefüllte Fettzellen im Körper – desto schlechter die Vitamin-D-Versorgung! Aktuelle Studien belegen umgekehrt: Mit besserer Vitamin-D-Versorgung kann das Gewicht einfacher gehalten oder sogar besser abgenommen werden![1] Heute berauben sich viele Menschen Tag für Tag freiwillig des Sonnenlichts, der einzigen relevanten Vitamin-D-Quelle. Mit der industriellen Revolution fing es an. Sie führte dazu, dass wir vom natürlichen Tag- und

1 Worm N. Heilkraft D. Wie das Sonnenvitamin vor Herzinfarkt, Krebs und anderen Zivilisationskrankheiten schützt. systemed, Lünen 2009–2015

Nachtrhythmus zunehmend abgekoppelt wurden. Heute verbringen viele Menschen die meiste Zeit in künstlich beleuchteten Innenräumen, durch Beton und UVB-undurchlässiges Glas abgeschirmt vom Licht der Sonne. Und wer sich mal ein Sonnenbad genehmigt, cremt sich gesundheitsbewusst ganz dick ein. Doch ohne Sonnenlicht keine ausreichende Vitamin-D-Bildung.

> **Fazit:** Um gesünder und schlanker zu leben, also für viele heute die Realität, muss der ganze Lebensstil überdacht und wieder »artgerecht« eingerichtet werden. Da dies ein Ernährungsbuch ist, werden wir im Folgenden vor allem die Ernährung schwerpunktmäßig beleuchten ...

Sonne oder Tropfen?

Meistens erhält man das Rezept für Vitamin-D-Tropfen fürs neugeborene Baby schon in der Geburtsklinik, mit dem Hinweis: Rachitisprophylaxe. Was hat es damit auf sich?

Einem gesunden Neugeborenen Tropfen zu geben, fällt vielen Eltern schwer. Mit dem Begriff »Rachitis« können sie nur wenig anfangen. Und doch gilt es, genau dieses Krankheitsbild zu vermeiden. Der Mangel an Vitamin D führt zu einem Ungleichgewicht im Kalziumhaushalt, wodurch die Probleme im Knochenstoffwechsel auslöst werden. Sobald Kinder das Sitzen, Krabbeln und Gehen lernen und die Schwerkraft auf die weichen Knochen einwirkt, bilden sich charakteristische Verformungen wie X- oder O-Beine aus. Die typischen Zeichen der Vitamin-D-Mangel-Rachitis treten deshalb meist erst im dritten bis neunten Lebensmonat auf. Aufmerksame Eltern, Ärzte oder Mütterberaterinnen können bereits etwas früher die ersten Symptome entdecken.

Sie sind allerdings nicht gerade spezifisch und äußern sich als Unruhe, Schreckhaftigkeit, vermehrtes Schwitzen und dadurch ausgelösten juckenden Hautausschlag. Später entwickeln sich Muskelschwäche mit Froschbauch, Verstopfungsneigung und ersten Knochenerweichungen am Schädel. Der immer krassere Kalziummangel kann zusätzlich zu gesteigerter Muskelerregbarkeit bis hin zu Krämpfen führen, der Schädel verformt sich quadratisch, und später zeigen sich ein verzögerter Zahndurchbruch und auch Defekte im Zahnschmelz. Spätestens jetzt muss dringend eingegriffen werden.

Rund 80 Prozent der schwangeren Frauen sind in hohem Maß mangelversorgt mit Vitamin D. Damit können sie das wachsende Baby nicht ausreichend mit Vitamin D versorgen, es drohen schwere Entwicklungsstörungen und Krankheitsrisiken im späteren Leben. Wenn stillende Mütter ausreichend mit Vitamin D versorgt wären, würde die Muttermilch ausreichen, um das Kind zu versorgen. Da aber die allermeisten Mütter eine dramatische Mangelversorgung an Vitamin D haben, ist die Muttermilch sehr arm an Vitamin D. Umso wichtiger ist dann, dass dieses Vitamin über die Haut des Kindes gebildet wird. Wie viel Vitamin D man über die Sonne bezieht, ist abhängig von der Tages- und Jahreszeit, dem Hauttyp, dem Alter und der Genetik. Dazu ist eine direkte Bestrahlung mit UVB aus der Sonne zwingend! Das heißt, man muss das Kind regelmäßig in moderater Dosis der Sonne aussetzen. Dies gilt aber nur im Sommerhalbjahr, da im Winterhalbjahr auf unserem Breitengrad über die Sonne kein Vitamin D gebildet wird – die Strahlung erreicht nicht die Mindestintensität. Dann helfen nur noch Aufenthalte in großer Höhe oder Vitamin-D-Supplemente.

Lange Geschichte

Im Jahre 1822 entdeckte man, dass Sonnenlicht die Krankheit Rachitis verhütet. Etwa zwei Jahre später kam man darauf, dass Lebertran ebenfalls gegen Rachitis wirkt. In den Jahren 1918 bis 1922 entschlüsselte der bedeutende US-Vitaminforscher Elmer McCollum an der Johns Hopkins Universität die wirksame Substanz im Tran und nannte sie in alphabetischer Anlehnung an zuvor entdeckte lebenswichtige Nährstoffe Vitamin D. Erst im Jahre 1939 wurde die Rachitisprophylaxe mit Vitamin D in der Kinderheilkunde eingeführt.

Klare Empfehlungen

Inzwischen sind sich die Vitamin-D-Forscher einig, dass ein Blutspiegel von mindestens 30 ng/ml 25 (OH)D erreicht werden muss. Kinder und Jugendliche erreichen dies im Schnitt mit etwa 1.000 bis 1.500 I.E. D_3 pro Tag. Erwachsene Frauen brauchen grob geschätzt etwa 2.000 I.E. und Männer grob geschätzt 3.000 bis 4.000 I.E. pro Tag. Man geht davon aus, dass für eine gute Versorgung des Babys im Mutterleib ein Blutspiegel der Mutter von 40 bis 60 ng/ml (100 bis 150 nmol) 25 (OH)D notwendig ist. Der kann bei den meisten Frauen mit einer täglichen Zufuhr von 4.000 I.E. Vitamin D_3 erreicht werden.

Ungeeignete Nahrung

Die Nahrung ist gänzlich ungeeignet, um eine ausreichende Versorgung sicherzustellen. Die einzige nennenswerte Quelle ist fetter Seefisch. Um den Tagesbedarf mit fettem Hering decken zu können, müssten Kinder täglich 500 Gramm davon essen, Erwachsene das Drei- oder Vierfache.

Keine Angst!

Bei den empfohlenen Dosen gibt es kein Risiko! Die gefürchtete Hyperkalzämie (Kalziumüberschuss im Blut, der lebensbedrohlich werden kann) tritt erst bei dauerhaft massivsten Überdosierungen ein. Bei Erwachsenen gilt als dauerhaft sichere obere Tagesdosis 10.000 I.E.

Ein schlechter Start ins Leben

Immer mehr dicke Kinder

Die Häufigkeit von Übergewicht und Fettsucht (Adipositas) bei Kindern und Jugendlichen ist in den letzten Jahren auch in Deutschland, Österreich und der Schweiz auf besorgniserregende Weise angestiegen. Aktuelle repräsentative Erhebungen ergeben für Deutschland, dass insgesamt 15 Prozent der Kinder und Jugendlichen im Alter von 2 bis 17 Jahren übergewichtig sind und sechs Prozent bereits eine Adipositas aufweisen. Umgerechnet auf den aktuellen Bevölkerungsstand heißt das, dass in Deutschland ca. 1,7 Millionen übergewichtige Kinder und Jugendliche im Alter ab zwei Jahren leben, wovon 750.000 adipös sind. In der Schweiz betrifft das Übergewicht in den Städten rund jedes fünfte Kind, auf dem Land etwa jedes sechste. Momentan scheinen diese Zahlen zu stagnieren, respektive leicht rückläufig zu sein.

Ein Wort an die Väter

Die fünfjährige Lara denkt nicht im Traum daran, vom Salat zu probieren. Grün und sauer – nein danke! Ihre Eltern ermahnen sie, den Salat zu essen. Damit sie einmal groß und stark werde. Doch Lara lässt sich nicht so schnell überzeugen. Was sollen denn Papis Worte, wenn er selbst keinen Salat isst? Offenbar ist er ja auch ohne das unappetitliche Grünzeug groß und stark geworden! Solche und ähnlicher Szenen sind weitverbreitet an Familientischen. Viele Frauen leiden darunter, dass ihre Partner so gar nicht mitziehen, wenn sie einen Versuch mit Vollkorn- oder Tofugerichten, mehr Salat oder Gemüse machen möchten. Dies wird durch etliche Studienresultate bestätigt. Während sich ein Großteil der Frauen gesund und ausgewogen ernährt, verzichten Männer relativ häufig auf Gemüse, Früchte und Salate. Oder sind unzufrieden, wenn es nicht täglich Fleisch gibt. Sie befassen sich insgesamt seltener mit dem Thema »gesunde Ernährung«. Interessant ist auch, dass Männer nach dem Zusammenziehen mit ihrer Partnerin gesünder essen als zuvor als Singles. Bei den Frauen ist es genau umgekehrt: Sie passen ihre ehemals gesunden Ernährungsgewohnheiten den Partnern an und essen weniger ausgewogen, sobald sie im Paar- oder Familienhaushalt leben.

Diese Studienresultate stehen in einem krassen Gegensatz zum Wissen, dass sowohl die Essgewohnheiten als auch die Tischsitten in erster Linie von den Eltern vorgelebt und nicht anerzogen werden. Mama und Papa sind Vorbilder, die gnadenlos kopiert werden – wenn auch nicht immer sofort, doch dann in späteren Lebensabschnitten. Es fällt also positiv ins Gewicht, wenn beide Elternteile gesundheitsbewusst essen. Tut es nur ein Elternteil, reicht dies nicht aus. Denn Kinder kopieren auch schlechte Vorbilder – hier den Papi, der Salat nicht mag – besser und schneller als gute wie die Salat essende Mama. Deshalb ist es wichtig, dass sich beide Elternteile ihrer Verantwortung bei Tisch bewusst sind.

EIN SCHLECHTER START
INS LEBEN.

So werden Väter zu guten Vorbildern:

- Versuchen Sie, wenn immer möglich, zusammen mit Ihrer Familie zu essen. Kinder möchten sich an Ihnen ebenso orientieren wie an der Mutter.
- Mäkeln Sie nicht am Essen herum. Die Kinder werden es Ihnen sonst bald nachmachen, was für die Köchin sehr frustrierend ist.
- Vereinbaren Sie ein Geheimwort, mit dem Sie Ihrer Partnerin unbemerkt von den Kindern zu verstehen geben können, dass Sie Ihnen von etwas nur wenig auf den Teller schöpfen soll.
- Probieren Sie von allem, auch wenn es nur wenig ist. Dann probieren auch Ihre Kinder, was wichtig ist, damit sie sich an den Geschmack neuer Speisen gewöhnen können.
- Lassen Sie Sätze wie »Iss, damit du groß und stark wirst« oder »Iss, das ist gesund« weg. Überdenken Sie lieber, welche Vorbilder Sie und Ihre Partnerin am Esstisch abgeben.
- Helfen Sie beim Lebensmitteleinkauf, Kochen und Küche aufräumen mit. Es tut den Kindern gut, Sie auch bei diesen Tätigkeiten zu erleben. Und entlastet zudem Ihre Frau.
- Beschränken Sie Ihre Tätigkeit als Koch nicht aufs Zubereiten von Fondue und Grilladen, wenn Gäste kommen. Es beeindruckt Ihre Kinder und Ihre Frau viel stärker, wenn Sie auch feine Salate, Gemüsegerichte oder Früchtedesserts zubereiten können.

Das bisschen Bauch ...

In Deutschland, Österreich und in der Schweiz ist jeder zweite bis dritte Mann zu dick. Oft steigt das Gewicht bei Männern ab dem 30. Lebensjahr an, wenn sie sich weniger bewegen und der Karriere wegen oft außer Haus essen. Viele Männer tun den ersten Bauchansatz lapidar mit dem Satz »Ein bisschen Bauch gehört zu einem echten Mann« ab. Das sollten sie keineswegs, denn das Fett am und im Bauch beeinträchtigt schnell die Gesundheit.

Verantwortlich für eine Zunahme der folgenden gesundheitlichen Störungen:

- zu hoher Blutdruck,
- zu hohe Blutfett- und Cholesterinwerte,
- zu hohe Blutzuckerwerte.

Damit steigt das Risiko, einen Herzinfarkt zu erleiden oder an Diabetes Typ 2 (Altersdiabetes) zu erkranken. Beugen Sie deshalb schon den ersten Bauchansatz vor, indem Sie viel Gemüse, Früchte, Salat und Vollkornprodukte essen. Beschränken Sie den Konsum von Alkohol, Weißmehlprodukten, Fertiggerichten und Süßigkeiten. Und treiben Sie mehr Sport, am besten mit der ganzen Familie. Frauen, die das Fett gerne an den Hüften und am Po ansetzen und sowieso seltener übergewichtig sind als die Männer, haben diese gesundheitlichen Nachteile nicht zu befürchten.

Fette Folgen

Dennoch: Die hohen Zahlen dicker Kinder sind dramatisch. Denn adipöse Kinder haben ein hohes Risiko, zu adipösen Erwachsenen mit all den gesundheitlichen Folgen heranzuwachsen.

Fettleibigkeit (Adipositas) ist nicht nur ein Risikofaktor für spätere Herz-Kreislauf-Erkrankungen, sondern bei Kindern ist sie auch schon eine Mitursache für gefährliche Störungen. Eine Insulinresistenz, erhöhter Blutdruck, erhöhte Blutfette, ein erhöhtes Risiko für eine frühe Entwicklung von Typ-2-Diabetes, der ja eigentlich als »Altersdiabetes« bezeichnet wird. Übergewichtige Kinder zeigen sogar schon Veränderungen am Herzen, wie sie früher nur bei Erwachsenen mit Bluthochdruck, Diabetes und Erkrankungen der Herzkranzgefäße (koronare Herzkrankheit) gefunden wurden. Der moderne Lebensstil, gekennzeichnet durch körperliche Inaktivität, Schlafmangel, Mangel an Sonnenbestrahlung sowie durch quantitative und qualitative Fehlernährung, fordert seinen gesundheitlichen Tribut: Immer mehr Menschen sind weltweit von Übergewicht oder Adipositas betroffen. Mit dem Anstieg von Übergewicht und Fettsucht in den industrialisierten Ländern steigt auch das Auftreten des metabolischen Syndroms (MetS), dessen zentrale Komponente der Fettansatz am und vor allem im Bauch (viszeral beziehungsweise abdominal) ist. Mit MetS wird das gemeinsame Auftreten von erhöhtem Blutzucker, erhöhten Blutfetten, Bluthochdruck und stammbetontem Übergewicht bezeichnet. Davon und von den anschließend dargestellten Folgen sind schon Kinder betroffen!

Der Insulinresistenz kommt die Schlüsselstellung bei der Entstehung des MetS zu. Wie bei den meisten Erkrankungen basiert auch die Insulinresistenz auf einer vererbten Anlage, wobei ausschlaggebend für die Entwicklung jedoch Umweltfaktoren sind. Neben Schlafstörungen und psychosozialen Einflussgrößen (Dysstress), mangelnder Sonnenlichtexposition und einer damit einhergehenden Vitamin-D-Unterversorgung zählen hierzu insbesondere körperliche Inaktivität sowie kalorische Über- und qualitative Fehlernährung. Die drei letztgenannten Faktoren führen sowohl auf direktem als auch auf indirektem Weg zur Störung der physiologischen Insulinwirkung und damit letztlich zur Insulinresistenz der Skelettmuskulatur und der Leber.

Jeder Kalorienüberschuss wird in Form von Triglyzeriden im Fettgewebe gespeichert. Ist die individuell unterschiedliche Speicherkapazität der Fettzellen überschritten, wird Fett auch in anderen Geweben gespeichert. Dies bedingt eine Vermehrung von Fetteinlagerungen in der Leber und im Bauchinnenraum (viszerales Fettgewebe). Insbesondere Letzteres ist sehr reaktionsfreudig und gibt aus den Zellen freie Fettsäuren vermehrt ins Blut ab. Diese gelangen weiter zur Skelettmuskulatur und zur Leber und lagern sich als Fetttröpfen in den Muskel- und Leberzellen ein. Dort stören sie vor allem in den Muskeln den normalen Energiestoffwechsel. Sie werden insulinresistent.

Mit Insulinresistenz können die Zellen nach einer Kohlenhydratmahlzeit weniger Zucker (Glukose) aufnehmen. Umso mehr versucht der Körper, Zucker in der Leber abzulagern. Wenn deren Speicherkapazität für Zucker überschritten ist, wird die Leber aus dem Zucker Fett machen und weiterhin in der Leber einlagern, und was dort nicht gespeichert wird, kommt noch einmal auf die Bluttransporter und wird nochmals als »Blutfette« durch den Organismus geschickt.

In der ersten Phase der Insulinresistenz versucht der Organismus geminderte Wahrnehmung des Insulinsignals dadurch zu korrigieren, dass die Bauchspeicheldrüse vermehrt Insulin ausschüttet. Dabei gilt: Je insulinresistenter eine Person ist, desto mehr Insulin wird benötigt, um eine Abgabe des Zuckers aus dem Blut in die Zellen zu gewährleisten und wieder eine normale Blutzuckerkonzentration zu erreichen. Aus diesem Grund bewegen sich auch die Nüchternblutzuckerspiegel bei Personen mit Insulinresistenz und MetS lange Zeit im Normbereich. Auffällig erhöhte Blutzuckerwerte werden erst festgestellt, wenn die Bauchspeicheldrüse die hohen Anforderungen nicht mehr erfüllen kann, also ihre Insulin produzierenden Zellen (beta-Zellen) so geschädigt sind, dass die Insulinsekretion allmählich versiegt. Die langen Jahre mit überhöhten Insulinspiegeln, die der Betroffene nicht wahrnimmt, bringen allerdings eine Reihe unerwünschter Begleiteffekte mit sich. Hohe Insulinkonzentrationen fördern in den Nieren das Zurückhalten von Salz und Wasser. Dies bedingt eine Volumenvergrößerung des Blutes, aus dem sich eine Erhöhung des Blutdrucks erklärt. Weiterhin hemmen hohe Insulinspiegel in den Nieren die ausreichende Ausscheidung von Harnsäure. Wenn die sich folglich im Blut anreichert, kristallisiert sie aus. Wenn sich Harnsäurekristalle in den Gelenken ablagern, kommt es zu Schmerzen, Rötungen und Schwellungen der Gelenke: Gicht!

Weiterhin fördern hohe Insulinspiegel die Herstellung von Fetten (Trigylzeride). Die vermehrt gebildeten Trigylzeride gelangen in Form von VLDL-Cholesterinpartikeln ins Blut. Die werden mit der Zeit abgebaut und es bleiben viele Triglyzeride im Blut übrig. Gleichzeitig wird über diese gestörten Stoffwechselmechanismen zu viel vom »guten« HDL-Cholesterin abgebaut. Damit erwirbt der Mensch eine »atherogene Dyslipoproteinämie« – viel zu hohe Triglyzeride und viel zu niedriges HDL-Cholesterin – und überdies verändert sich bei diesen Prozessen auch noch das LDL-Cholesterin. Es wird besonders klein und dicht und besonders arteriosklerosefördernd. Diese Konstellation der Blutfette und Blutcholesterine sind gravierende Risikofaktoren für Herz- und Hirninfarkt.

In den Wänden der Blutgefäße schließlich bewirken hohe Insulinspiegel die verminderte Bildung von Stickstoffmonoxid (NO). Diesen Stoff braucht die Gefäßwand aber, um elastisch und funktionsfähig zu bleiben. Nebenbei wird damit auch noch die Gerinnungsneigung des Blutes erhöht. Und so fördern hohe Insulinspiegel nicht nur die Atheroskleroseentstehung, sondern auch die Thromboseneigung und damit auch das Risiko für Infarkte.

Die hohen Konzentrationen des Hormons Insulin haben auch Einfluss auf Geschlechtshormone. Unter dem Einfluss von zu viel Insulin synthetisieren die Eierstöcke vermehrt Testosteron. Dabei gilt: je insulinresistenter die Frau, desto höher die Testosteronkonzentration im Plasma.

Das Ungleichgewicht zwischen männlichen und weiblichen Geschlechtshormonen führt dazu, dass die Eierstöcke keine ausgereiften Eizellen mehr herstellen können. Solche Frauen können dann keine Kinder mehr bekommen. Diese Krankheit nennt sich polyzystisches Ovarialsyndrom (PCOS), von der immer mehr junge Frauen bei uns betroffen sind – weil sie übergewichtig und insulinresistent sind.

Schließlich gibt es auch einen immer deutlicher werdenden Zusammenhang zu einigen Krebsarten. Neben dem Brustkrebs ist es vor allem der Darmkrebs, der mit Übergewicht und Insulinresistenz im Zusammenhang steht. Das viele Insulin stimuliert als Wachstumsfaktor die Zellteilung und das Tumorwachstum. Darüber hinaus hemmt Insulin die Apoptose, den natürlichen Zelltod von entarteten Zellen.

Um diese Folgeschäden zu vermeiden, ist es angezeigt, bei Kindern mit Übergewicht den Blutdruck regelmäßig zu kontrollieren. Wird ein Bluthochdruck diagnostiziert, muss dringend durch eine Ernährungsumstellung eine Normalisierung des Körpergewichts und gleichzeitig eine Ernährungsform angestrebt werden, die selbst ohne Gewichtsreduktion den Blutdruck und die anderen Risikofaktoren senkt (siehe Kapitel »Abnehmen lohnt sich!«). Nicht zuletzt leiden adipöse Kinder oft psychologisch, weil sie gehänselt oder aus der Gruppe ausgeschlossen werden, was zu einem tiefen Selbstwertgefühl und/oder zu Angst und Depression führen kann. Die psychischen Erkrankungen und Verhaltensauffälligkeiten haben in den vergangenen rund zehn Jahren zugenommen. Eine Studie der Deutschen Angestellten-Krankenkasse (DAK) ergab, dass vor allem Grundschüler zwischen sechs und acht Jahren davon betroffen sind. Bei den Drei- bis Fünfjährigen treten motorische Defizite sowie Sprach- und Hörprobleme häufiger auf als noch im Jahr 2000.

Was macht dick?

Das Körpergewicht eines Menschen ist eine komplex regulierte Größe, an der genetische Faktoren und Umweltfaktoren beteiligt sind. Die WHO hat die Adipositas als globale Epidemie anerkannt. Deren dramatischer Zuwachs in den zwei letzten Jahrzehnten wird vor allem auf Umgebungsfaktoren und Verhaltensänderungen zurückgeführt, welche mit einem Ungleichgewicht von Energiezufuhr und -verbrauch einhergehen. Dies gilt auch für Veränderungen der sozialen, medialen und physischen Umweltstruktur mit dem Ziel, gesunde Ernährung und körperliche Aktivität zu begünstigen.

EIN SCHLECHTER START INS LEBEN.

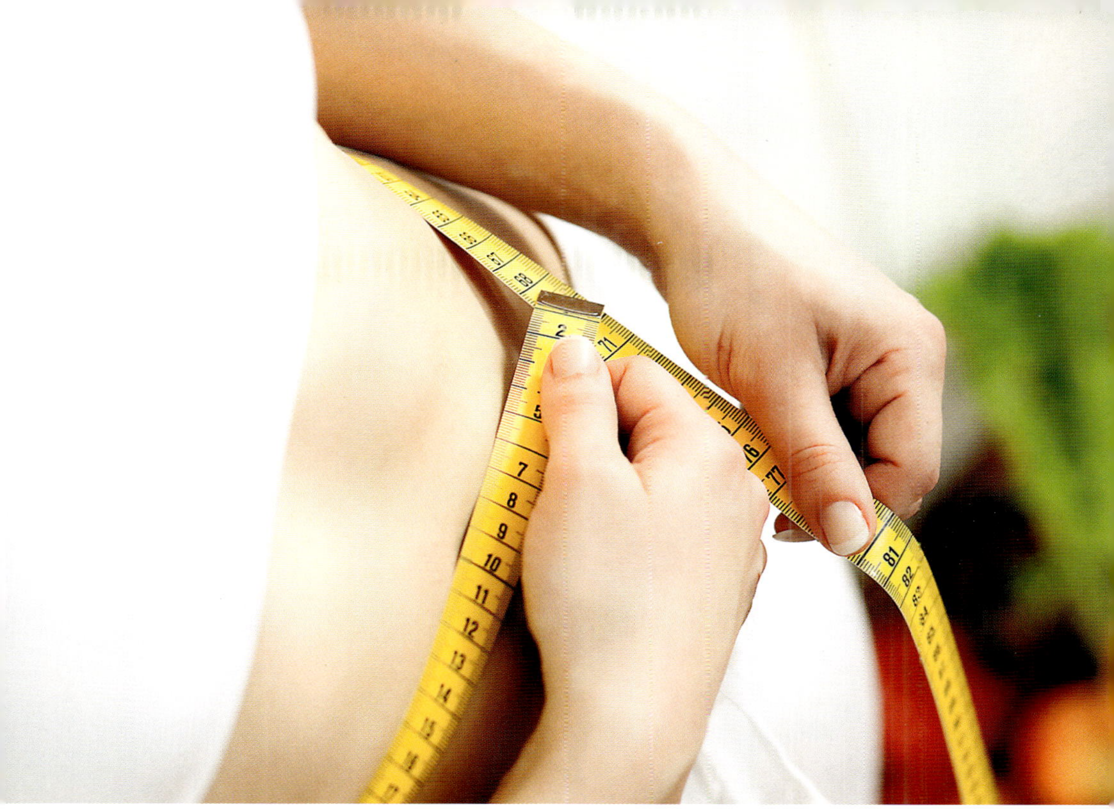

Lieber Gürtel als Waage

Die Waage ist ein schlechtes Instrument zur Beurteilung der Figur. Besser ist es, den Taillenumfang zu messen. Frauen mit einem Taillenumfang über 80 Zentimetern und Männer mit einem Taillenumfang über 94 Zentimetern haben ein nachweislich erhöhtes Risiko, dereinst an Diabetes Typ 2 oder Herz-Kreislauf-Krankheiten zu erkranken. Außerdem ist ein Kilogramm Fett dreimal voluminöser als ein Kilogramm Muskeln. Wer also weniger isst und gleichzeitig mehr Sport betreibt, sieht den Unterschied der veränderten Lebensweise vielleicht gar nicht auf der Waage und kann trotzdem den Gürtel enger schnallen. Viele Gewichtsveränderungen sind lediglich auf mehr oder weniger Wassereinlagerungen im Körper zurückzuführen. Sicher ist: Zum Abnehmen und noch mehr zum anschließenden Gewichthalten gehört neben der Ernährungsumstellung auch mehr Bewegung! Heute wird neben dem Ausdauertraining auch ein Krafttraining empfohlen. Dadurch erhöht sich der Grundumsatz des Körpers.

Tipp: Messen Sie Ihren Gewichtsverlust an Ihrer Lieblingsjeans. Wenn diese lockerer zu sitzen beginnt, sind Sie auf dem richtigen Weg. Im Idealfall essen Sie zwei Stunden nach dem Sport nichts, damit die Fettverbrennung ungestört weiterläuft.

So können natürlich die Gene eine Rolle spielen. Ob zwei vergleichbar alte und große Menschen in ein und derselben Umwelt – und vergleichbarer Ernährung – schlank bleiben oder Gewicht zulegen wird durch genetische Faktoren beeinflusst. Auch unterliegt die Wiederzunahme nach einer Reduktionsdiät einer genetisch angelegten, komplexen Gegenregulation, die dazu dienen soll, den Organismus letztlich vor dem Verhungern zu schützen.

Unsere Gene erklären aber nicht die heute weltweit in den Industrienationen zu beobachtenden Übergewichtsepidemie. Denn unsere Gene haben sich sicherlich nicht so radikal in den letzten 30 Jahren verändert! Offensichtlich spielen Umwelt- und Verhaltensfaktoren die entscheidende Rolle bei der Entstehung der Adipositas. Diese Einflüsse sind über unser Wissen und Bewusstsein beeinflussbar und damit stellen sie die wichtigste Zielgröße von präventiven und therapeutischen Maßnahmen dar.

Chronischer Dysstress ist als eine Ursache für Übergewicht und den gefährlichen Fettansatz im Bauch festgemacht worden. Über Stresshormone wird dieser ausgelöst. Der Stress kann durch Überlastung entstehen oder durch unzumutbare Lebensverhältnisse oder durch Schlafmangel oder durch Fehlernährung etc. Schon der Dysstress während einer Schwangerschaft kann nicht nur auf die Mutter, sondern auch schon auf das Kind Einfluss nehmen.

Die Ernährung der Mutter während der Schwangerschaft spielt eine Rolle. Denn sie beeinflusst die Lebensbedingung für den Nachkömmling im Mutterleib. Wenn die Mutter während der ersten sechs Monate mangelernährt ist, wird sich das Risiko erhöhen, dass ein zu kleines Baby auf die Welt kommt. Allerdings kehrt sich das in den folgenden Jahren der Kindheit bald um. Diese Kinder haben ein besonders hohes Risiko dick zu werden und Typ-2-Diabetes zu entwickeln. Sie sind durch die Hungerphase im Mutterleib entsprechend auf Kalorienkonservierung und Fettansatz programmiert worden.

Ein Risiko ist auch der Zigarettenkonsum. Wenn Mütter rauchen, werden ihre Kinder eher dicker. Der Grund hierfür ist nicht genau bekannt. Diskutiert werden Inhaltsstoffe des Zigarettenrauchs.

Ungünstiger Start in Mamas Bauch

In den letzten Jahren zeigen Forschungen zur frühen Stoffwechselprägung, dass mütterliche Ernährungsfaktoren bereits während der Schwangerschaft und Stillzeit lebenslang programmierte Effekte auf Gesundheit, Krankheitsrisiko u. a. auch auf das Ernährungsverhalten des Kindes ausüben. Daraus folgt, dass ein großes und »neues« Vorsorgepotenzial bei jungen Familien beziehungsweise werdenden Eltern gesehen wird.

Die »perinatale (vorgeburtliche) Programmierung« bezieht sich auf die Erkenntnis, dass durch äußerliche Einflüsse, wie der Ernährung und Bewegung der Mutter, Hormone in ihrem Körper beeinflusst werden, die wiederum die künftigen Funktionsweisen von Organen und Organsystemen des Ungeborenen oder Neugeborenen festlegen.

EIN SCHLECHTER START INS LEBEN.

Übergewicht und Insulinresistenz

Schwangere sollten ihren Heißhunger nicht nur auf Süßes zügeln, sondern auch die anderen raffinierten Kohlenhydratquellen, also Produkte aus Auszugsmehl und weißem Reis beschränken. Denn eine hohe Zufuhr von Zucker und Stärke führt zu einem starken und schnellen Blutzuckeranstieg. Der Körper reagiert darauf mit einer schnellen und starken Insulinausschüttung. Damit wird all der Zucker aus dem Blut in unsere Muskel-, Fett- und Nervenzellen geschleust. Doch wer übergewichtig ist, reagiert meist nicht mehr richtig auf das Insulinsignal. Die Zellen sind insulinresistent geworden. Das heißt – bei normaler Insulinausschüttung bleibt der ganze Zucker im Blut. Dann melden Rezeptoren an das Hirn, dass der Zucker immer noch im Blut ist. Jetzt versucht der Körper, diesen Fehler im System, dieses Manko dadurch auszugleichen, dass die Bauchspeicheldrüse schnell noch mehr Insulin in die Blutbahn schüttet. Das führt schließlich zu dem gewünschten Einschleusen des Zuckers in die Zellen, aber gleichzeitig löst nun die immens hohe Insulinmenge im Blut ein paar unerwünschte Nebenwirkungen aus.

Insulin ist das wichtigste Speicher- und Wachstumshormon. Es fördert nun auch ganz effektiv die Fetteinlagerung in die Fett- und Muskelzellen und die Umwandlung von Zucker in Fett und bremst die Fettverbrennung ab. Damit ist Insulin ein »Masthormon«, das bestens die Gewichtszunahme unterstützt.

Während bei der Mutter diese Zucker-Insulin-Schaukel arbeitet, wird das Kind im Bauch nicht verschont. Es bekommt die volle Zucker-Insulin-Dröhnung mit. Damit erhöht sich die Wahrscheinlichkeit, dass diese Mutter bereits ein viel zu großes und schweres beziehungsweise fettes Kind zur Welt bringt.

Besonders krass wird es, wenn die Mutter gar eine besonders ausgeprägte Form dieser Kohlenhydratstoffwechselstörung entwickelt – Schwangerschaftsdiabetes – und der die längste Zeit unentdeckt bleibt – so wie es früher wohl häufig der Fall war.

Süßes Blut rächt sich bitter

Bei übermäßiger Zunahme des Fettgewebes wandern Immunzellen ein und bilden in den Fettzellen Entzündungsfaktoren aus. Die Plazenta von übergewichtigen Schwangeren zeigt ähnliche Entzündungsreaktionen. Dadurch verändern sich Stoffwechselvorgänge im Körper der Schwangeren und des werdenden Kindes. Mutter und Kind werden insulinresistent. Damit haben sie eine Kohlenhydratstoffwechselstörung entwickelt und der Schwangerschaftsdiabetes droht. Tatsächlich haben übergewichtige Frauen ein doppelt so hohes Risiko, einen Schwangerschaftsdiabetes zu entwickeln. Gleichzeitig fördert die Insulinresistenz und die damit einhergehenden hohen Insulinkonzentrationen im Körper eine weitere Gewichtszunahme. Ein Teufelskreis – der nur durch Bewegung und logische Ernährung zu durchbrechen ist.

Weitere Risiken von Übergewicht und Insulinresistenz während der Schwangerschaft sind auch Präeklampsie, eine Form der Schwangerschaftsvergiftung, Ödeme und hoher Blutdruck. Und wenn die Kinder im Bauch zu groß geworden sind, müssen viele Frauen per Kaiserschnitt entbinden. Nicht zuletzt werden Frauen mit Schwangerschaftsdiabetes mit hoher Wahrscheinlichkeit später im Leben auch einen Typ-2-Diabetes entwickeln. Übrigens mehren sich die Daten, wonach das Stillen den Frauen hilft, nach der Geburt schneller wieder zu ihrem Ausgangsgewicht zurückzukommen und dabei auch noch das Adipositasrisiko des Kindes zu senken.

Dicke Schwangere – dicke Neugeborene

Übergewichtige und adipöse Frauen sind viel häufiger nicht zeugungsfähig als schlanke, wenn sie schwanger werden ist das Risiko für Fehlgeburten erhöht. Immer mehr Studien weisen auch auf den Einfluss von Übergewicht bei der Mutter und dem Geburtsgewicht des Kindes hin. Nimmt sie während der Schwangerschaft unnatürlich stark zu, erhöht sich das Risiko, dass das Kind bereits mit zu hohem Geburtsgewicht zur Welt kommt – abgesehen davon, dass dicke Babys die Geburt erschweren.

Eine Studie von Prof. David Ludwig, Endokrinologe und Kinderarzt von Children's Hospital an der Harvard-Universität, ist besonders berühmt geworden. Er hatte bei 513.501 Frauen, die zwischen den Jahren 1989 und 2003 in Michigan und New Jersey insgesamt 1.164.750 Kinder zur Welt brachten, diese Zusammenhänge einmal überprüft. Die Mediziner hatten dazu jeweils das Gewicht zu Beginn sowie am Ende der Schwangerschaft dokumentiert und es anschließend mit dem Geburtsgewicht des Kindes verglichen. Im Durchschnitt hatten die Frauen während der neun Monate rund 14 Kilogramm zugelegt. Aber bei rund zwölf Prozent der Frauen wurde eine wesentlich stärkere Gewichtszunahme festgestellt. Die Forscher konnten dann nachweisen, dass die Kinder von Frauen, die mindestens 24 Kilogramm zugenommen hatten, im Schnitt bei der Geburt 150 Gramm mehr wogen als die Kinder von Frauen, die nur acht bis zehn Kilogramm zugenommen hatten. Daraus errechneten sie ein um 226 Prozent erhöhtes Risiko, ein Kind mit über vier Kilogramm Gewicht auf die Welt zu bringen, im Vergleich zu den Müttern mit normalem Gewichtszuwachs.[2]

David Ludwig ist übrigens der Wissenschaftler, der die ursprüngliche »LOGI-Pyramide« im Jahr 2000 als Ernährungsfahrplan für übergewichtige Kinder mit Insulinresistenz und metabolischem Syndrom veröffentlichte.

Dass Babys mit etwas Speck – also mit einem Geburtsgewicht von deutlich über vier Kilogramm – geboren werden, ist normal, aber solche Wonneproppen sind kein Grund zum Jubeln. Solch ein hohes Geburtsgewicht spricht vielmehr dafür, dass sich der Fötus im Mutterleib in einer für ihn nicht optimalen Umgebung entwickelt hat. Die Wahrscheinlichkeit, dass sie damit für den Rest ihres Lebens Gewichtsprobleme mitbekommen haben ist sehr hoch, wie auch das Risiko, frühzeitig Diabetes, Herz-Kreislauf-Erkrankungen, Krebs oder Asthma zu entwickeln.

Der Mitautor dieses Buches kam übrigens mit knapp fünf Kilogramm zur Welt und hatte zeitlebens mit Übergewicht zu kämpfen – und lernte erst, sich zu helfen, als er das LOGI-Konzept erarbeitete und an sich ausprobierte …

2 Ludwig DS, Currie J. The association between pregnancy weight gain and birthweight: a within-family comparison. Lancet 2010;376:984-90.

EIN SCHLECHTER START INS LEBEN.

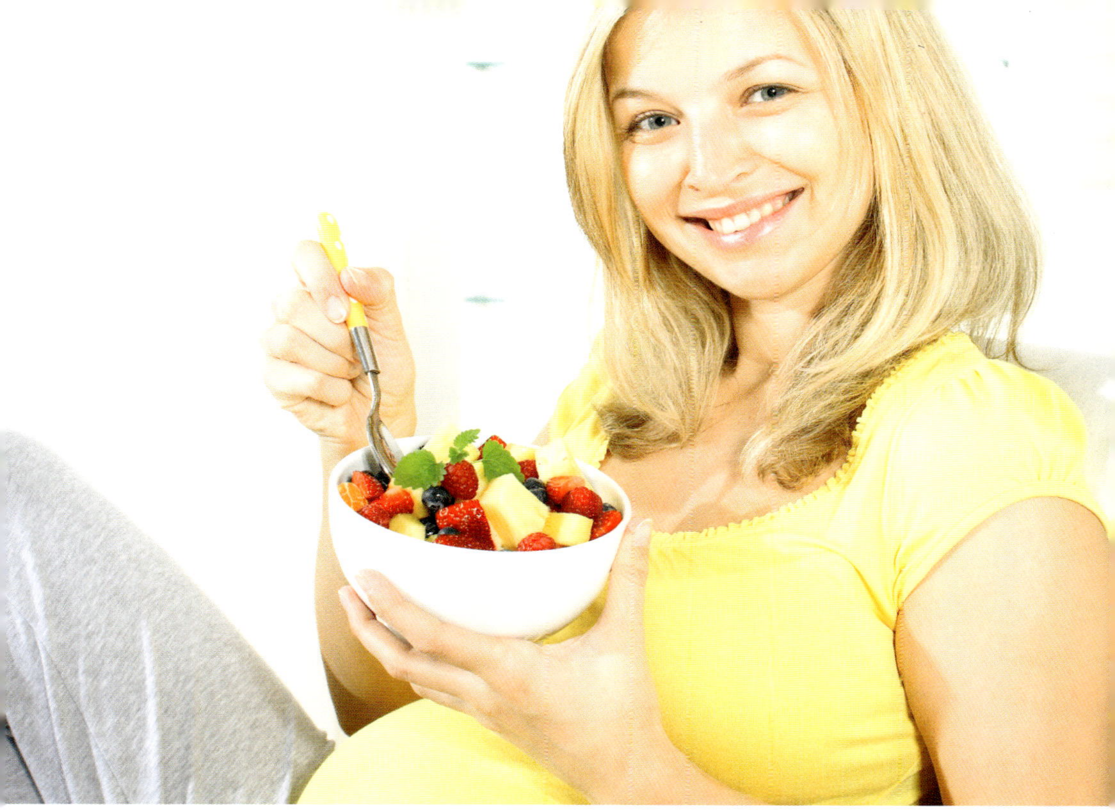

Nicht für zwei essen!

Bei Schwangerschaften gibt es in den letzten 30 Jahren einen deutlichen Trend nach oben: Eine Schwangere nimmt im Schnitt heute drei Kilo mehr zu, als das noch etwa 1980 der Fall war. Mehr als 40 Prozent der Frauen, die vor der Schwangerschaft normalgewichtig sind, nehmen mehr zu, als vom »Institute of Medicine« in den USA empfohlen. Bei den übergewichtigen und adipösen Frauen sind es fast 60 Prozent, die mehr als empfohlen zunehmen. Der Grund ist unter anderem in der mangelnden Bildung zu suchen. Aus falscher Fürsorge isst die Mutter viel, um den Fötus möglichst gut zu versorgen. Das hat oft auch einen traditionellen, kulturellen Hintergrund und stammt aus Zeiten einer knappen oder mangelhaften Versorgung. Weiterhin ist auch der Kalorienverbrauch von Schwangeren im Vergleich zu früher gesunken. Frauen schonen sich heute zu sehr oder haben sogar Angst, durch viel Bewegung ihr Kind zu gefährden. Dass dies ein Trugschluss ist und – ganz im Gegenteil – geeignete Bewegung Mutter und Kind gut tun, wissen allzu wenige. Empfehlenswert ist es, täglich morgens und abends eine halbe Stunde flott spazieren zu gehen. Im Prinzip sind alle Ausdauersportarten gut geeignet: Schwimmen, Laufen, Radfahren.

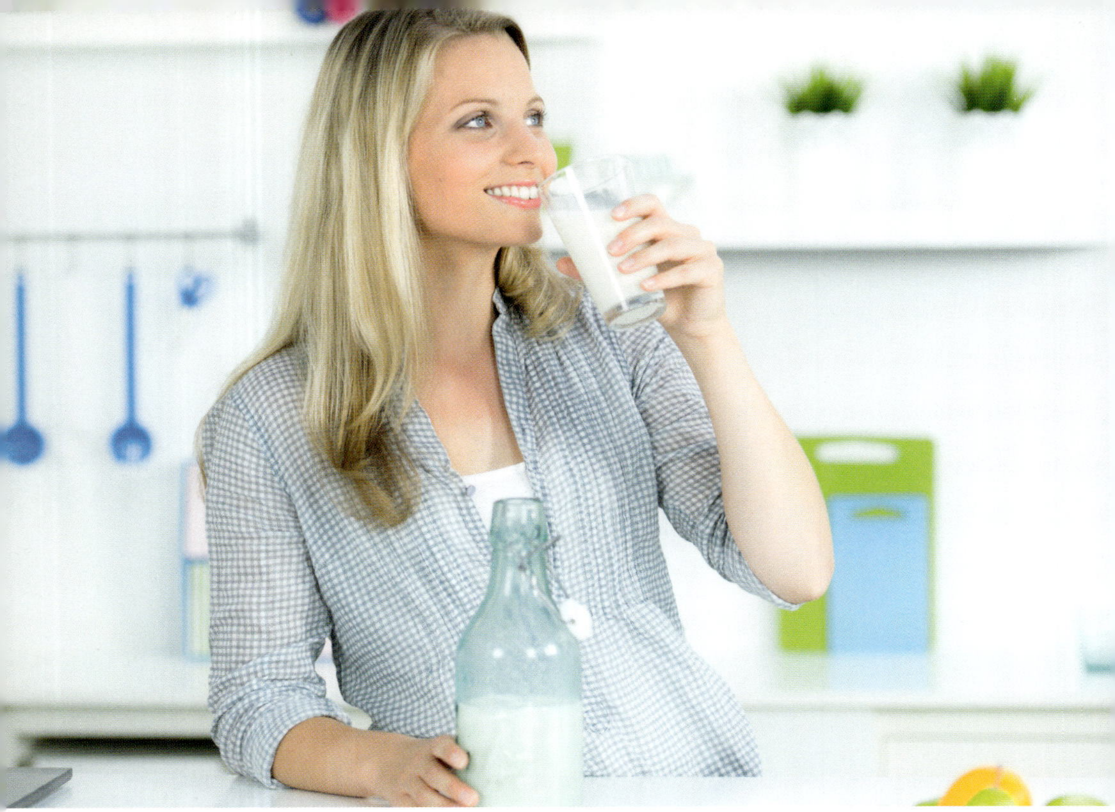

Fazit: Schwangere sollten auf keinen Fall für zwei futtern. Normalgewichtige Frauen benötigen lediglich täglich 200 bis 300 Kalorien mehr für das gesunde Wachstum des Kindes. Das entspricht zwei Bananen oder einem 250 Gramm Naturjoghurt. Bei diesem »normalen« Kalorienplus nehmen normalgewichtige Frauen während der 40 Schwangerschaftswochen auch nur 11 bis höchstens 16 Kilogramm zu. Sind Frauen schon vor der Zeugung übergewichtig, sollten sie möglichst nur sieben bis elf Kilogramm zulegen. Und wer vor der Schwangerschaft gar adipös war, sollte maximal neun Kilogramm zulegen – oder noch besser, sie sollten möglichst vor der Schwangerschaft abnehmen. Bei einer übergewichtigen Schwangerschaft steigt das Risiko für das Kind, im späteren Leben ebenfalls übergewichtig zu werden, um stattliche 60 bis 70 Prozent! Das heißt – dicke Babys haben später ebenfalls häufig mit Übergewicht und/oder Typ-2-Diabetes-mellitus zu kämpfen.

EIN SCHLECHTER START INS LEBEN.

Langsam zur alten Figur zurück

Viele Promi-Mütter glänzen schon wenige Wochen nach der Geburt durch eine ebenso makellose Figur wie vor der Schwangerschaft. Dem Gros der Mütter gelingt dies jedoch nicht: Zwei von drei frischgebackenen Mamis klagen noch Monate nach der Schwangerschaft über zu viele Pfunde, die einfach nicht weichen wollen. Was klar ist: Eigentlich passen Stillen und bewusst Abnehmen wollen nicht zusammen. Crash-Diäten führen dazu, dass sich die Milchzusammensetzung ungünstig verändert, die Schadstoffe aus dem Fettgewebe können in die Muttermilch übergehen. Immerhin: Stillen braucht Energie. Wer jetzt nicht futtert für zwei, verliert automatisch das eine oder andere Kilo bis zum Ende der Stillzeit. Wer dagegen nicht stillen kann oder will, sollte nach der Geburt wieder weniger essen als während der Schwangerschaft. Doch auch manchen stillenden Müttern gelingt das spontane Abnehmen nicht, vor allem, wenn sie etwas älter sind. Ab 30 bis 35 Jahren braucht der Körper immer weniger Kalorien, um das Gewicht zu halten. Diese Stoffwechselüberraschung sorgt dafür, dass die Frau nach der Schwangerschaft zwar weniger isst und erst noch stillt, aber trotzdem kein Gramm abnimmt. Ein Grund für die nicht weichen wollenden Kilos dürfte auch zu wenig Schlaf sein. Schlafmangel und -störungen verstellen das Hormonsystem, dabei wird zu wenig Sättigungshormon Leptin, gleichzeitig aber zu viel Ghrelin ausgeschüttet, welches Hunger macht. Wer weniger als sechs Stunden und erst dazu schlecht schläft, nimmt mit hoher Wahrscheinlichkeit zu oder kaum ab, trotz Ernährungsumstellung. Auch wenn Mütter viel Stress haben, purzeln die Pfunde nicht: Das Stresshormon Cortisol führt zum Überessen, weil es bei den Urmenschen als Notsignal ausgeschüttet wurde, wenn zu wenig Nahrung da war.

Eine Studie aus England zeigte zudem, dass Mehrfachmütter ebenfalls größere Mühe haben, wieder ihr Ausgangsgewicht zu erreichen. Spätestens beim dritten oder vierten Kind fehlt die Zeit, Sport zu treiben oder für sich selbst auf eine besonders gesunde Ernährung zu achten, mutmaßt die Leiterin der Studie. Wer nach der Geburt nicht abnehmen kann, sollte sich nicht unter Druck setzen. Nach neun Monaten Schwangerschaft braucht der Körper rund neun Monate Zeit, um wieder in die alte Form zurückzufinden. Wenn danach noch überflüssige Kilos zu sehen sind, können diese jetzt intensiv angegangen werden: mit mehr Bewegung und mit weniger und sinnvollerem Essen.

Tipps für stillende Mütter:

- Trinken Sie genug. Aber bitte keine zuckerhaltigen Getränke!
- Essen Sie mindestens fünf Portionen Früchte, Gemüse und/oder Salat pro Tag.
- Achten Sie unbedingt auf eine ausreichende Eiweißzufuhr (Fleisch, Fisch, Eier, Hülsenfrüchte, Milchprodukte), diese sättigen besonders gut und lange.
- Konsumieren Sie täglich drei Portionen Milch und Milchprodukte. Milch ist einer der besten Kalziumlieferanten. In den letzten Jahren haben verschiedene Studien den fettverbrennenden Effekt von Kalzium untersucht. Es gibt überzeugende Beweise dafür, dass viel Kalzium zum Essen die Fettverbrennung direkt nach einer Mahlzeit, vielleicht sogar für den ganzen restlichen Tag, ankurbelt.
- Gönnen Sie sich immer wieder etwas Gutes für sich allein. Je besser es Ihnen als Mutter geht, umso weniger essen Sie über Ihr Bedürfnis.

Verharmloster Babyspeck

Auch nach der Geburt hat die Mutter einen großen Einfluss aufs spätere Gewicht ihres Kindes. Gemäß unzähligen Studien ist Muttermilch nämlich nach wie vor die beste Ernährung fürs Baby. So senkt das Stillen (Voll-, aber auch späteres Teilstillen) das Risiko, im späteren Kindes- oder Erwachsenenalter Übergewicht zu bekommen. Zahlreiche Studien zeigen bei (teil)gestillten Kindern ein vermindertes Adipositasrisiko im Vergleich zu Kindern mit früher ausschließlicher Gabe von Formula-Säuglingsnahrungen. Es soll ausdrücklich betont werden, dass auch das Teilstillen vorteilhaft ist, wenn die Mutter zusätzlich zu den ersten festen Lebensmitteln anstelle der Formula-Milch weiterhin ihre Muttermilch gibt.

Sie können oder wollen nicht stillen?

Machen Sie sich deswegen keine Vorwürfe. Sie sind trotzdem eine gute Mutter. Ihr Kind gedeiht auch mit einer Formula-Säuglingsmilch gut. Wichtig ist, dass man sich an die Dosierungsangaben hält und möglichst eine Milchnahrung mit einem Proteingehalt circa 1,8 Gramm pro 100 Kalorien wählt.[3] Zudem ist Stillen zwar ein wichtiger, aber längst nicht der einzige Faktor in einer Reihe ganz verschiedener Faktoren, die Übergewicht vorbeugen können. Ein Beweis dafür ist die Autorin, die nie mit Übergewicht zu kämpfen hatte, obwohl sie mit einem Geburtsgewicht von nur 2,7 Kilogramm geboren und nur knapp drei Wochen teilgestillt wurde. Ihre Eltern lebten ihr danach aber vor, wie gut Gemüse, Salat und Obst schmecken, dass sie langsam essen soll und dass Bewegung etwas Schönes ist.

Es gibt offenbar einflussreiche Zeitfenster während der kindlichen Entwicklung vor und nach der Geburt, in denen die Ernährung langfristig einen messbaren Einfluss auf die Gesundheit und das Krankheits- und Übergewichtsrisiko im späteren Leben hat. Wir nennen dieses Zeitfenster auch »frühe Stoffwechselprogrammierung« der langfristigen Gesundheit. Muttermilch hilft, die Babys nicht nur schlank zu halten, sondern mindert auch ihr Risiko, im späteren Leben Typ-2-Diabetes-mellitus oder Herz-Kreislauf-Krankheiten zu bekommen. Zusätzlich hilft Vollstillen in den ersten vier Lebensmonaten, Allergien zu vermeiden. Wer nicht stillen kann oder möchte, sollte dem Baby eine industriell hergestellte hypoallergene Säuglingsmilch geben. Alle anderen Lebensmittel sind in den ersten vier Monaten tabu, da sich sonst das Risiko für eine Allergie, zum Beispiel gegen Kuhmilch, erhöht. Um weniger zuckerkranke und übergewichtige Kinder zu bekommen, ist also künftig mehr Prävention gefragt.

Die beginnt nach neuesten Erkenntnissen eben nicht im Kindergarten- oder Schulalter, sondern bereits im Mutterleib und in den ersten Lebenswochen.

3 Koletzko B, et al. Am J Clin Nutr 2009;89(Suppl):1502S-8S.

LANGSAM ZUR ALTEN FIGUR ZURÜCK.

Umdenken in der Allergieprävention[4]

Hinsichtlich der Allergieprävention gehört das Stillen – und insbesondere das Vollstillen – in den ersten Monaten zu den wichtigsten Empfehlungen. Aber nicht nur zur Verhinderung allergischer Erkrankungen ist es sinnvoll. Dem Stillen werden viele Vorteile und günstige Effekte zugesprochen:

- optimale Nahrungszusammensetzung,
- optimale Darreichungsform (hygienisch einwandfrei, wohltemperiert, immer verfügbar),
- vermindertes Risiko für Durchfall, Mittelohrentzündung und späteres Übergewicht,
- Vorteile für die Mutter (Rückbildung, Risikominderung für Brust- und Eierstockkrebs),
- Förderung der emotionalen Bindung zwischen Mutter und Kind.

Ausdrücklich soll darauf hingewiesen werden, dass auch Teilstillen »wertvoll« ist. Diese Aussage ist für die Allergieprävention von Bedeutung, da hinsichtlich der Vollstilldauer ein Umdenken stattgefunden hat. Denn die allergievorbeugende Wirkung einer Vollstillzeit über vier Monate hinaus ist nicht ausreichend belegbar. Inzwischen gibt es aber sogar Hinweise, dass eine längere Vollstillzeit und damit eine verzögerte Beikosteinführung sich ungünstig auf eine Allergieentwicklung auswirken könnte. Dies gilt offenbar insbesondere für die Entwicklung einer frühkindlichen atopischen Dermatitis. Aufgrund der aktuellen Datenlage kann das Vollstillen mit Blick auf Allergieprävention nur noch für die ersten vier Monate empfohlen werden. Diese Empfehlung sollte aber nicht missverstanden werden, indem danach ein Abstillen sinnvoll sei. Im Gegenteil – ein Weiterstillen parallel zur schrittweisen Beikosteinführung ist unbedingt empfehlenswert.

Frühe Beikosteinführung kann als Training für das Immunsystem aufgefasst werden. Neuere Studien zeigen, dass es keinen allergieprotektiven Effekt einer späten Beikosteinführung gibt. Im Gegenteil, eine späte Einführung von Beikost erhöht möglicherweise sogar das Risiko für allergische Erkrankungen.

4 Reese I, Schäfer C. Allergien vorbeugen. Allergieprävention heute: Toleranzentwicklung fördern statt Allergene meiden. systemed Verlag, Lünen 2009

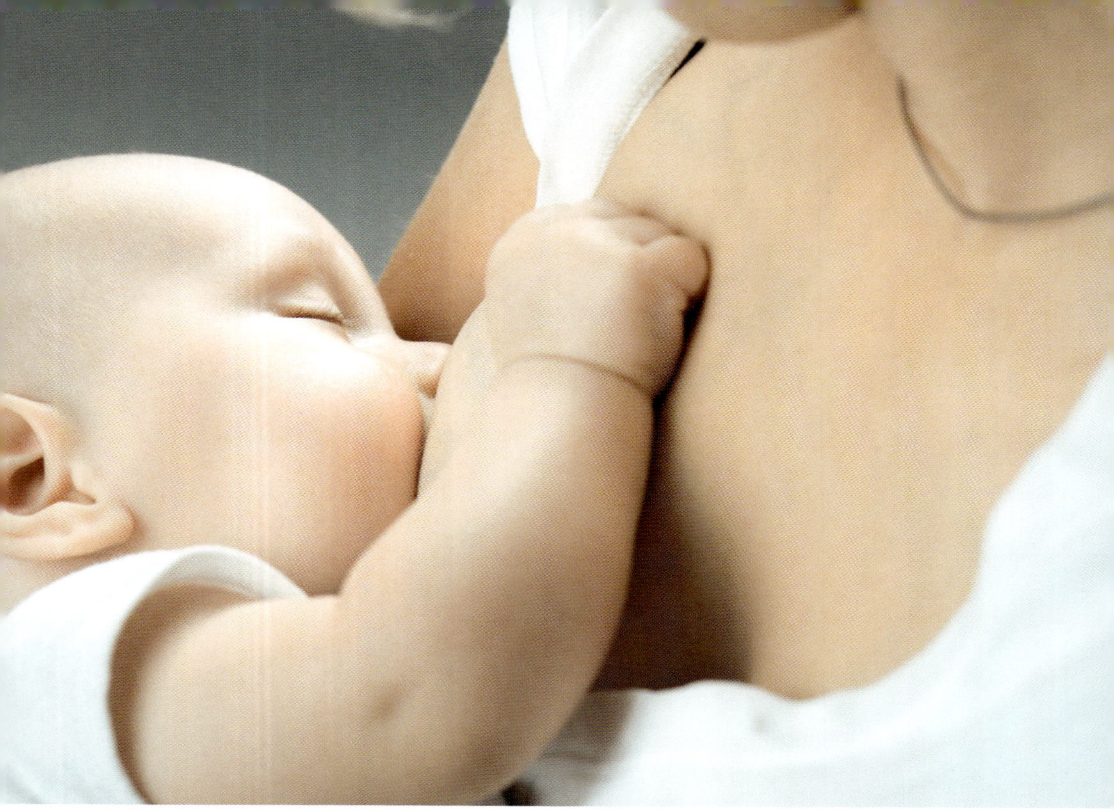

Wahrscheinlich schützt Stillen beziehungsweise Muttermilch das Baby gegen späteres Übergewicht, weil es vor zu schneller beziehungsweise zu hoher Gewichtszunahme im Säuglingsalter schützt. Es kann davon ausgegangen werden, dass mit einem entsprechend gebremsten Wachstum das Risiko für späteres Übergewicht vermindert werden kann. Mitverantwortlich für das artgerechte langsamere Wachstum ist möglicherweise der geringere Eiweißgehalt in der Muttermilch im Vergleich zu Säuglingsnahrungen. Auf alle Fälle zeigen neue Studien aus Dänemark, dass bei Säuglingen der Blutspiegel an wachstumsfördernden Hormonen (Insulin und IGF-1) niedriger ist als bei Formula-ernährten Kleinkindern. Je mehr in den ersten neun Monaten noch Muttermilch an der Ernährung teil hat, desto geringer das Risiko einer übermäßigen Gewichtszunahme bis zum 18. Monat. Einige Studien zeigen auch bei Kindern bis zum Alter von zwei Jahren, dass eine verminderte Eiweißzufuhr die Gewichtszunahme normalisiert.

LANGSAM ZUR ALTEN FIGUR ZURÜCK.

Ich esse mit dem Löffel

Nach den ersten vier bis sechs Lebensmonaten reicht Muttermilch/Säuglingsnahrung allein nicht mehr aus, um den Kalorien- und Nährstoffbedarf des wachsenden Babys zu decken. So schaffen Eltern und Kind den Übergang zum Brei problemlos.

Vor dem fünften Monat sollte das Baby keinen Brei erhalten, weil sein Verdauungs-, Immun- und Stoffwechselsystem noch nicht reif genug ist für »fremde« Nahrung. Mit Beginn des fünften Monats kann jedoch mit dem Füttern des ersten Breis begonnen werden, da das wachsende Baby immer mehr Kalorien und Nährstoffe braucht und Milch allein diese auf Dauer nicht liefern kann.

Doch nicht jedes Kind begreift gleich rasch, wie ein Brei gelöffelt und geschluckt wird. Wie in vielen Bereichen sind gewisse Kinder Früh-, andere Spätzünder. Im Idealfall gibt ein Baby irgendwann um den fünften Lebensmonat deutliche Signale, dass es bereit ist für den ersten Brei. Doch Mamas Essen bekommt ihm noch länger nicht. Vor allem schwer verdauliche und blähende Speisen, aber auch Gepökeltes und Geräuchertes wie Wurst oder Schinken sind tabu. Dasselbe gilt für Kochsalz, Streuwürze oder Bouillon. Auch auf den Zusatz von Süßungsmitteln wie Zucker und Honig sollte verzichtet werden.

Ohne Salz und Zucker empfinden Erwachsene den Babybrei als hochgradig fad. Ganz anders das Baby: Es empfindet den Eigengeschmack der Lebensmittel als würzig und angenehm. Viele verschiedene Zutaten auf einmal überfordern den kleinen Körper und steigern das Allergierisiko. Deshalb wird ein Lebensmittel nach dem anderen im Abstand von ein paar Tagen eingeführt. So lässt sich leicht feststellen, wenn etwas nicht vertragen wird.

Und doch wird heute dazu geraten, das Baby schon im zweiten Lebenshalbjahr mit verschiedenen Geschmacksnoten aus Milch, Fleisch, Fisch, Getreide, Kartoffeln, Gemüse, Obst und Öl vertraut zu machen, denn der Geruchs- und Geschmackssinn gehören zu den am frühesten entwickelten Fähigkeiten. Was Kinder früh und regelmäßig zu kosten bekommen, schmeckt ihnen später besser. Eine gute Orientierung für die Einführung der verschiedenen Breie bietet der »Ernährungsplan für das erste Lebensjahr« vom Forschungsinstitut für Kinderernährung in Dortmund.[5]

Und wenn ein Baby auch mit sechs oder sieben Monaten partout keinen Brei essen will? Da kein gesundes Kind freiwillig verhungert, brauchen sich Eltern keine Sorgen zu machen. Solange ein Kind gestillt wird, ist die Grundversorgung gedeckt. Manche Babys bevorzugen »Fingerfood« wie Brotrinde (Achtung – sehr salzig und viele Röststoffe!), gekochte Kartoffel- und Karottenstücke sowie gedünstete Apfelspalten, später auch Teigwaren und Bananenrädchen. Ab dem ersten Geburtstag dürfen sie sowieso am Familientisch mitessen.

5 www.fke-do.de

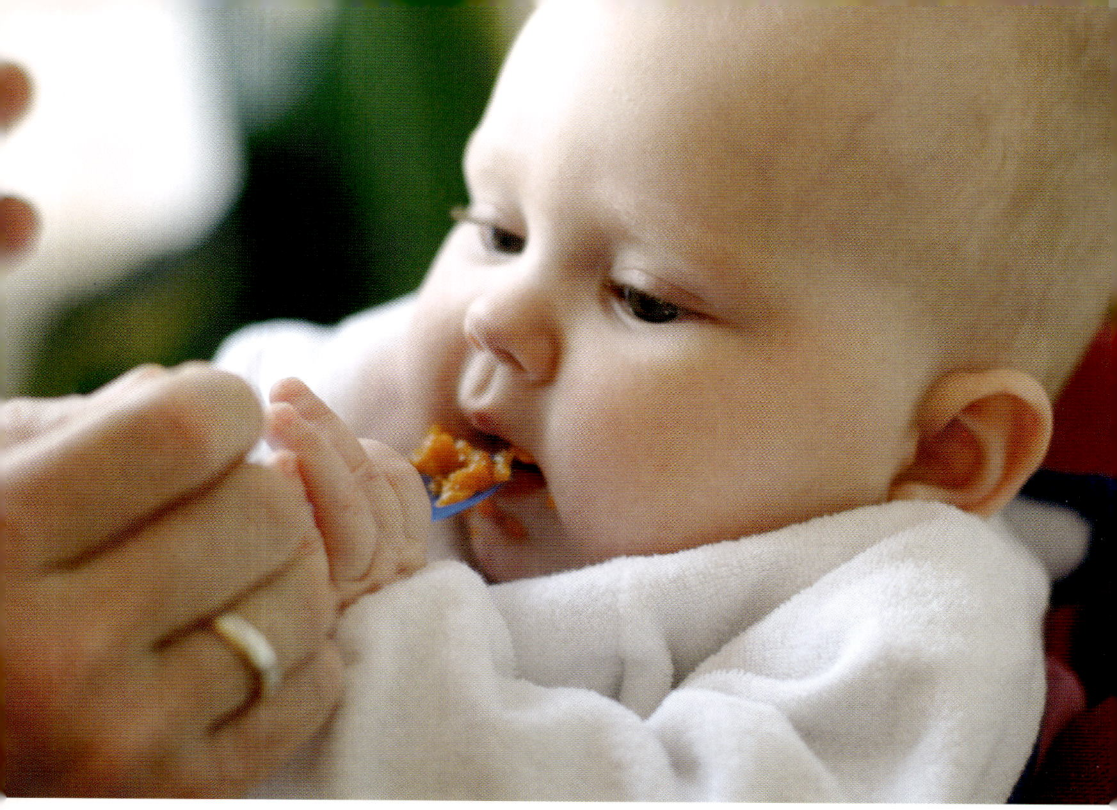

So klappt's mit dem ersten Brei:

- Wenn der erste Löffel Muttermilch oder die bekannte Säuglingsmilch enthält, fällt das Kennenlernen des Plastikdings leichter.
- Überlassen Sie das Übungsfeld dem Papi, denn häufig klappt der Übergang von der Brust zum Löffel besser, wenn er die erste Mahlzeit füttert.
- Ein schmaler, weicher Plastiklöffel eignet sich am besten zum Füttern.
- Wenn das Baby streikt, bleiben Sie möglichst ruhig und gelassen und versuchen es in ein paar Tagen wieder.
- Nach dem Brei bekommt das Baby so lange Mutter- oder Babymilch, bis es sich schon am Brei satt essen mag.

ICH ESSE MIT DEM LÖFFEL.

Falsche Kindernahrung

Welche Rolle die einzelnen Nährstoffe für die Übergewichtsentwicklung haben und welches Zusammenspiel günstig oder problematisch ist – darüber gibt es kein eindeutiges, gesichertes Wissen. Deshalb wird immer noch viel zu den verschiedenen Fragestellungen geforscht. Ebenso wenig gesichertes Wissen gibt es zum Einfluss einzelner Lebensmittel. Sicher scheint nur, dass eine Überernährung und zu schnelles Wachstum in den ersten Lebensmonaten in direktem Bezug zu späterem Übergewicht und Gesundheitsstörungen stehen.

Gut gesichert ist weiterhin der Einfluss einer hohen Energiedichte. Damit gemeint ist die Energiemenge, die pro Gewichtseinheit (beispielsweise 100 Gramm) Mischkost aufgenommen wird.

Sie ist in der heutigen, modernen Kost durch die Vielzahl an raffinierten, wasser- und ballaststoffarmen Convenience-, Snack-, und Fast-Food-Nahrungsmittel sehr hoch geworden. Das heißt: viele Kalorien auf kleinem Raum – wenig Sättigung im Verhältnis zur Energiezufuhr!

Die Dehnung der Magenwand löst im Gehirn Sättigungssignale aus. Als entscheidende Größen hierfür haben sich Volumen (zum Beispiel durch einen hohen Ballaststoffanteil) und Gewicht der verzehrten Nahrung erwiesen.

Der Energiegehalt einer Mahlzeit, also ihr Kalorienanteil, ist für den Magen beziehungsweise das Sättigungsgefühl bedeutungslos! Mahlzeiten mit einer niedrigeren Energiedichte, also solche die voluminös und schwer sind, aber gleichzeitig wenig Kalorien liefern, machen dennoch satt und helfen einem, zu einer ausgeglichenen Energiebilanz zu kommen.

Als Faustregel gilt dabei: Je höher der Wassergehalt eines Lebensmittels, desto niedriger seine Energiedichte. Gemüse, Blattsalate und Obst sowie reines Muskelfleisch, Fisch und Geflügel sind sehr wasserreich und haben entsprechend eine sehr geringe Energiedichte. Bei bewusster Kombination der Lebensmittel kann deswegen eine Mischkost mit relativ hohem Fettanteil sogar eine niedrige Energiedichte aufweisen.

Denn die Anteile schwerer und voluminöser, also wasser- und ballaststoffreicher Lebensmittel können mengenmäßig viel – den überwiegenden – Raum auf dem Teller einnehmen. Hinzu kommt der ungünstige Einfluss der »modernen« gelockerten Mahlzeitenstruktur und der hohen Essgeschwindigkeit. Auch das trägt zu einer von Kindern unbemerkten Erhöhung der Gesamtenergieaufnahme bei. Vielleicht der größte einzelne negative Einfluss kommt dabei dem Konsum von gezuckerten »Erfrischungsgetränken« zu.

> **Tipp:** Streichen Sie ab sofort gezuckerte Getränke. Eine Alternative sind verschiedene Tees, ohne Zucker oder mit Stevia gesüßt.

Das Sättigungsgefühl tritt erst nach etwa 15 bis 30 Minuten ein. Doch wie esse ich langsam? Zum Beispiel, indem Sie sich angewöhnen, nach jedem Bissen das Besteck hinzulegen und erst wieder in die Hände zu nehmen, wenn der Mund leer ist. Oder indem Sie sich auf möglichst kleine Teller möglichst kleine Portionen schöpfen und eine Pause einlegen, bevor Sie nochmals nachnehmen. Am meisten dämpft den Appetit übrigens die Farbe Blau. Also nichts wie hin und einen blauen Teller kaufen, Sie werden sehen, das wirkt Wunder. Und noch was: Wer zuerst fertig gegessen hat, räumt die Küche auf. Wetten, das verlangsamt das Esstempo am Familientisch?

ICH ESSE MIT DEM LÖFFEL.

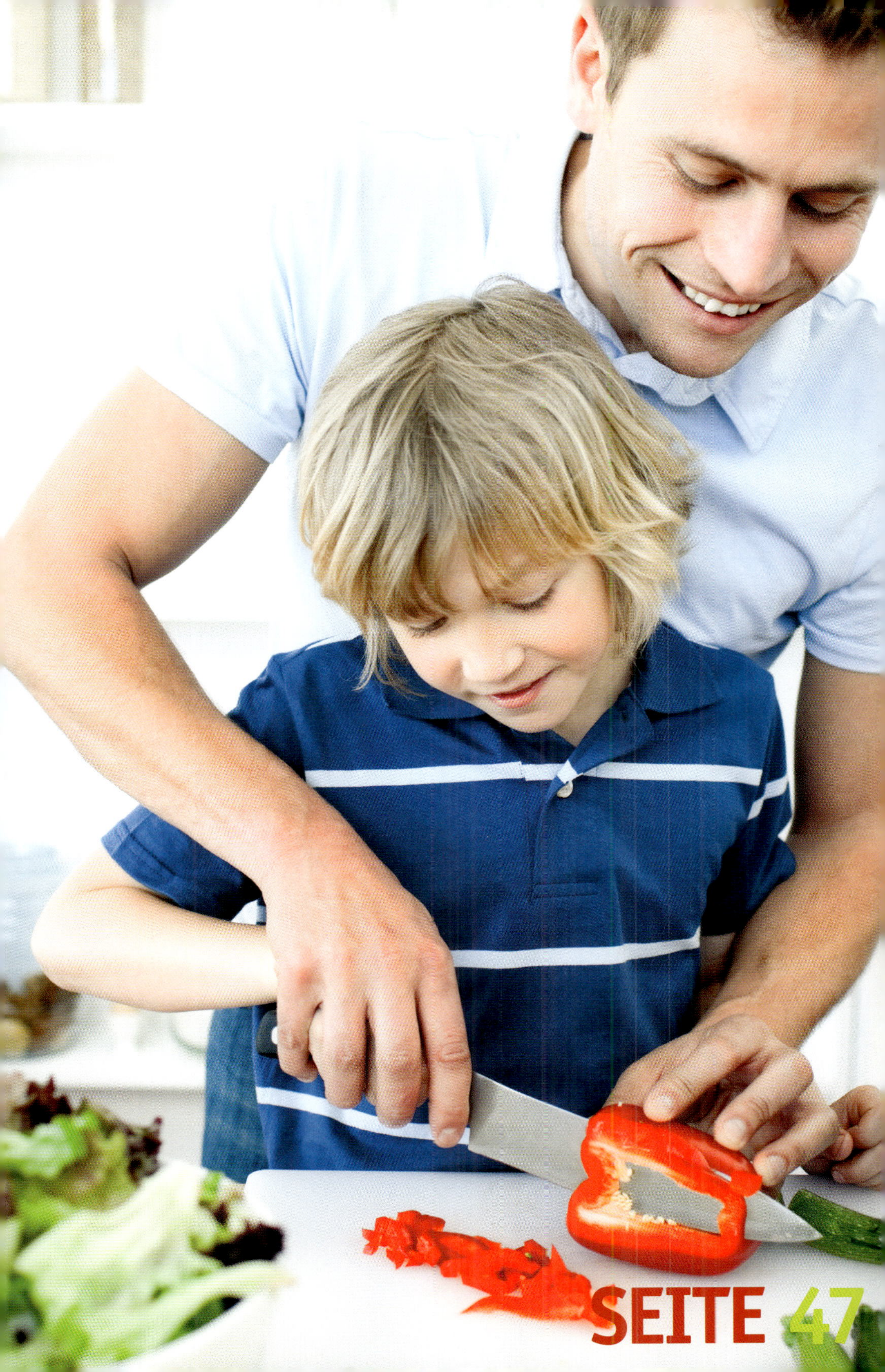

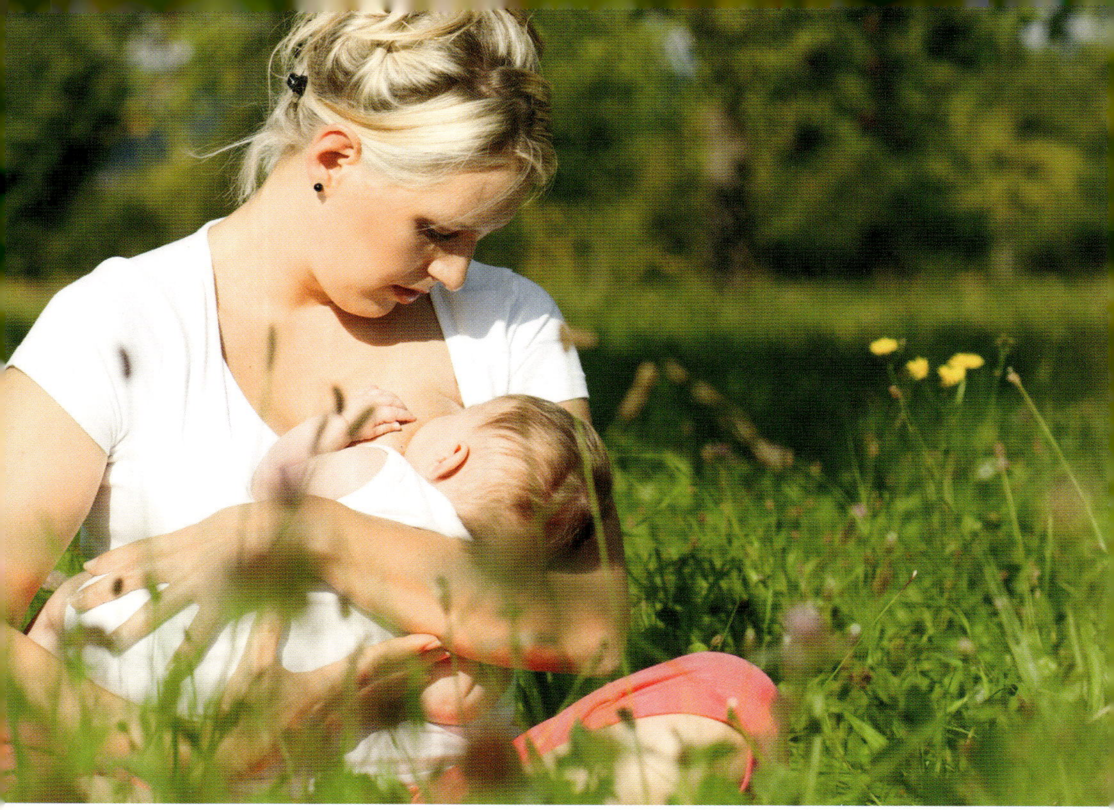

Die »kritischen Phasen« in der Entwicklung

Prägung und Entwicklung

Wie beschrieben wird die Funktionsweise von Organen und Organsystemen bereits im Mutterleib nachhaltig geprägt. Mit »Programmierung« ist gemeint, dass intrauterine Einflüsse unabhängig von späteren Faktoren das Risiko für eine ganze Reihe von Erkrankungen dauerhaft festlegen. Neben der Adipositas, dem metabolischen Syndrom, Typ-2-Diabetes-mellitus, Hypertonie und kardiovaskulären Erkrankungen gelten auch einige Krebserkrankungen und psychische Erkrankungen wie Schizophrenie und Depression durch Prägung im Mutterleib als beeinflussbar.

In den letzten Jahren zeigte sich, dass auch in späteren Entwicklungsabschnitten, sogenannten »kritischen Phasen« im Kindes- und Jugendalter, noch eine solche metabolische Programmierung erfolgen kann.[6]

In den ersten beiden Lebensjahren kommt neben dem möglichen Einfluss des Stillens eventuell auch der Proteinqualität bei Einführung der Familienkost eine besondere Bedeutung zu. Eine erhöhte Zufuhr an Protein, insbesondere aus Milch und Milchprodukten im Alter von einem Jahr, geht mit einer ungünstigeren Körperzusammensetzung

6 Nach FKE (http://www.fke-do.de/content.php?seite=seiten/inhalt.php&details=561)

DIE »KRITISCHEN PHASEN
IN DER ENTWICKLUNG.

im siebten Lebensjahr einher und scheint einen früheren Pubertätseintritt zu begünstigen. Wie schon erwähnt, stellt auch für gesunde normalgewichtige beziehungsweise normal große Neugeborene eine sehr schnelle Gewichtszunahme in den ersten beiden Lebensjahren ein erhöhtes Risiko für das spätere Übergewichtsrisiko dar.

Eine besondere Rolle kommt, wie schon erwähnt, auch dem Schlaf zu. Das gilt insbesondere für die ersten beiden Lebensjahre. Wenn Kinder dann regelmäßig zu wenig schlafen, entwickeln sie bis zum siebten Lebensjahr eine höhere Fettmasse als Kinder, die eine variable Schlafdauer aufwiesen oder konstant lange schlafen.

Eine metabolische Programmierung in der Phase der frühen Kindheit betrifft auch den Pubertätsbeginn. Kinder, die in den ersten beiden Lebensjahren rasch an Gewicht zunehmen, treten früher in die Pubertät ein, vor allem, wenn sie zu Geburt ein niedrigeres Gewicht (weniger als 3.000 Gramm) hatten.

Als weitere kritische Phase für eine Programmierung wird die Zeit zwischen dem dritten und achten Lebensjahr angesehen. Diesen Jahren vor der Pubertät kommt eine besondere Bedeutung der Ernährung für die Entwicklung der Körperzusammensetzung zu.

Als weitere kritische Phase gilt schließlich die Pubertät selbst, deren Beginn sich auch damit charakterisieren lässt, dass es erneut zu einem Wiederanstieg der Geschwindigkeit des Größenwachstums kommt. Neben der Vielzahl an hormonellen Veränderungen während der Pubertät ist diese Phase zudem durch eine vorübergehende physiologische Insulinresistenz gekennzeichnet. Das macht die Kohlenhydratqualität und Kohlenhydratmenge in der Ernährung besonders relevant.

Es hat sich gezeigt, dass eine Ernährung mit hoher Blutzuckerwirkung sich besonders ungünstig auf die Körperzusammensetzung von Jugendlichen auswirken und einen vermehrten Fettansatz fördern könnte. Das scheint insbesondere dann der Fall zu sein, wenn sie zu Pubertätsbeginn bereits übergewichtig sind. Auch ist dann ein vermehrter Konsum an gezuckerten Erfrischungsgetränken mit einem Anstieg des BMI verbunden.

Mit Teenagern am Tisch

Nicht immer verhalten sich Teenager am Familientisch problemlos. Doch Eltern können einiges dazu beitragen, damit sich daraus keine Machtkämpfe entwickeln. Nun gilt es, die letzte große Chance fürs Abnehmen zu nutzen, damit aus dem dicken Kind kein dicker Erwachsener wird. Andererseits führen in dieser Zeit begonnene Diäten nicht selten zu Essstörungen, weil nicht mehr damit gestoppt werden kann. Kinder wachsen – und irgendwann sitzen sie als Teenager am Familientisch. Gelegentlich werden jetzt bisher unproblematische Esser zu Gemüsemuffeln. Oder sie halten sich überhaupt nicht mehr an die Tischregeln und löffeln lieber vor den Mahlzeiten eine Familienpackung Joghurt, anstatt das von den Eltern gekochte Mahl zu genießen.

Allerdings sollte der Esstisch kein Schauplatz von Machtkämpfen und Abgrenzungsversuchen der Teenager gegen ihre Eltern werden. Vielleicht helfen Eltern in solchen Momenten die folgenden Studienresultate, gelassen zu bleiben: Es gilt als bewiesen, dass junge Erwachsene wieder aufs Essen in ihrer Kindheit zurückkommen, spätestens wenn sie eine eigene Familie gründen. Eltern dürfen also getrost einmal beide Augen zudrücken, wenn der Nachwuchs etwas ungesünder isst als früher. Es gibt einige Tricks, um Machtkämpfe zu verhindern. Halten sich Jugendliche nicht an empfehlenswerte Essgewohnheiten, lohnt es sich, mit ihnen zu diskutieren, sie nach den Gründen zu fragen und ihre Lösungsvorschläge entgegenzunehmen. Zum Beispiel: »Was hast du denn für einen Vorschlag, damit du wieder Salat isst?« Jugendliche haben oft gute Ideen, welche auch für die Eltern stimmen.

Oder sie sind bereit dazu, selber gewisse Mahlzeiten zu planen und zuzubereiten. Eltern staunen oft, wie gut Jugendliche bereits in der Küche hantieren. Es hilft deshalb allen, wenn sie dem Nachwuchs einen Teil der Verantwortung für die Mahlzeiten abtreten können. Besonders cool für Teenager ist es, zusammen mit Gleichaltrigen zu kochen und so ein tolles Gemeinschaftserlebnis mit einem vorzeigbaren Resultat zu haben. Weniger erfolgreich ist es, wenn Eltern die Jugendlichen mit dem Hinweis motivieren möchten, das Essen sei doch gesund. Teenager interessieren sich hingegen dafür, wie sie mit der richtigen Ernährung gegen unreine Haut, weiße Flecken auf den Fingernägeln oder fettigen Haaren vorgehen können. Oder sie möchten erfahren, wie sie ihre sportlichen und schulischen Leistungen dank richtiger Ernährung verbessern können.

Der Kalorien- und Nährstoffbedarf ist in der Pubertät übrigens sehr hoch, er beträgt etwa 3.000 Kalorien. Eltern müssen sich da nicht wundern, warum das Haushaltsgeld plötzlich knapper und der Kühlschrank scheinbar kleiner wird. Falls der Teenager zu Übergewicht neigt, ist jetzt die letzte große Chance gekommen, durch Wachsen automatisch »abzunehmen«. Nutzen Sie sie! Sofern Ihr Kind jetzt nicht mehr, sondern gleich viel isst wie vor der Pubertät, wird es automatisch schlanker. Logisch, denn wer zehn bis zwölf Zentimeter pro Jahr wächst und regelrecht in die Höhe schießt, hat plötzlich gar keine überschüssigen Fettpölsterchen mehr. Das klappt aber wirklich nur dann, wenn die Ernährung stimmt und tatsächlich nicht kräftiger zugelangt wird. Sicher ist: Verliert ein Teenager das Zuviel an Gewicht nicht während der Pubertät, bleibt es bis ins Erwachsenenalter bestehen.

MIT TEENAGERN AM TISCH.

Hinweis: Sie sind bereits erwachsen? Keine Angst – auch Sie können natürlich noch abnehmen. Auch wenn Sie nicht mehr im Wachstum sind. Schade ist nur, dass Sie nicht auf Kommando ein paar Zentimeter in die Höhe schießen können wie Ihre Kinder und so automatisch schlanker werden. Deshalb ist Abnehmen im Erwachsenenalter etwas schwieriger, was aber kein Grund darstellt, es deswegen nicht zu versuchen. Sie können Ihren Stoffwechsel zum Beispiel mit mehr Bewegung ankurbeln und durch den Aufbau von Muskelmasse einen höheren Kalorienverbrauch erreichen.

Vorsicht Essstörungen

Das Thema »gute Figur« wird in der Pubertät immer wichtiger. Passen Sie auf, dass Sie mögliche Anzeichen einer Essstörung nicht übersehen. Wenn Ihr Kind tatsächlich zu dick ist (das ist bei etwa 20 Prozent der Teenager der Fall, aber 70 Prozent der weiblichen Teenager gefällt ihr Körper nicht!): Kritisieren Sie ja nicht an seinem Körper herum – Heranwachsende zweifeln stark genug an sich selbst und brauchen Bestätigung von ihren Eltern. Drei Kilo zu viel sind garantiert weniger schädlich als eine Magersucht. Kochen Sie LOGIsch, im Sinne einer automatisch vollzogenen Ernährungsumstellung. Diäten sind gefährlich, Fastenkuren auch. Mehr Bewegung – in gesundem Maß – ist hingegen sehr sinnvoll, auch, um sich in den nicht einfachen Pubertätsjahren im eigenen Körper wohlzufühlen, um Stress abzubauen und nachweislich auch als Prävention gegen Rauchen und Drogen.

Jugendliche zum Mithelfen bewegen

Es ist eine schwierige Gratwanderung, einem übergewichtigen Teenager beim Abnehmen zu helfen und sie oder ihn gleichzeitig vor Essstörungen zu bewahren. Teenager sind sehr verletzlich, ihre Frustrationstoleranz ist gering und sie sind damit beschäftigt, herauszufinden, wer sie wirklich sind und wie sie auf andere wirken. Nehmen Sie sie als Eltern unbedingt ernst, gehen Sie auf Ihre Bedürfnisse und Wünsche ein, was ihren eigenen Körper angeht. Sprechen Sie nicht von sich, im Sinne von: »In Deinem Alter hatte ich auch noch etwas mehr Fett um die Hüften«, sondern fragen Sie, was und warum sich Ihr Kind nicht gefällt. Setzen Sie realistische Teilziele: »Wir schauen mal, wie sich Dein Gewicht und deine Größe bis in drei Monaten entwickelt haben. Dann setzen wir uns zusammen und diskutieren darüber, ob sich was verbessert hat oder nicht.« Bitten Sie Ihr Kind um Hilfe und nicht umgekehrt: »Ich koche jetzt mit wenigen Kohlenhydraten, weil so mehr Fett verbrannt wird … Ich hoffe, dass Du damit die Kilos, die dich stören, weg bekommst. Ich bin auch froh, wenn bei mir zwei bis drei Kilo verschwinden. Ich brauche aber Deine Hilfe: Hilf mir, nicht zwischendurch zu naschen. Wenn's nicht geht und Du Lust auf Brot oder Pasta hast, machen wir zusammen einen Ausnahmetag. Es frustriert mich jedoch, wenn ich mir Mühe gebe, unsere Ernährung umzustellen, und vermuten muss, dass Du zwischendurch doch zum Kebabstand oder zu McDonalds gehst. Dann habe ich den Eindruck, meine Arbeit sei für nichts.« So fühlen sich die Jugendlichen ernst genommen und merken gleichzeitig, dass sie eine Eigenverantwortung haben. Manchmal kann auch ein Wettbewerb helfen: Schafft es die ganze Familie, innerhalb eines halben Jahres das Gewicht wunschgemäß reduziert zu haben, fliegen alle zusammen eine Woche in den Süden. Belohnungen schaffen Anreize, versteht sich die Familie als Team, ist die gegenseitige Unterstützung viel größer.

Elterliche Erziehung

Das Zuhause und die elterlichen Erziehungs- und Essgewohnheiten haben frühzeitig Einfluss auf die späteren Ernährungsgewohnheiten der Kinder und ihrer Gewichtentwicklung. Wenn die Eltern mit zu viel strengen Verboten und Überwachung agieren und Kinder zum Essen gewisser Lebensmittel zwingen, so ist das heute als Risikofaktor für Übergewicht im Kindesalter ausgemacht. Andererseits zeigen Studien, dass Kinder, deren Eltern ihnen Verantwortungsbewusstsein vorleben und selber gute Vorbilder sind, gesünder leben und schlanker sind.

Essen die Eltern viele Früchte und Gemüse und füttern sie ihre Kinder sehr aufmerksam und mit viel Zuwendung, essen die Kinder später ebenfalls gesünder und mehr Früchte und Gemüse. Eine andere Studie belegt, dass Kinder, deren Mütter für sie selber kochen, ebenfalls schlanker sind als solche, die sich außerhalb der Familie verpflegen müssen. Diese Daten zeigen, dass familiäre Faktoren einen großen Einfluss auf die Prävention von Übergewicht bei Kindern haben. Neben der Familie ist aber auch der Einfluss der Medien, der Werbung und der Verbraucherpolitik auf das Konsumverhalten groß.

Tipps für mehr Spaß beim Essen

- Essen wird vorgelebt und nicht anerzogen. Seien Sie Ihrem Kind ein gutes Vorbild.
- Essen Sie möglichst oft gemeinsam mit Ihrem Kind.
- Äußern Sie sich nie negativ über bestimmte Lebensmittel.
- Loben Sie Ihren Partner oder Ihre Partnerin für das feine Essen.
- Wecken Sie die Neugierde für neue Lebensmittel, indem Sie selber genussvoll Neues ausprobieren.
- Schaffen Sie Atmosphäre (zum Beispiel den Tisch schön decken).
- Schalten Sie den Fernseher beim Essen ab. Spielen Sie nicht mit Ihrem Handy herum und legen Sie die Zeitung weg.
- Nehmen Sie Telefongespräche während des Essens nicht an.
- Diskutieren Sie keine Probleme am Tisch.
- Machen Sie mit Ihren Kindern Verhaltensregeln ab (zum Beispiel wir beginnen mit dem Essen, wenn alle am Tisch sind).
- Reagieren Sie gelassen, wenn Ihr Kind etwas nicht mag, und zwingen Sie es nicht zum Essen.
- Beziehen Sie Ihr Kind in die Speiseplangestaltung und in die Zubereitung der Mahlzeiten ein.

DIE »KRITISCHEN PHASEN« IN DER ENTWICKLUNG.

Geringes Einkommen und Bildung

Zahlreiche Studien haben in der Vergangenheit die Beziehung zwischen dem Sozialstatus, dem Migrationshintergrund, dem Lebensstil, den Lebenswelten und dem Auftreten von Übergewicht bei Kindern dokumentiert. So findet sich typischerweise eine umgekehrte Beziehung: Je niedriger der soziale Status, desto häufiger liegt Übergewicht vor. Kinder mit Migrationshintergrund sind beispielsweise im Vergleich zu hiesigen Kindern doppelt so häufig übergewichtig (20 Prozent versus 12 Prozent). Die Bildung der Eltern hat typischerweise ebenfalls einen Einfluss auf den Grad der Adipositas und Folgeerkrankungen. Bei Kindern aus Familien mit geringerem Bildungsniveau der Eltern liegt der durchschnittliche BMI höher als bei einem höheren elterlichen Bildungsniveau.

Ist gesunde Ernährung teuer?

Sicher ist: Kohlenhydrate sind billig, viel billiger als etwa Salat, Gemüse und Proteine. Doch da stellt sich die Frage, wie viel einem die eigene Gesundheit Wert ist. Wer krank ist, hat auch weniger von Ferien in Spanien oder von einer teuren Stereoanlage. Fakt ist: Heute wird viel weniger Geld in die Ernährung gesteckt als noch vor 100 Jahren. Dennoch werden immer höhere Anforderungen an die Lebensmittelqualität gestellt. Diese Rechnung kann nicht aufgehen. Es lohnt sich, mal ein Budget zu machen und sich bewusst zu werden, wohin wie viel Geld fließt und wo gespart werden kann. Vielleicht beim Alkohol? Beim Rauchen? In den Ferien? Bei Fertigprodukten? Trotzdem kann auch mit weniger Geld gesund gekocht werden.

Der Einfluss der Umwelt aufs Gewicht

Der dramatische Anstieg von Übergewicht in den letzten Jahren lässt vermuten, dass die Lebensumwelt auf den Lebensstil und damit auf die Ausprägung von Adipositas einen großen Einfluss ausübt. So zeigte sich in Studien, dass ein hohes Lebensmittelangebot und eine hohe Verkehrsdichte als Charakteristika der Lebenswelten ebenfalls das Auftreten von Übergewicht begünstigen. Dazu kommen Einflüsse wie: Gibt es genügend Sporteinrichtungen? Ist das Angebot an gesunden Mahlzeiten in der Schule hinreichend? Sind genügend Fuß- und Fahrradwege nicht nur verfügbar, sondern auch sicher? Gibt es ausreichend viele Spielflächen? Wann kommt das Verbot von Softdrinks an Schulen? Eltern können sich diesbezüglich informieren, bevor sie einen Wohnortswechsel in Betracht ziehen. Studien zeigen jedenfalls, dass Kinder, welche in ländlichen Gebieten wohnen, weniger übergewichtig sind.

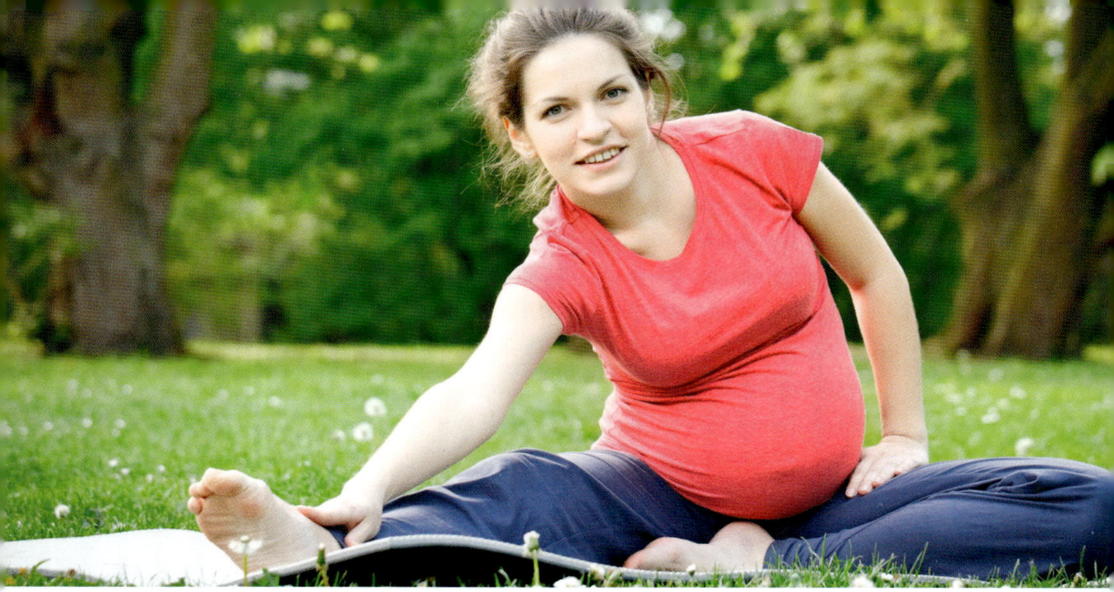

Wenig Bewegung in Schwangerschaft und Kindheit

Ein hoher Fitnessgrad vor und in der Schwangerschaft ist empfehlenswert, um eine übermäßige Gewichtszunahme zu verhindern und um einfacher das alte Gewicht nach der Schwangerschaft wiederzubekommen. Die aktivsten Frauen weisen die geringste Häufung an Schwangerschaftsdiabetes auf und sie haben ein niedriges Risiko, Übergewicht und Typ-2-Diabetes zu entwickeln.

Der schützende Effekt von körperlicher Aktivität kann durch ein verbessertes Wachstum und eine verbesserte Blutversorgung der Plazenta, durch verminderten oxidativen Stress und eine reduzierte Entzündungsneigung erklärt werden. Unter Berücksichtigung individueller Gegebenheiten können wir ein moderates Training vor und während der Schwangerschaft nur dringend empfehlen. Viele Ausdauersportarten wie Joggen, Nordic Walking, Schwimmen und Radfahren können ohne Risiko durchgeführt werden.

Viele Studien weisen darauf hin, dass in den letzten Jahrzehnten die Bewegungsaktivität von Kindern und Jugendlichen abgenommen und gleichzeitig die Dauer der täglichen Inaktivität durch Computer, Playstation und TV zugenommen hat. Die eine Folge ist die Abnahme der körperlichen beziehungsweise motorischen Leistungsfähigkeit. Eine weitere Folge ist der verminderte Energieverbrauch, was in Kombination mit einer energiereichen Kost zu einer stetigen Zunahme von Übergewicht beziehungsweise der Körperfettmasse führt.

Einige Personengruppen sind besonders deutlich von diesem Bewegungsmangel beziehungsweise Inaktivität betroffen: Mädchen, Jugendliche, Menschen mit Migrationshintergrund und/oder mit niedrigem sozioökonomischem Status. Bei Übergewichtigen kommen schließlich häufig schon frühzeitig orthopädische Probleme hinzu, welche die Lebensqualität einschränken und den Teufelskreis von Bewegungsarmut und Übergewicht verschlimmern.

DIE »KRITISCHEN PHASEN« IN DER ENTWICKLUNG.

Quiz: Mamas Traumfigur?

Welche Mahlzeit macht am längsten satt? Warum fällt frischgebackenen Mamas das Abnehmen schwer? Hilfreiche Antworten zu Ernährung, Übergewicht und Energiebilanz. Es ist jeweils nur eine Antwort richtig. Die Auflösung finden Sie auf den nächsten Seiten.

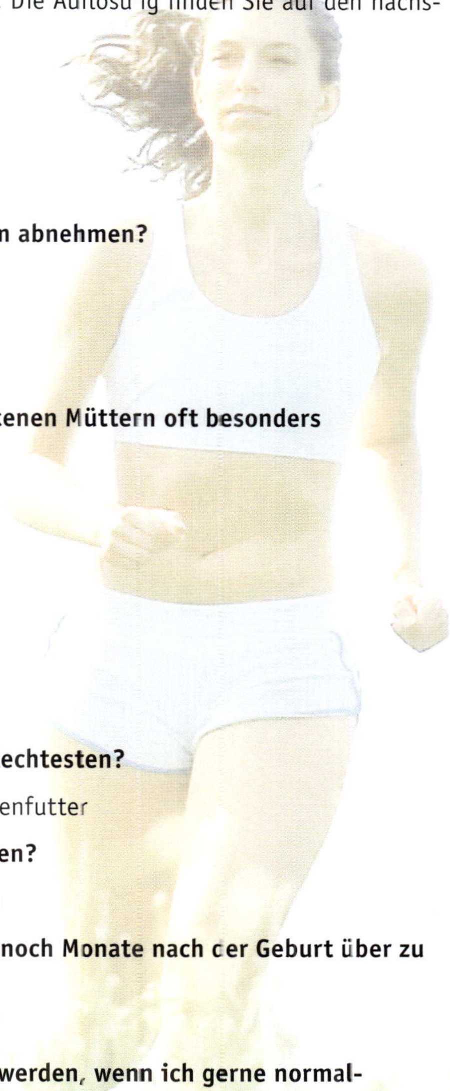

1. Welche Mahlzeit hält am längsten satt?

X) Kartoffelsalat mit Würstchen
M) Fitnessteller (Salatteller mit Schnitzel)
E) Spaghetti mit Tomatensauce

2. Wodurch kann ich im Jahr zwei Kilogramm abnehmen? Mit 10 bis 15 Minuten ... pro Tag?

A) herzhaftem Lachen
G) Spazierengehen
H) Putzen

3. Warum bleiben die Kilos bei frischgebackenen Müttern oft besonders hartnäckig? Sie haben ...

I) zu wenig Bewegung.
M) zu wenig Schlaf.
T) zu ungesunde Ernährung.

4. Wie wirkt Sport auf den Appetit?

R) Sport regt den Appetit an.
A) Sport bremst den Appetit.
M) Sport beeinflusst den Appetit nicht.

5. Welche Zwischenmahlzeit sättigt am schlechtesten?

S) Nussgipfel B) Salznüsse Q) Studentenfutter

6. Welches Getränk ist am figurfreundlichsten?

J) Apfelsaft T) Vollmilch Z) Rotwein

7. Wie viele frischgebackene Mütter klagen noch Monate nach der Geburt über zu viele Kilos?

N) 1 von 20 O) 1 von 4 R) 2 von 3

8. Welcher Fisch sollte bevorzugt gegessen werden, wenn ich gerne normalgewichtig bleiben möchte?

U) magerer Süßwasserfisch
L) Tintenfisch und Crevetten
A) fetter Meeresfisch

9. Womit sollte ich die Mahlzeit beginnen, wenn ich schlank bleiben oder abnehmen möchte?

Ö) mit einem Apfel
Ü) mit einem Glas Wasser
U) mit einer Suppe

10. Die Energiedichte gibt an, wie hoch der Energiegehalt pro 100 Gramm Nahrung ist. Schätzen Sie die mittlere Energiedichte westlicher Kost.

D) 200 Kilokalorien pro 100 Gramm
M) 160 Kilokalorien pro 100 Gramm
K) 120 Kilokalorien pro 100 Gramm

11. Welche maximale Gewichtsabnahme mithilfe von »Diät« ist für eine Frau typisch?

F) 2 Kilogramm P) 4 Kilogramm H) 8 Kilogramm

12. Welches Getränk hat die meisten Kalorien?

C) Orangensaft I) Apfelsaft L) Coca-Cola

13. Was wirkt am besten gegen Problemzonen?

U) Rumpfbeugen gegen Bauchfett
T) Kniebeugen gegen Reiterhosen
G) Ausdauersport

14. Wie häufig pro Tag sollte ich essen, wenn ich abnehmen möchte?

O) 5- bis 6-mal Q) 3- bis 4-mal U) 2- bis 3-mal

15. Womit soll ich das Essen würzen, wenn ich den Energieverbrauch erhöhen möchte?

R) mit Cayennepfeffer
P) mit Kurkuma
V) mit Muskat

DIE »KRITISCHEN PHASEN« IN DER ENTWICKLUNG.

Antworten

Lösungswort: Mamas Traumfigur

1. M) In Studien konnte nachgewiesen werden, dass Versuchspersonen nach dem Genuss einer eiweißreichen Mahlzeit weniger Hunger verspürten, deshalb in der darauf folgenden Mahlzeit weniger aßen und dadurch insgesamt weniger Kalorien aufnahmen.

2. A) Tatsächlich lassen 10 bis 15 Minuten echtes, von Herzen kommendes Lachen täglich im Jahr zwei Kilogramm Fett purzeln. Dabei sind lustige Comedys, Bücher oder Sitcoms ebenso empfehlenswert wie Herumblödeln mit humorvollen Kollegen.

3. M) Schlafen Mütter weniger als sechs Stunden und erst recht noch schlecht, nehmen sie mit hoher Wahrscheinlichkeit zu oder kaum ab, trotz Ernährungsumstellung. Auch wenn Mütter viel Stress haben, purzeln die Pfunde nicht: Das Stresshormon Cortisol führt zum Überessen, weil es bei den Urmenschen als Notsignal ausgeschüttet wurde, wenn zu wenig Nahrung da war.

4. A) Sich regelmäßig sportlich zu betätigen, bremst den Appetit, strafft die Figur und kurbelt die Fettverbrennung an. Mit einer Ausnahme: Schwimmen regt den Appetit an. Dagegen hilft, unmittelbar nach dem Schwimmen etwas Heißes zu trinken, beispielsweise heißen, ungesüßten Tee.

5. S) Ein Nussgipfel enthält viel Weißmehl und Zucker, beide erhöhen den Blutzuckerspiegel rasch und stark und locken so viel Insulin, dass der Blutzuckerspiegel danach bis unter den Ausgangswert absinkt. Dies führt zu einer Unterzuckerung, welche Lust aufs Essen verursacht. Am besten und längsten sättigen übrigens die Salznüsse.

6. T) Milch ist einer der besten Kalziumlieferanten. In den letzten Jahren haben verschiedene Studien den fettverbrennenden Effekt von Kalzium untersucht, die meisten kamen zu einem positiven Ergebnis. Demnach gibt es überzeugende Beweise dafür, dass viel Kalzium zum Essen die Fettverbrennung direkt nach einer Mahlzeit, vielleicht sogar für den ganzen restlichen Tag, ankurbelt.

7. R) Viele Promi-Mütter glänzen schon wenige Wochen nach der Geburt durch eine ebenso makellose Figur wie vor der Schwangerschaft. Dem Gros der Mütter gelingt dies jedoch nicht: Zwei von drei frischgebackenen Mamis klagen noch Monate nach der Schwangerschaft über zu viele Pfunde, die einfach nicht weichen wollen.

8. A) Die langkettigen, hoch ungesättigten Omega-3-Fettsäuren, welche besonders reichlich in fettem Meeresfisch wie Lachs, Hering, Makrele und Sardine vorkommen, aktivieren bestimmte Gene im Körper, welche für die Fettverbrennung zuständig sind. Dadurch regt Fischkonsum den Fettabbau an und unterstützt den Abbau von Übergewicht.

9. U) Suppen sind die Nummer eins, wenn's ums Abnehmen geht. Aßen die Probandinnen und Probanden eine Suppe als Vorspeise, nahmen sie insgesamt bei dieser Mahlzeit rund ein Fünftel weniger Nahrungsmenge und Kalorien auf. Trinken vor dem Essen hat eine leicht sättigende Wirkung, die bei heißen oder kohlensäurehaltigen Getränken noch erhöht ist.

10. M) Ideal wäre eine Energiedichte von unter 125 Kilokalorien pro 100 Gramm fester Nahrung. Ein Beispiel? Während leicht gezuckerte Dosenpfirsiche eine Energiedichte von 65 Kilokalorien pro 100 Gramm aufweisen, bringen es Petit Beurre-Guetsli gleich mal auf 466 Kilokalorien pro 100 Gramm!

11. F) Die Resultate diverser Studien fallen diesbezüglich ernüchternd aus. Gerade mal zwei bis drei Kilogramm bei den Frauen und drei bis vier Kilogramm bei den Männern werden üblicherweise abgenommen! Wer mehr schafft, hat überdurchschnittlichen Erfolg! Immerhin: Schon dieser Gewichtsverlust führt zu einem geringeren Risiko für Diabetes und Herzinfarkt.

12. I) Orangensaft und Coca-Cola haben mit 400 Kalorien pro Liter tatsächlich gleich viele Kalorien und etwas weniger als Apfelsaft, in welchem pro Liter satte 500 Kalorien stecken. Umgerechnet bedeutet das rund 40 Würfelzucker!

13. G) Die Muskeln am Bauch oder an den Oberschenkeln holen sich das Fett leider nicht aus der darüber liegenden Speckschicht, wenn Sie sie entsprechend fordern. Der Körper entscheidet selbst und individuell verschieden, welche Fettpölsterchen er als erstes schrumpfen lässt, wenn Sie weniger essen und sich mehr bewegen. Ausdauersport ist grundsätzlich am besten geeignet, Fettgewebe abzubauen.

14. U) Studien beweisen, dass Menschen, die Zwischenmahlzeiten einnehmen, bei den Hauptmahlzeiten nicht weniger essen als solche, die nur Hauptmahlzeiten konsumieren. Dadurch kommen sie am Ende des Tages auf deutlich mehr Kalorien. Besser ist es, beim Frühstück und beim Mittagessen richtig zuzulangen, damit es bis zur nächsten Mahlzeit reicht.

15. R) Cayennepfeffer enthält den Scharfmacher Capsaicin. Dieser kurbelt die Energieproduktion und die Wärmeabgabe des Körpers so stark an, dass der Energieverbrauch nach dem Genuss eines scharfen Menüs bis zu drei Stunden lang um bis zu einem Viertel höher ist, als wenn Sie etwas mild Gewürztes gegessen hätten. Gleichzeitig wird die Fettverbrennung angeregt.

LOGI FOR FAMILY: HAUPTGERICHTE.

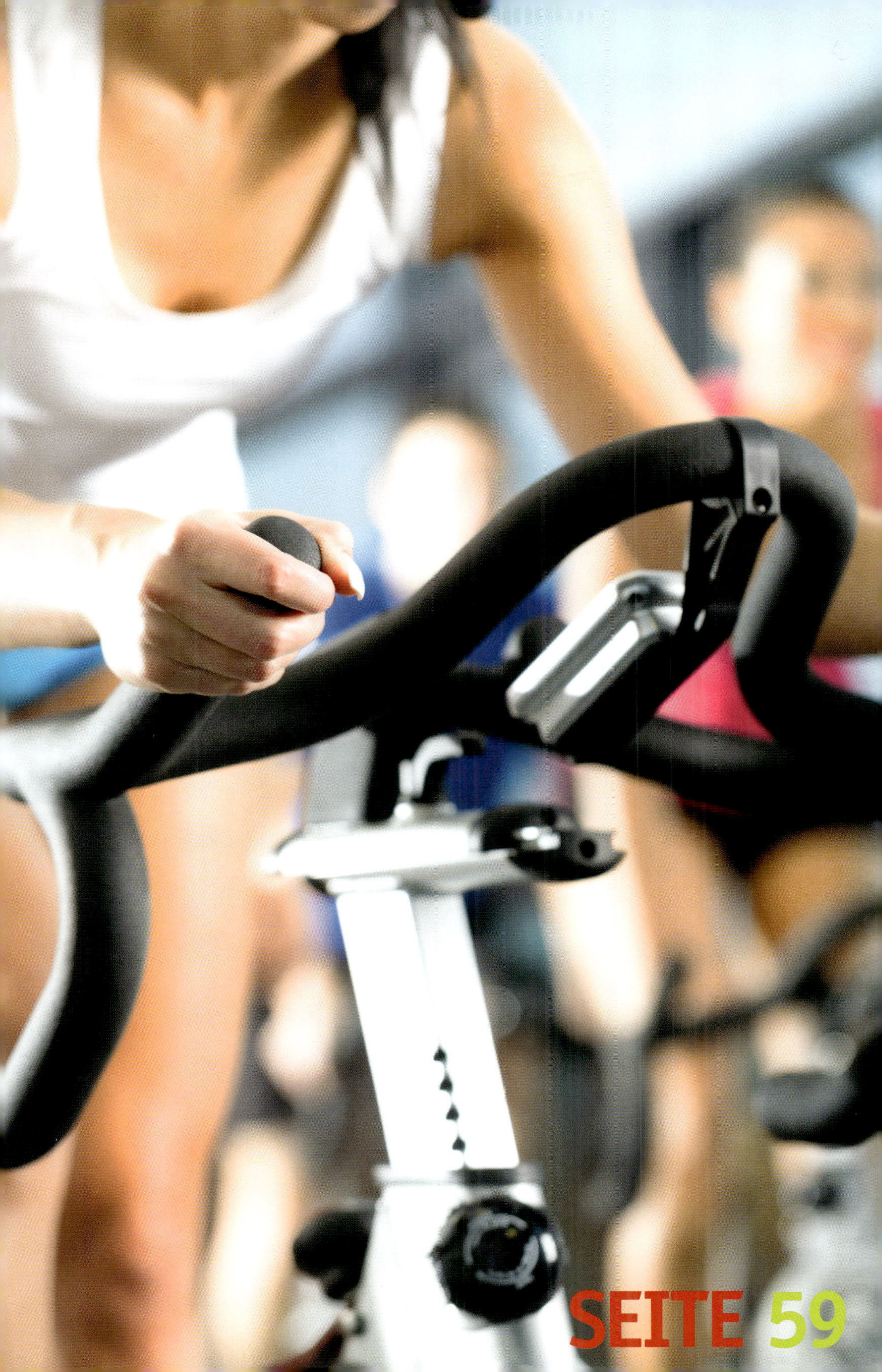

SEITE 59

Abnehmen lohnt sich!

Wie Sie bei Übergewicht den Risiken entkommen

Fakt ist: Übergewichtige mit Bauchfettansatz sollten den Insulinspiegel senken und dafür sorgen, dass ihre Körperzellen das Insulin wieder besser aufnehmen können. Wie kann dieses Ziel erreicht werden?

Beenden Sie den falschen Lebensstil! Die wichtigen Schlagworte dazu heißen: Regelmäßige anstrengende Muskelaktivität, ausreichend Schlaf, genügend Sonne und eine an die individuelle Stoffwechselsituation angepasste Ernährung! So einfach! Und natürlich durch Abnehmen! Das allerdings ist alles andere als einfach! Für die regelmäßige Muskelaktivität bieten sich sowohl Ausdauer- wie auch Kraftübungen als ähnlich effektiv an. Bereits eine Gewichtsreduktion von fünf Prozent des Ausgangsgewichts verbessert die Insulinsensitivität und die Stoffwechselwerte.

Diese günstigen Effekte des Abnehmens sind im Prinzip mit jeder Art der Reduktionsdiät erzielbar. Viel zu wenig bekannt ist auch, dass eine nennenswerte Gewichtsreduktion prinzipiell eher über eine Diät als mittels Sport erzielbar ist. Am erfolgreichsten sind Gewichtsmanagementprogramme, die neben der diätetischen Komponente auch verhaltenstherapeutische Aspekte einbeziehen.

Ist Abnehmen möglich?

Körpergewicht und Körperfettmasse sind mit verhaltenstherapeutischen sowie medikamentösen und chirurgischen Maßnahmen beeinflussbar. Die Leitlinien der Fachgesellschaften empfehlen, dass Kinder und Jugendliche ein langfristig verbessertes Ernährungsverhalten erlernen – unter Einbeziehung der Familie. Dabei soll die Energiezufuhr um 300 bis 400 Kalorien reduziert werden, im Vergleich zum täglichen Bedarf. Voraussetzung ist, dass die gesamte Familie bereit ist, ungesunde Ernährungsgewohnheiten (zum Beispiel Softdrinks und Fast Food) zu verändern und regelmäßige Mahlzeiten einzuführen. Die meisten Therapieprogramme kombinieren die Ernährungsumstellung sinnvollerweise mit vermehrter körperlicher Aktivität und einer Elternschulung. Kontrollierter Medienkonsum, aktives Freizeitverhalten und ein strukturierter Alltag sind weitere Bedingungen für eine erfolgreiche, nachhaltige Gewichtsreduktion. Bewegung steigert den Energieverbrauch, schützt vor Herz-Kreislauf-Krankheiten und stärkt das Selbstvertrauen. Deshalb sollen neben sportlichen Inhalten insbesondere Alltagsaktivitäten eingeübt und gefördert werden, zum Beispiel durch die Nutzung von Schrittzählern. Als Bewegungsziel gelten täglich mindestens 60, besser 90 und mehr Minuten an körperlicher Aktivität, die Nutzung audiovisueller Medien soll hingegen auf ein Minimum reduziert werden (maximal 120 Minuten).

ABNEHMEN
LOHNT SICH!

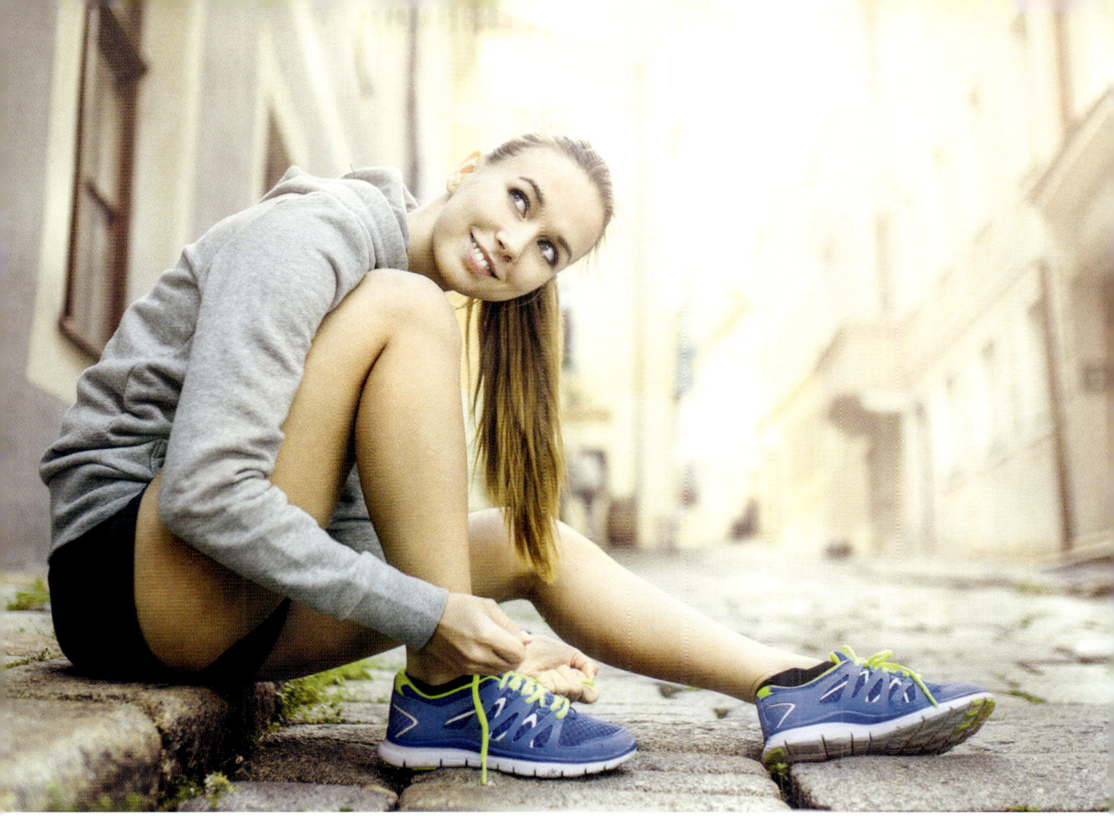

Warum weniger Kohlenhydrate?

Eine Gewichtsreduktion lässt sich mit jeder Art von Diät erzielen, solange eine negative Energiebilanz erreicht wird. Bei bilanzierten Reduktionsdiäten entspricht die Gewichtsreduktion dem Ausmaß der negativen Energiebilanz – unabhängig von der Nährstoffrelation. Unter »ad libitum«-Bedingungen hingegen sind kohlenhydratreduzierte Diäten (Low-Carb) allen anderen Diäten deutlich überlegen. Kontrollierte Studien der letzten zehn Jahre kommen zum Ergebnis, dass Erwachsene damit im Durchschnitt zwischen fünf und acht Kilogramm Gewicht abgenommen haben. Bei einer fettarmen Diät (Low-Fat) beträgt die Gewichtsreduktion in der gleichen Zeit im Durchschnitt zwischen zwei und vier Kilogramm.[7] Ursache dafür ist die unter Low-Carb stärker ausgeprägte Sättigung und Sattheit, womit eine Kalorienbeschränkung einfacher durchzuhalten ist. Jedoch haben alle Diäten eine geringe Nachhaltigkeit. Nach sechs Monaten steigt typischerweise das Gewicht wieder an und Diätunterschiede gleichen sich aus.

Auch für Kinder haben Low-Carb-Konzepte für die ersten zwölf Monate stärkere Gewichtsverluste erbracht als Low-Fat-Diäten. Die Langzeiterfolge von Reduktionsdiäten sind aber im Allgemeinen, bei Kindern wie bei Erwachsenen, gering. Nur circa 20 Prozent der Übergewichtigen halten auch auf lange Zeit erfolgreich das anfangs reduzierte Gewicht. Kürzlich konnte eine multinationale Multizenterstudie aufzeigen, dass zum Gewichtserhalt eine Diät mit hohen Eiweiß- und geminderten Stärke- und Zuckeranteilen am besten geeignet ist.

7 Hession M, et al. Obes Rev 2009;10:36-50.

LOGI ganz praktisch: Lieber vollfette Milch und Milchprodukte

Fett, auch Milchfett, ist ein wichtiger Geschmacksträger. Deshalb schmecken vollfette Milch und Milchprodukte besser als Magermilch & Co. Der Kalorienunterschied ist jedoch gering: So liefert ein Glas Vollmilch im Vergleich zu Magermilch gerade mal 20 Kalorien mehr. Apfelsaft liefert wesentlich mehr Kalorien! Milch ist einer der besten Kalziumlieferanten. In den letzten Jahren haben verschiedene Studien den fettverbrennenden Effekt von Kalzium untersucht, die meisten kamen zu einem positiven Ergebnis. Demnach gibt es überzeugende Beweise dafür, dass viel Kalzium zum Essen die Fettverbrennung direkt nach einer Mahlzeit, vielleicht sogar für den ganzen restlichen Tag, ankurbelt. Australische Forscher kamen überdies zum Schluss, dass die Verwertung eines kalziumreichen Essens zu einer größeren Wärmeabgabe führt. In Zahlen ausgedrückt: Eine höhere Kalziumzufuhr bewirkte eine um das Zweifache gesteigerte Fettverbrennungsrate. Dabei scheint es vor allem dem Bauchfett an den Kragen zu gehen. Es scheint jedoch neben dem Kalzium noch weitere Stoffe in der Milch zu geben, welche einen Fatburnereffekt haben, zum Beispiel die Aminosäure Leucin, natürliche ACE-Hemmer sowie die konjugierte Linolsäure CLA. So zeigte eine neue Studie, dass Frauen, welche viel Milch tranken, eine deutlich schlankere Taille hatten als Nichtmilchtrinkerinnen. Neue Forschungsergebnisse aus China und den USA beweisen, dass diejenigen Menschen mit dem höchsten Leucinkonsum das niedrigste Gewicht hatten.

Tipp: Wer mindestens zwei oder gar drei bis vier Portionen Milch und Milchprodukte täglich konsumiert, dürfte optimal profitieren. Es gibt auch für Menschen mit einer Milchzuckerintoleranz eine große Auswahl geeigneter Milchprodukte!

Die Psyche ist auch wichtig

Adipositas rein auf die medizinische Problematik zu reduzieren wird der Komplexität des Störungsbildes nicht gerecht. Im Mittelpunkt stehen für die betroffenen Kinder und Jugendlichen weniger die aktuellen und zukünftigen körperlichen Gesundheitsbeeinträchtigungen, sondern die psychosozialen Aspekte der Adipositas. Es ist ein Irrglaube, anzunehmen, dass sich übergewichtige Kinder und Jugendliche psychisch wohlfühlen. Es geht ihnen nicht gut. Oft werden sie stigmatisiert, fühlen sich in ihrer Lebensqualität eingeschränkt, haben Mühe bei der Partnerwahl oder bei der Lehrstellensuche. Oft resultiert daraus ein Teufelskreis: Wenn es ihnen psychisch schlecht geht, essen sie noch mehr. Deshalb ist es gemäß Studien wichtig, dass zur Ernährungsumstellung auch die Eltern mit einbezogen werden und dass sich der gesamte Lebensstil ändern, sprich verbessern muss.

Wenn die Seele nicht satt wird

Fakt ist: Der Druck, einem gewissen Schönheitsideal zu entsprechen, ist heute größer denn je zuvor. Nicht zuletzt deshalb nehmen Essstörungen in unseren Breitengraden immer mehr zu. Denn wie Barbie sieht fast niemand aus.

Vor einigen Hundert Jahren hätte niemand eine Barbiepuppe gekauft, denn damals sah das Schönheitsideal ganz anders aus: üppige Formen, Übergewicht, eine Rubens-Figur eben. Schlank war nur die arme Bevölkerung. Doch die Zeiten änderten sich und mit ihnen das Schönheitsideal. Heute ist das Bild übergewichtiger Erwachsener vor einer Plakatwand mit spindeldürren Fotomodellen keine Seltenheit mehr. Reales Aussehen und Schönheitsideal driften immer weiter auseinander.

Schlank, was so viel wie »schön« bedeutet, will jede und jeder sein. Während »dick« gleichgesetzt wird mit »dumm«, »ungepflegt« und »faul«, ist die Zahl der Übergewichtigen so hoch wie noch nie. Denn immerhin jedes fünfte Kind und jeder dritte Erwachsene bringen beispielsweise in der Schweiz zu viele Pfunde auf die Waage.

Frauen sind auf ihrer Suche nach einem Platz in der Gesellschaft besonders empfänglich für die Ideale, die ihnen in den Medien und in der Werbung präsentiert werden. Körperliche Schönheit wird zum Ziel, wo andere Ziele fehlen. Gemäß Studien sind bis zu vier von fünf Frauen mit ihrem Aussehen unzufrieden.

Kein Wunder also, dass die Anzahl derer, die unter Essstörungen wie Magersucht oder Ess-Brech-Sucht leiden, immer mehr zunimmt. Schätzungsweise eine bis fünf von 100 jungen Frauen zwischen 15 und 35 Jahren leiden unter Essstörungen, die Dunkelziffer dürfte noch einiges höher sein. Immer häufiger erkranken auch Männer und ältere Frauen.

Am Anfang der Magersucht steht oft eine Diät, anschließend essen Betroffene wenig bis gar nichts mehr. Da ihre Selbstwahrnehmung gestört ist, finden sie sich auch dann noch zu dick, wenn sie bis auf die Knochen abgemagert sind. Gedanken an die Waage und ans Essen dominieren ihr ganzes Dasein. Der Beginn der Erkrankung liegt oft in der Pubertät. Menschen, die an Bulimie leiden, haben Heißhungerattacken mit Fressanfällen. Anschließend lösen sie Erbrechen aus, um die aufgenommenen Kalorien gleich wieder zu verlieren. Meistens sind sie normalgewichtig und verstecken ihre Sucht jahrelang vor ihrem Umfeld. Dieses Doppelleben kostet extrem viel Kraft. Bulimikerinnen fühlen sich häufig krank und werden von Schuldgefühlen geplagt.

Die Folgen von Magersucht und Bulimie für die körperliche und seelische Gesundheit sind schwerwiegend. Doch die Krankheiten können geheilt werden. Ein erster wichtiger Schritt ist getan, wenn die Erkrankten über ihre Essstörung reden und ihre Krankheit überhaupt als solche erkennen können. Lady Di beschrieb es kurz vor ihrem tödlichen Unfall so: »Ich wachte eines Morgens auf und beschloss, etwas gegen die Bulimie zu tun.« Diese Entschlossenheit ist für den Heilungsprozess entscheidend. Heute gibt es eine Vielzahl von Therapieformen und Hilfsmöglichkeiten. Bei allen geht es sowohl darum, das Essverhalten zu beeinflussen wie auch das Grundproblem, das sich dahinter verbirgt, anzugehen. Meistens dauert der Heilungsprozess Jahre. Doch immerhin rund ein Drittel der Erkrankten wird völlig geheilt, ein weiteres Drittel lernt, mit der Krankheit mehr oder weniger gut umzugehen. Bei den restlichen wird die Krankheit chronisch. Während einige Essgestörte an den Folgen ihrer Sucht sterben, schaffen andere schwer Betroffene auch noch nach Jahrzehnten den Ausstieg.

Früherkennung von Essstörungen

Je gehäufter die folgenden Signale auftreten, umso wahrscheinlicher ist eine Essstörung:

- häufige Diäten, Tendenz zum Überessen bei Stress, für andere kochen, ohne selbst zu essen, Sammeln und Verstecken von Nahrungsmitteln, Verleugnen von Hungergefühlen,
- auffällige Gewichtsschwankungen, ständige Beschäftigung mit dem Gewicht und der Figur, häufiges Auf-die-Waage-gehen,
- übertrieben körperliche Aktivität mit großem Ehrgeiz,
- Verwendung von Abführmitteln,
- weite, zu warme, die Figur verhüllende Kleidung,
- soziale Isolation, Reizbarkeit, Konzentrationsstörungen, Depressivität,
- Aussetzen der Monatsblutung, Muskelkrämpfe, Sehstörungen, Kopfschmerzen, Schwächeanfälle bis hin zur Ohnmacht, Haut-, Haar- und Zahnveränderungen,
- keine Krankheitseinsicht bei Magersüchtigen, Krankheitsgefühl, Leidensdruck und Schuldgefühle bei Ess-Brech-Süchtigen.

DIE PSYCHE IST AUCH WICHTIG.

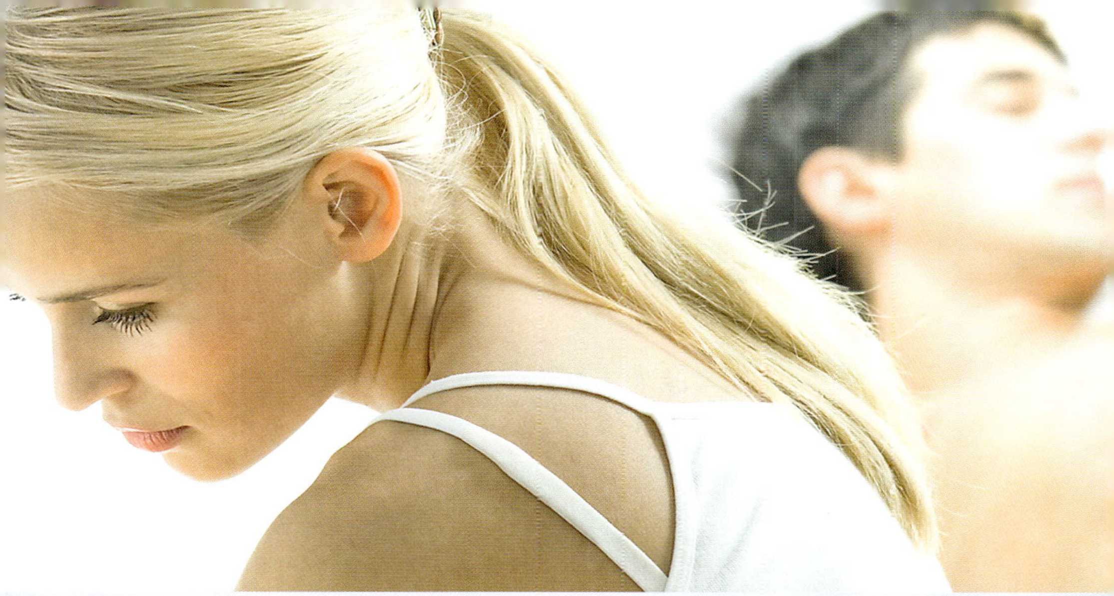

Prävention von Essstörungen

Die Prävention zielt darauf, die eigene Lebenskompetenz, das Selbstvertrauen und die Selbstständigkeit sowie Kontakt- und Beziehungsfähigkeit der jungen Frauen zu fördern. Die folgenden Leitsätze können jungen Menschen dabei helfen:

- Ich habe einen Platz in dieser Welt, so wie ich bin. Dazu muss ich nicht perfekt sein.
- Ich habe ein Recht auf mein eigenes Leben, auf meine Bedürfnisse und meine Gefühle.
- Ich muss mich nicht für meine Fehler schämen, sondern darf aus ihnen lernen.
- Ich muss mich nicht immer mit anderen vergleichen.
- Ich darf Spaß haben und das Leben genießen.
- Ich konzentriere mich auf meine Stärken, nicht auf meine Schwächen.
- Ich habe viel mehr zu bieten als mein Äußeres.
- Ich kann aktiv sein, Selbstverantwortung tragen und mich selbst glücklich machen.
- Ich darf meine Meinung sagen und Konflikte austragen, anstatt aus einem übertriebenen Harmoniebedürfnis immer nachzugeben.
- Ich missbrauche Essen nicht als Trost, Ersatzbefriedigung, Belohnung oder gegen Frust und Langeweile.
- Ich bin über verschiedene Süchte, auch über Essstörungen, informiert.

Kohlenhydratmodifikation

Prinzipiell erhöhen Kohlenhydrate die Blutzucker- und Insulinspiegel wesentlich stärker als Eiweiß. Und je insulinresistenter, desto höher fallen nach einer definierten Kohlenhydrataufnahme die Blutzucker- und Insulinkonzentrationen aus. Zur standardisierten Bestimmung der »Kohlenhydratqualität« im Sinne der Blutzuckerwirkung, wurde der glykämische Index (GI) definiert. Dieser Qualitätsindex beeinflusst das Ausmaß der postprandialen Glykämie zu etwa 36 Prozent. Die Menge an verzehrten Kohlenhydraten hat aber unabhängig vom GI mit circa 57 Prozent den größeren Einfluss. Beide Faktoren zusammengefasst bezeichnet die glykämische Last (GL). Die bestimmt zu etwa 90 Prozent die postprandiale Glykämie. Eiweiß und Fett erreichen zusammen nur etwa zehn Prozent. Bei gemischten Mahlzeiten findet bis zu fünf Stunden lang ein direkter linearer Zusammenhang zwischen der Höhe der GL und der postprandialen Glykämie beziehungsweise Insulinämie statt. Das Konzept der GL ist für einzelne Nahrungsmittel wie auch für gemischte Mahlzeiten mit variablen Anteilen von Fett und Eiweiß validiert. Vor diesem Hintergrund sind in den letzten Jahren Kostformen mit niedrigem GI beziehungsweise niedriger GL beziehungsweise mit gesenktem Kohlenhydratanteil für die Diättherapie vorgeschlagen und überprüft worden.

Stoffwechselvorteile

Während einer Gewichtsreduktionsphase verbessern sich mit allen Diätformen die Facetten des MetS. Hervorzuheben ist allerdings, dass unter Low-Carb im Gegensatz zu Low-Fat meist keine deutliche Senkung des LDL-Cholesterins zu beobachten ist beziehungsweise gelegentlich sogar ein geringfügiger Anstieg auftreten kann. Allerdings geht dies typischerweise einher mit einer Abnahme der Anteile kleiner dichter LDL-Partikel, denen die eigentlich atherogene Wirkung zugeschrieben wird. Zudem wird unter Low-Carb meist ein Anstieg des HDL-Cholesterins beobachtet, sodass trotz LDL-Anstiegs das Verhältnis von LDL- zu HDL-Cholesterin nicht verschlechtert wird.

Sehr typisch hingegen ist, dass es unter Low-Carb, bei vergleichbarem Gewichtsverlust, zu einer deutlich stärkeren Abnahme der Triglyzeride kommt als unter Low-Fat. Damit erreicht bei IR und MetS unter Low-Carb zusammengenommen eine deutlichere Verbesserung des kardiometabolischen Risikos als unter Low-Fat. Der entscheidende Unterschied zwischen fettarmen, kohlenhydratbetonten Diäten und den besprochenen Alternativen mit Kohlenhydratreduktion und Kohlenhydratmodifikation ist, dass Low-Carb-Diäten die gewünschten metabolischen Effekte auch ohne Gewichtsreduktion erzielen. Ein Austausch von Kohlenhydraten gegen ungesättigte Fettsäuren führt darüber hinaus auch ohne Gewichtsreduktion zu einer Senkung des Blutdrucks. Erklärt wird dies damit, dass durch die Beschränkung der Kohlenhydratzufuhr und Auswahl von Kohlenhydratquellen mit geringer Blutzuckerwirkung der Insulinresistenz die Grundlage entzogen und die Hyperinsulinämie gemindert wird.

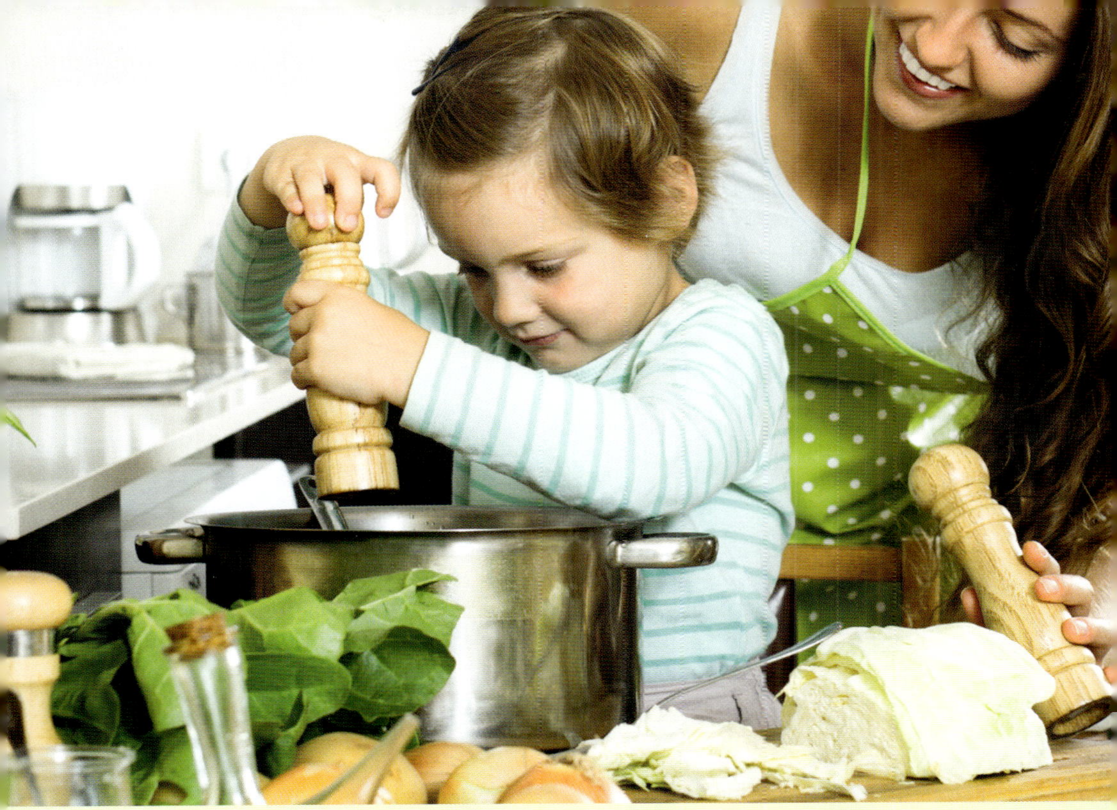

Paradigmenwechsel bei Diät

Die geringe Nachhaltigkeit bei Sport und Reduktionsdiäten rechtfertigt alternative Ansätze: Bei IR und MetS ist eine Ernährungsform anzustreben, die auch ohne Gewichtsverlust sowohl die hormonelle wie auch die Stoffwechselsituation der Patientinnen und Patienten verbessert.

Von primärer Bedeutung für die Erreichung dieses Therapieziels ist es, die GL zu senken. In der Praxis wird eine niedrige GL erreicht, indem einerseits die Menge an Kohlenhydraten reduziert und andererseits die Kohlenhydratqualität im Sinne des GI beachtet werden. Das heißt, es sollen stärke- und zuckerreiche Nahrungsmittel nur in geringen Mengen zugeführt werden. Im Gegenzug werden die Anteile von Eiweiß und ungesättigten Fettsäuren angehoben. Die Basis der Ernährung bilden somit stärkearme Gemüse, Salate und Früchte in Kombination mit eiweißreichen Nahrungsmitteln und hochwertigen Ölen. Dabei muss die Fettqualität durch Betonung der einfach und mehrfach ungesättigten Fettsäuren unter Beachtung eines günstigen Verhältnisses von Omega-6- zu Omega-3-Fettsäuren im Vergleich zur herkömmlichen Ernährung angehoben werden.

Und wenn Abnehmen nicht funktioniert?

Achten Sie darauf, wenigstens nicht zuzunehmen. Das wird nur erzielbar sein, wenn Sie trotz hinreichender Sättigung eine positive Energiebilanz vermeiden. Das wesentlichste Sättigungssignal wird über die Dehnung der Magenwand ausgelöst. Volumen und Gewicht der Nahrung sind hierfür die entscheidenden Größen. Da der Magen den Energiegehalt des Inhalts nicht wahrnimmt, fördern Mahlzeiten mit niedriger Energiedichte – bei vergleichbarer Sättigungswirkung – das Erzielen einer ausgeglichenen Energiebilanz und somit die Gewichtskontrolle. Für viele Nahrungsmittel gilt: je höher der Wassergehalt, desto niedriger die Energiedichte. Gemüse, Salate und Obst sowie reines Muskelfleisch, Fisch und Geflügel sind sehr wasserreich und haben entsprechend eine sehr niedrige Energiedichte. So kann eine Mischkost mit relativ hohem Fettanteil dennoch eine niedrige Energiedichte aufweisen, wenn die Anteile schwerer und voluminöser, das heißt wasser- und ballaststoffreicher Lebensmittel hoch sind.

Logische Ernährungsumstellung

LOGI steht für »Low Glycemic and Insulinemic Diet« und bedeutet, dass Nahrungsmittel mit niedriger Blutzucker- und Insulinwirkung bevorzugt werden. Die LOGI-Methode gibt damit eine Ernährungsform vor, mit der auch ohne Gewichtsreduktion den zu hohen Inuslin- und Blutzuckerspiegeln entgegengewirkt wird und gleichzeitig eine niedrige Energiedichte mit einer hohen Nährstoffdichte verknüpft wird. Dadurch nehmen Übergewichtige typischerweise auch noch als »Nebeneffekt« ab, was die metabolische Situation noch verbessert. Die Inhalte der LOGI-Methode stimmen weitgehend mit den kürzlich erschienenen Ernährungsrichtlinien des »Joslin Diabetes Center« der Harvard-Universität überein. Diese Kostform gleicht im Prinzip einer mediterranen Ernährung mit geringen Stärkeanteilen. Auf diese Weise ermöglicht sie für viele Menschen Genuss und Lebensqualität, womit sich die Chancen für eine höhere Nachhaltigkeit verstärken.

Fazit für die Praxis

Mit einer geeigneten Kostform können Sie einen therapeutischen Ansatz verwirklichen, der deutlich über den einer Gewichtsreduktion hinausgeht. Damit lässt sich unabhängig von einer Gewichtsreduktion der entgleiste Stoffwechsel günstig beeinflussen. Der verbesserte Stoffwechsel senkt zudem schnell und effektiv den möglicherweise bereits vorhandenen Medikamentenbedarf. Dies könnte auch als ein Beitrag zur Kostendämpfung im Gesundheitswesen angesehen werden.

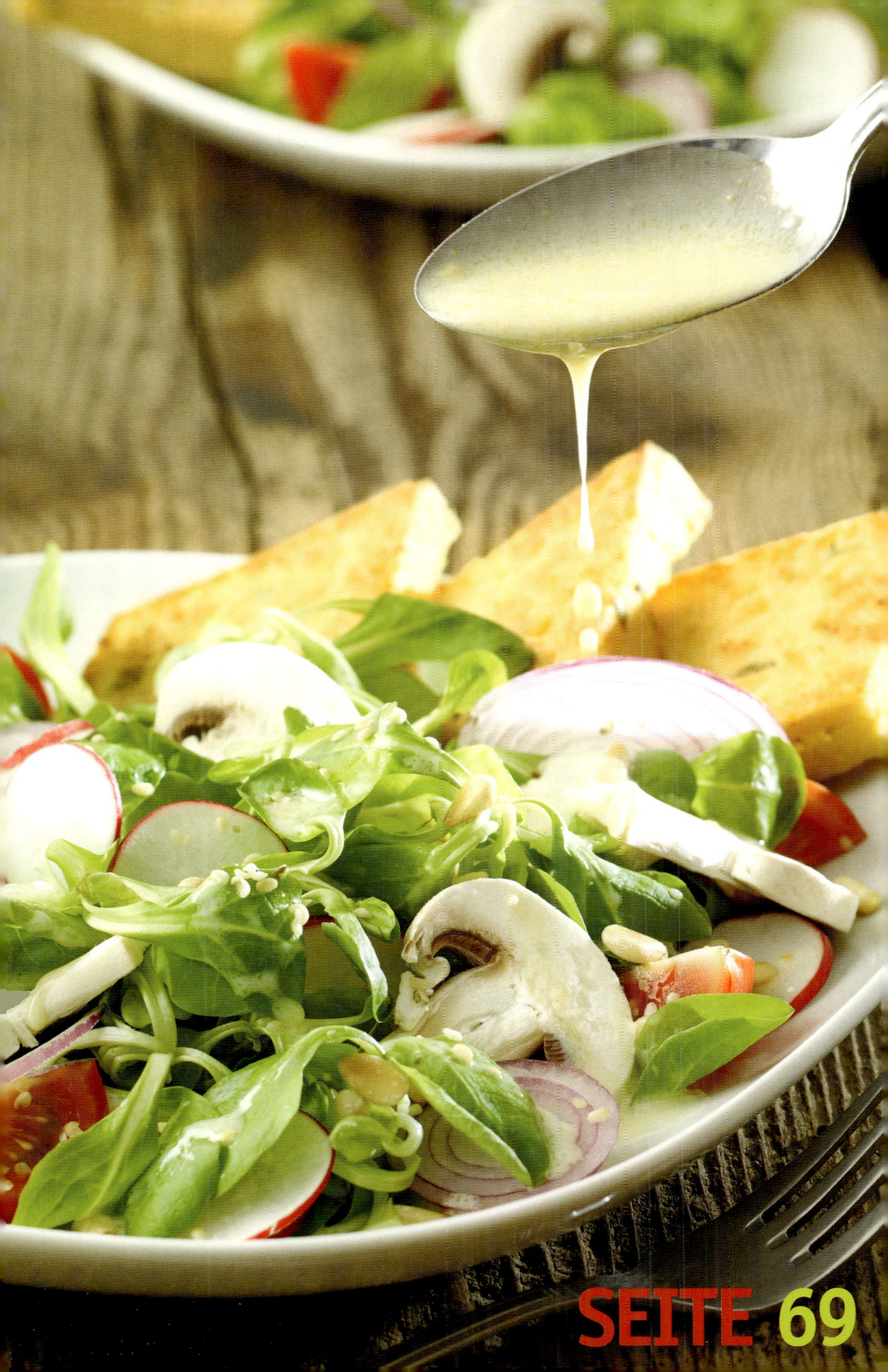

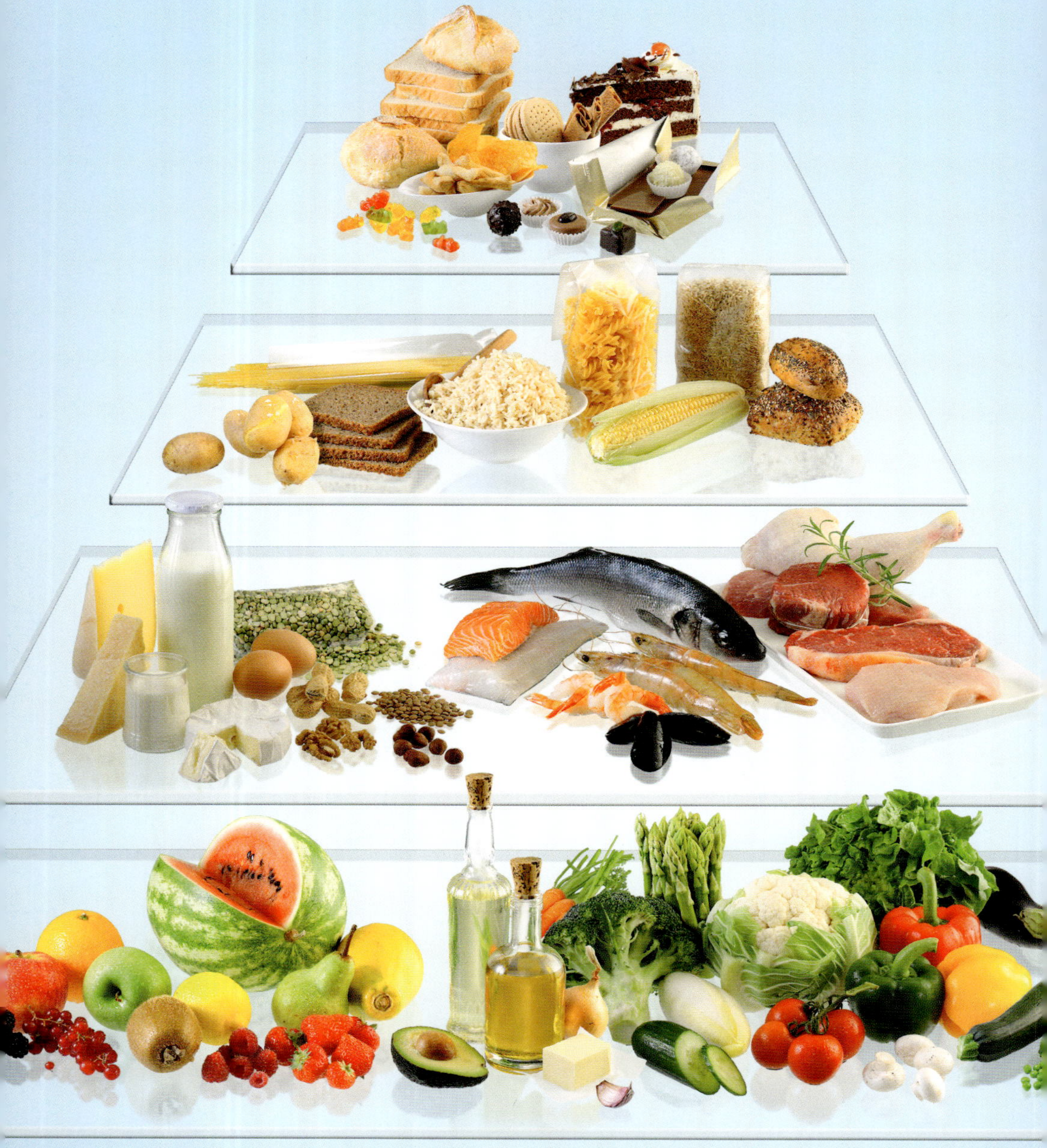

LOGI IST LOGISCH

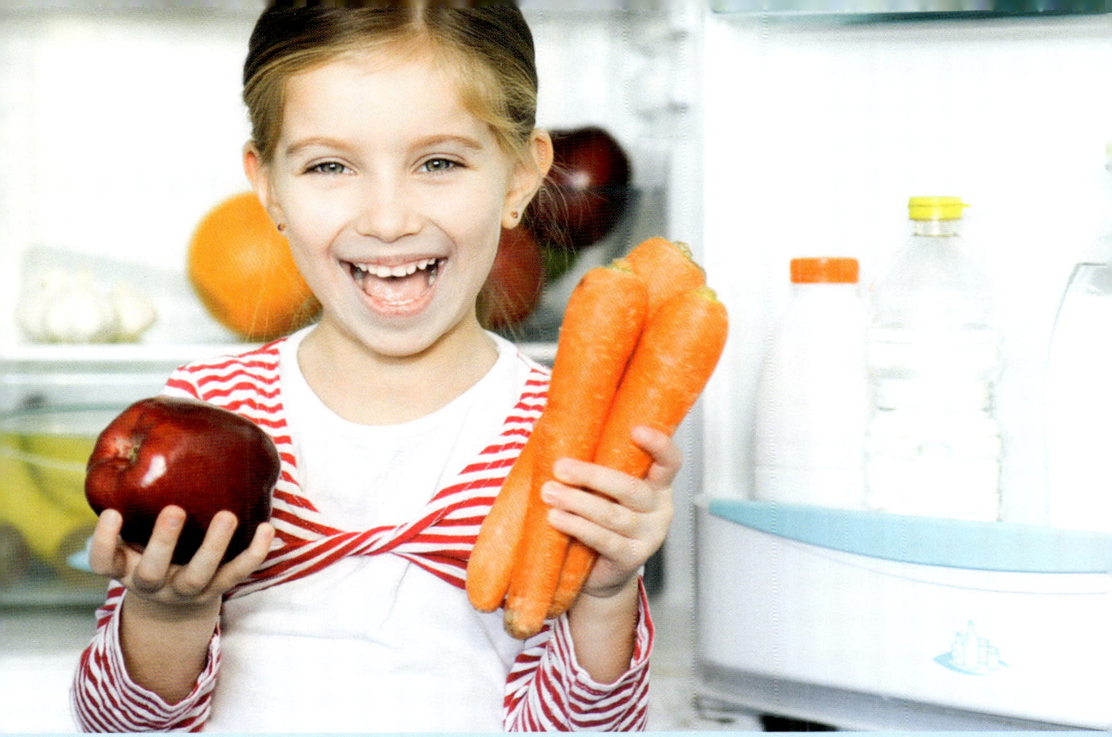

LOGI ist logisch

LOGI ist keine Diät, sondern eine Lebenseinstellung

Entwickelt wurde sie als kluge Alternative zu unseren modernen Ernährungsgewohnheiten, zunächst in erster Linie für Menschen mit Bauchfettansatz, Bewegungsmangel, Diabetes, Insulinresistenz und metabolischem Syndrom. Deswegen ist sie darauf ausgerichtet, durch eine moderat kohlenhydratmodifizierte Ernährungsweise nur geringe Schwankungen der Blutzucker- und Insulinwerte auszulösen und auf diese Weise den gesamten Stoffwechsel zu entlasten.

Damit erfüllt sie die Anforderungen, die wir auch bei Schlafstörungen an die Ernährung stellen sollten. Auf den folgenden Seiten erhalten Sie Hintergrundwissen und einige Tipps, wie Sie die LOGI-Ernährung in die Praxis umsetzen können. Das ermöglicht Ihnen, dem durch Schlafstörungen verursachten Durcheinander im Stoffwechsel zu begegnen und sogar Paroli zu bieten.

In der Praxis zeigt sich recht schnell, dass keineswegs nur Menschen mit Stoffwechselstörungen von dieser Ernährungsrevolution profitieren. Auch gesunden Menschen vom Kind bis zum Greis, Sportlern wie Bewegungsmuffeln, Vegetariern wie Fleischessern bietet das LOGI-Leben mehr Genuss und Lebensqualität. LOGI ist eine Ernährung für die ganze Familie!

Ein etablierter Irrglaube: Gesundes Essen soll fettarm sein

Wie kam es zu dem so weitverbreiteten Irrtum, dass die Ernährung fettarm sein soll. Wieso konnte sich die Low-Fat-Ernährung im letzten halben Jahrhundert derart durchsetzen? Tatsächlich hat sich dieser Denkfehler schon vor vielen Jahren eingeschlichen. Paradoxerweise als es darum ging, Ernährungsempfehlungen zu entwickeln, die uns unterstützen, ein Leben lang gesund, leistungsfähig und schlank zu bleiben.

In der zweiten Hälfte des 20. Jahrhunderts nahm die Anzahl übergewichtiger Menschen an der Gesamtbevölkerung zu. Zunächst vollzog sich diese Entwicklung langsam, dennoch ging die Entwicklung nicht unbemerkt an Medizinern, Ernährungsfachleuten und Politikern vorbei. Sie wollten so gut und schnell wie möglich gegensteuern. Vertreter der Ernährungslehre kamen zu dem Schluss, dass eine hohe Fettzufuhr für die Entstehung von Übergewicht verantwortlich ist. Sie begründeten dies damit, dass der Nährstoff Fett mit neun Kilokalorien pro Gramm mehr als doppelt so viel Energie liefert wie Kohlenhydrate und Eiweiß mit jeweils vier Kilokalorien pro Gramm. Fazit: Fettreiches Essen macht auf Dauer fett. Vor diesem Hintergrund empfahl auch die Deutsche Gesellschaft für Ernährung (DGE) eine fettarme Ernährung mit nicht mehr als 30 Prozent Energie aus Nahrungsfetten. Sie empfiehlt, sich an Kohlenhydraten satt zu essen. Fairerweise muss gesagt werden, dass diese Empfehlung für vollwertige Kohlenhydratquellen wie Pellkartoffeln, Vollkornbrot & Co. galt, nicht für die heute so beliebten und weitverbreiteten Weißmehlprodukte, Pommes, Pasta und Zuckerzeugs.

Das führte schließlich dazu, dass die Bevölkerung in vielen Ländern der westlichen Welt bewusst fettärmer aß. Die Nahrungsmittelindustrie unterstützt den Trend und produziert immer mehr Produkte in Low-Fat- beziehungsweise Light-Varianten. Charakteristisch für diese ist ihr hoher Anteil an Wasser, Aromastoffen und Stabilisatoren und damit einhergehend ein geringerer Nährwert. Davon werden die »Fettsparer« unter uns natürlich nicht satt – und essen deswegen kohlenhydratreicher: Die Portionen von Kartoffeln, Nudeln, Pommes und Brot werden immer größer, zum Stillen des unausweichlichen Appetits zwischendurch werden Süßigkeiten, Kuchen, Kleingebäck und pikante Snacks genascht. Dürfte ja kein Problem sein, denn »Kohlenhydrate machen ja nicht dick ...«.

Ein fataler Irrtum

Mittlerweile ist wissenschaftlich gut dokumentiert, dass dies ein schwerwiegender Irrtum ist. Die stärke- und zuckerhaltigen Nahrungsmittel verursachen problematische Blutzuckerschwankungen. Denn der Körper schließt einfache Stärke sehr schnell in ihre einzelnen Zuckerbestandteile auf, sodass dieser Zucker schon kurz nach der Mahlzeit ins Blut »schießt«. In Reaktion auf die hohen Blutzuckerwerte wird das blutzuckersenkende Hormon Insulin ausgeschüttet.

Je höher die Insulinausschüttung, desto gravierender die Folgen: Nach einer besonders hohen Insulinausschüttung sinkt der Blutzucker nicht nur wieder auf seinen Normalwert, sondern noch weiter ab. Es kommt zu einer Unterzuckerung, die als Hunger empfunden wird. Dann lässt unter anderem die Konzentrationsfähigkeit nach und ein unwiderstehlicher Appetit tritt auf. Um sich besser zu fühlen, greifen viele automatisch wieder zu Produkten voller Zucker und Stärke ... Die nächste Unterzuckerung ist absehbar – ein Teufelskreis.

... mit gravierenden Folgen

Wer sich fettarm und gleichzeitig kohlenhydratreich ernährt, hat mehr Appetit und isst entsprechend mehr. Alles, was über den Bedarf hinaus gegessen wird, erhöht die tägliche Gesamtenergiezufuhr. Aber wohin mit den überschüssigen Kalorien? Der Körper kann seinen Energieverbrauch nicht einfach dem steigenden Energieangebot anpassen, also stopft er die Energieüberschüsse in die Fettdepots – andere Möglichkeiten hat er nicht. Die Folgen sind offensichtlich: Obwohl sich in einigen westlichen Industrieländern eine regelrechte Fettphobie ausgebreitet hat, in deren Folge der Fettverzehr stark abnahm, erhöhte sich parallel dazu die durchschnittliche tägliche Energiezufuhr. Bei US-amerikanischen Frauen stieg sie zum Beispiel im Mittel um 22 Prozent, bei den Männern um acht Prozent! Kein Wunder, dass immer mehr Menschen Übergewicht entwickeln. Doch es dauerte lange, bis die »Kohlenhydratmast« in Verdacht geriet, Übergewicht und infolge davon auch eine Reihe von Zivilisationskrankheiten geradezu zu fördern.

Neuere wissenschaftliche Erkenntnisse bestätigen diese These. Zudem deuten sie darauf hin, dass der Körper bei hoher Zufuhr raffinierter Kohlenhydrate (zum Beispiel aus Zucker, Stärke, Weißmehl) nicht in der Lage ist, die tägliche Energieaufnahme an seinen tatsächlichen Energiebedarf anzupassen. Sprich: Die Hungermacher Kohlenhydrate sorgen dafür, dass wir immer und immer wieder zu viel essen.

Auf Kohlenhydrat-Sparkurs

Die heutigen Nahrungsmittel sind so reich an raffinierten Kohlenhydraten, dass sich deren Aufnahme kaum umgehen lässt. Es sei denn, Sie essen ausschließlich vollwertige Lebensmittel und verzichten auf Fertigprodukte, Snacks und Süßes. Doch um starke Blutzuckerschwankungen und entsprechende Insulinreaktionen zu vermeiden, ist es erforderlich, die Kohlenhydrataufnahme zu reduzieren. Menge und Qualität der aufgenommenen Kohlenhydrate kommt eine entscheidende Rolle zu, ob wir dick oder schlank, gesund oder krankheitsanfällig sind.

Mit Fett gegen das Fett

Parallel zu diesen Erkenntnissen wurde in den letzten Jahren in zahlreichen Studien nachgewiesen, dass fettreduzierte Diäten nur wenig dazu beitragen können, das Körpergewicht zu kontrollieren. Sie können sogar unerwünschte Stoffwechselreaktionen unterstützen: Bei betont kohlenhydratreicher Ernährung wird der Körper angeregt, Fett zu speichern.

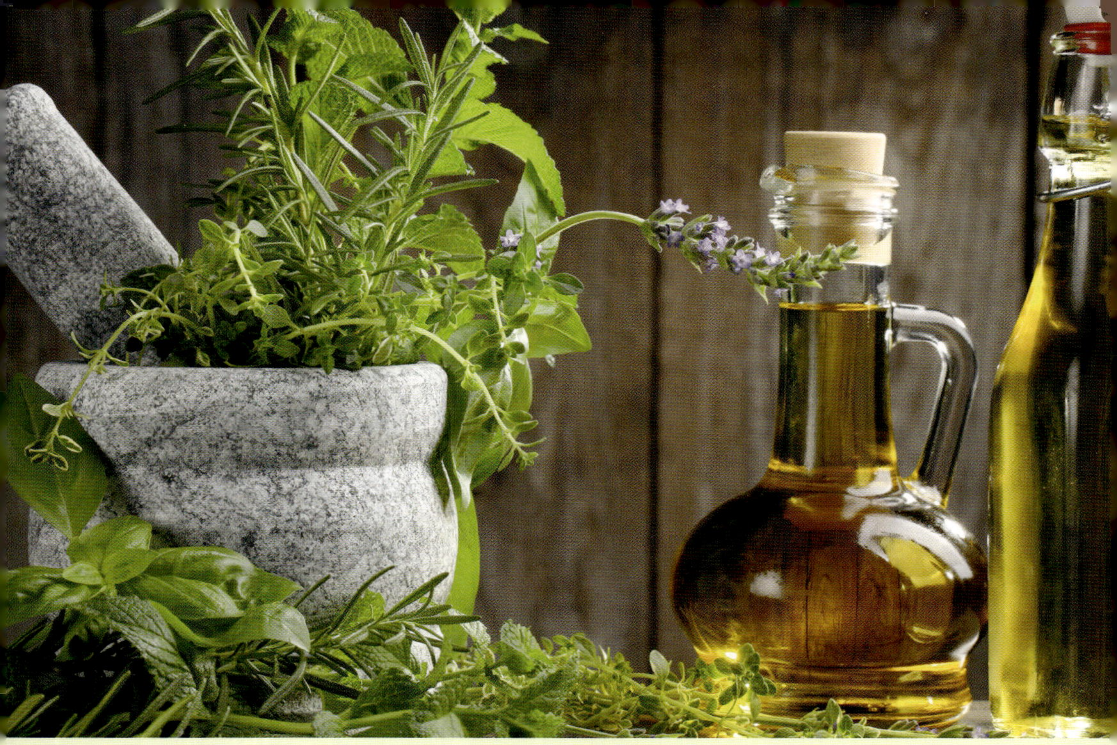

Denn das blutzuckersenkende Hormon Insulin fördert das Wachstum der Fettdepots: Während Insulin im Blut kreist, um den Blutzucker zu senken, hemmt es die Fettverbrennung in der Muskulatur und fördert die Fetteinlagerung im Fettgewebe. Was aus evolutionärer Sicht sinnvoll war, macht Insulin bei unseren Lebensgewohnheiten zum Masthormon.

Daraus ist leicht abzuleiten, dass die fettreduzierte, kohlenhydratbetonte Kost, wie sie auch hierzulande lange Zeit im Rahmen einer Ernährungsberatung empfohlen wurde und teilweise noch empfohlen wird, sich nicht zur langfristigen Gewichtsreduktion eignet und darüber hinaus gesundheitlich bedenklich ist.

Vor diesem Hintergrund wurden in den letzten Jahren alternative, kohlenhydratmoderate Ernährungsformen immer populärer. Die Erfolgsaussichten von Glyx-Diät, der neuen Atkins-Diät oder der South-Beach-Diet zum Beispiel erwiesen sich als vergleichsweise günstig. Doch jede dieser drei Ernährungsformen weist noch deutliche Schwächen auf. Auf wissenschaftlich fundierter Basis konnte sich die LOGI-Methode durchsetzen.

LOGI IST LOGISCH.

LOGI is(s)t anders

Die LOGI-Methode berücksichtigt die verschiedenen Faktoren, die entscheidende Auswirkungen auf den Blutzuckeranstieg haben und so die Blutzuckerwirkung der Lebensmittel begründen. Konkret berücksichtigt LOGI, ...

... dass Eiweiße und Fette in einer kohlenhydrathaltigen Mahlzeit die Magenentleerung verzögern. Dadurch steigt der Blutzucker langsamer an.

... dass ein kohlenhydratreiches Lebensmittel einen umso größeren Einfluss auf den Blutzucker hat, je stärker es verarbeitet – die Industrie spricht gerne von »veredelt« – ist. Beispielsweise lässt Kartoffelpüree aus Püreeflocken den Blutzucker stärker ansteigen als Pellkartoffeln.

... dass auch die Garzeit die Blutzuckerwirkung kohlenhydrathaltiger Lebensmittel verändert. So lassen zum Beispiel bissfest gegarte Nudeln Blutzucker- und Insulinwerte geringer steigen als weich gekochte Nudeln. Denn »al dente« ist die Getreidestärke noch nicht so stark aufgeschlossen: Der Abbau in ihre einzelnen Zuckerbestandteile dauert etwas länger, der Zucker sickert nach und nach ins Blut.

... dass Ballaststoffe die Freisetzung von Kohlenhydraten verzögern und so dazu beitragen, dass der Blutzucker langsamer ansteigt. Weil zum Beispiel Vollkornbrot mehr Ballaststoffe enthält als Weißbrot, hat es eine günstigere Blutzuckerwirkung. Und Hülsenfrüchte sind so ballaststoff- und eiweißreich, dass ihre Kohlenhydrate sogar doppelt ausgebremst werden und den Blutzucker kaum anheben.

... dass darüber hinaus auch Zuckergehalt, Stärkegehalt, Quellzustand der Stärke sowie der Säuregehalt eines Lebensmittels beziehungsweise einer Speise über ihre Blutzuckerwirkung entscheiden.

Alle diese Faktoren fließen in die Berechnung der glykämischen Last ein. Über die Aussagekraft der glykämischen Last hinaus ist zu berücksichtigen, dass jeder Mensch aufgrund unserer individuellen Stoffwechselreaktionen leichte Abweichungen in der Blutzuckerreaktion nach einer Mahlzeit zeigen kann.

Die glykämische Last

Als die Bedeutung einer kohlenhydratbewussten Ernährung zur Unterstützung der Gewichtsreduktion langsam ins Bewusstsein der Öffentlichkeit drang, wurde empfohlen, sich am glykämischen Index (GI) der Lebensmittel zu orientieren. Doch dessen Aussagekraft erwies sich in der Ernährungspraxis als nicht ausreichend. Es zeigte sich, dass die Blutzuckerwirkung nur dann realistisch eingeschätzt werden kann, wenn neben der Blutzuckerwirkung eines Lebensmittels (ausgedrückt als GI) auch die damit tatsächlich verzehrte Kohlenhydratmenge berücksichtigt wird. So entwickelte sich aus dem glykämischen Index die glykämische Last (GL). Diese errechnet sich aus dem glykämischen Index sowie dem Kohlenhydratanteil der tatsächlich verzehrten Portion der kohlenhydrathaltigen Nahrungsmittel einer Mahlzeit. Somit erlaubt sie sehr viel genauere Aussagen zur Blutzuckerwirkung kohlenhydratreicher Lebensmittel.

Glykämischer Index × Menge der Kohlenhydrate im Lebensmittel ÷ 100
= glykämische Last

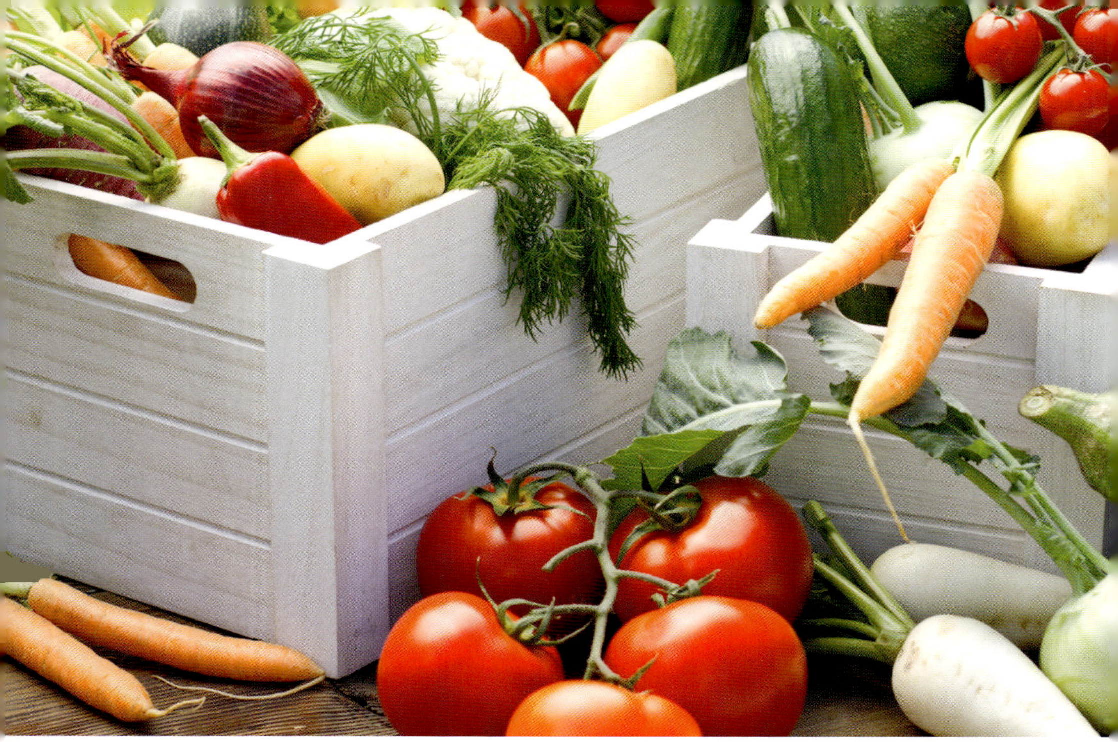

So unterstützt LOGI Ihre Gesundheit

Die Mahlzeiten nach der LOGI-Methode heben den Blutzuckerspiegel und die Insulinausschüttung nur in geringem Maße an.

Daraus resultieren mehrere gesundheitliche Vorteile:

- LOGI verhindert Blutzuckerspitzen nach den Mahlzeiten.
- LOGI beugt den Symptomen einer Insulinresistenz vor.
- LOGI beeinflusst die Blutfette günstig.
- LOGI hält den Blutdruck niedrig.
- LOGI senkt die Neigung zur Bildung von Fetteinlagerungen und reduziert langfristig die Körperfettdepots.
- LOGI beugt über diese Effekte Folgeerkrankungen wie Typ-2-Diabetes-mellitus, Herz-Kreislauf-Erkrankungen und gewissen Krebsarten vor.
- LOGI steigert Genuss und Lebensqualität.

LOGI IST LOGISCH.

So einfach funktioniert LOGI!

Pluspunkt 1

Wer nach dem LOGI-Prinzip lebt, kann sich bei den Mahlzeiten satt essen. Sattmachern sei Dank, sättigen diese eine ganze Zeit lang angenehm, ohne dass Sie sich »voll« fühlen. Und das trotz vergleichsweise niedriger Energieaufnahme. Das beugt auch dem Auftreten von Heißhunger oder Appetitattacken vor. Damit unterscheidet sich LOGI gravierend von der alltagsüblichen, kohlenhydratbetonten Ernährung. Diese lässt immer wieder Gelüste aufkommen, »nur einen kleinen Happen« zu essen. Auslöser dieser Gelüste sind die starken Schwankungen des Blutzuckerspiegels nach kohlenhydratreichen Speisen. Bei LOGI kommt es erst gar nicht zu einem solchen Auf und Ab.

Pluspunkt 2

Kochen, Essen und Leben nach der LOGI-Methode ist simpel. Kein Zählen von Kalorien, Fettpunkten oder Zuckerteufeln, kein Abwiegen, Abmessen oder Essen nach der Uhr. Statt sich über solche Details Gedanken zu machen, genügt bei LOGI ein Blick auf die LOGI-Pyramide. Schon haben Sie den Überblick, bei welchen Lebensmitteln sie ungehemmt zugreifen können und welche Nahrungsmittel Sie besser in kleineren Portionen dazu essen. Nach kurzer Zeit werden Sie verinnerlicht haben, welche Lebensmittel Ihnen gut tun und beim Einkauf automatisch die Fitmacher in den Korb legen.

Pluspunkt 3

Die LOGI-Methode fördert Genuss und Lebensqualität. Erfahrungsgemäß fällt es den meisten Menschen leicht, ihre Essgewohnheiten dauerhaft danach auszurichten. Das liegt in erster Linie daran, dass Sie auf Basis der traditionellen Grundnahrungsmittel kochen und essen können, was Ihnen schmeckt. Neu ist im Wesentlichen nur, dass Sie Eiweiß und Fett guten Gewissens wieder mehr Platz auf dem Teller einräumen dürfen. Dazu gibt es Gemüse und Salate satt, während kohlenhydrathaltige Sättigungsbeilagen auch wirklich nur in Beilagenmengen portioniert werden. Hier ist weniger mehr!

Pluspunkt 4

Essen nach der LOGI-Methode optimiert die Nährstoffversorgung, auf kostspielige Zusatzprodukte oder Nährstoffsupplemente können Sie definitiv verzichten. Denn Vitamine, Mineralstoffe, sekundäre Pflanzenstoffe (SPS) & Co. gibt es reichlich. Diese kurbeln unter anderem den Stoffwechsel und die Fettverbrennung an. Das ist eine Grundvoraussetzung dafür, im Alltag putzmunter, widerstandsfähig und vital zu sein. Zudem erleichtert es, schlank zu werden und zu bleiben. Und nach einem erfüllten Tag schlafen Sie auch besser!

Pluspunkt 5

Wer nach dem LOGI-Prinzip isst und lebt, kann das gesundheitliche Risiko einer Insulinresistenz und ihrer Folgeerkrankungen mindern. Und zwar auch dann, wenn eine Gewichtsreduktion nicht oder nicht dauerhaft erzielt werden kann.[8] Das unterscheidet LOGI von allen anderen Ernährungsempfehlungen, auch solchen, die seit Jahrzehnten etabliert sind. Doch es findet ein Umdenken unter Ernährungsexperten statt. Bestes Beispiel dafür ist, dass die LOGI-Methode inhaltlich weitgehend mit den kürzlich erschienenen Ernährungsrichtlinien des »Joslin Diabetes Center« der Harvard-Universität, der weltweit einflussreichsten Diabetes-Forschungsinstitution, übereinstimmt.

LOGI kulinarisch

Allein weil weniger Kartoffeln, Reis, Nudeln, Klöße & Co. auf den Teller kommen, wird die LOGI-Küche oft schwärmerisch mit der althergebrachten und ursprünglichen mediterranen Ernährung verglichen: Fisch und fettarmes Fleisch werden mit guten Ölen, frischem Gemüse, Salaten, Kräutern und Obst zu hocharomatischen Gerichten kombiniert. Dieses Essen schmeckt und vereint darüber hinaus alle Vorteile einer wohltuenden, sättigenden, gesunden und auch noch figurfreundlichen Ernährung:

- Verhältnismäßig niedrige Energiedichte: Sie können essen, bis Sie gesättigt sind, ohne damit zu viel Energie (Kalorien) aufzunehmen.
- LOGI-Mahlzeiten enthalten reichlich Sattmacher: So laufen Sie kaum Gefahr, von Heißhunger oder Frustessen heimgesucht zu werden.
- Gute und lang anhaltende Sättigung nach den Mahlzeiten: Hunger zwischen den Mahlzeiten wird zur Ausnahme.
- Reich an Vitaminen, Mineralstoffen, Spurenelementen, sekundären Pflanzenstoffe sowie Ballaststoffen: Die LOGI-Ernährung ist so reich an allen essenziellen Nährstoffen, dass der Körper auch nie den kleinsten Mangel verspürt!
- Geringe Schwankungen des Blutzuckers nach den Mahlzeiten: Blutzucker- und Insulinwerte steigen auch nach dem Essen nur innerhalb akzeptabler Grenzen und bewegen sich in der Regel stabil im Idealbereich.
- Die kohlenhydratbewusste Ernährung bewirkt eine niedrige Insulinsekretion und reduziert so das Risiko, an Typ-2-Diabetes zu erkranken.
- LOGI erleichtert eine unkomplizierte Gewichtskontrolle: Die eiweiß- und fettreicheren Mahlzeiten provozieren den Körper, ungeliebte Fettpölsterchen abzubauen. Muskeln und anderes Körpereiweiß werden so vor Verlusten bewahrt!

---

8 Worm N. Glücklich und schlank. Die LOGI-Methode in Theorie und Praxis. Lünen, systemed Verlag, 2003–2015

LOGI praktisch

Alles schön und gut, aber eigentlich wollten Sie in erster Linie besser schlafen und waren nicht darauf vorbereitet, Ihre Ernährung radikal ändern zu müssen? Das ist auch gar nicht nötig, diese Sorge ist somit unbegründet: In der LOGI-Küche werden die klassischen Grundnahrungsmittel verwendet. Anders als in den letzten Jahren vielleicht »gelernt«, dürfen Sie sogar wieder guten Gewissens Fleisch beziehungsweise generell Eiweiß verzehren und müssen beim Kochen auch nicht aufs Fett verzichten.

Was sich wirklich ändert, sind die Mengenrelationen der einzelnen Speisenkomponenten auf Ihrem Teller: So fallen die Portionen der kohlenhydratreichen Sättigungsbeilagen zukünftig vergleichsweise klein aus. Servieren Sie zu dem saftigen Stück Fleisch, zu einer großen Portion Fisch oder anderen eiweißreichen Köstlichkeiten stattdessen wieder mehr Gemüse und Salat, von denen Sie nachnehmen dürfen, bis Sie satt sind. Da Sie bei der Zubereitung nicht mit Öl sparen müssen, gewinnen Ihre Gerichte an Geschmack und sättigen besser als kohlenhydratbetonte Mahlzeiten. Erfahrungsgemäß kommen diese feinen, wohlschmeckenden Neuerungen den meisten Menschen sehr entgegen. Und es ist definitiv überflüssig, sich an völlig neuen Rezepten zu orientieren, beim Essen starre Pläne zu befolgen oder gar jede Zutat abzumessen oder zu wiegen. Sie brauchen auch kein Ernährungstagebuch führen.

Überzeugt? Legen Sie einfach los und schlemmen Sie eine Weile nach den LOGI-Empfehlungen. Vielleicht tut Sie auch Ihnen so gut, dass Sie schon bald gar nicht mehr anders essen wollen.

Low-Fat war gestern

Zeitgemäßer ist LOGI. Der Name LOGI – die Abkürzung für von »Low Glycemic and Insulinemic Diet« – ist Programm, denn in der täglichen LOGI-Ernährung werden Lebensmittel mit niedriger Blutzucker- und Insulinwirkung bevorzugt.

Das können Sie ganz leicht in die Praxis umsetzen, indem Sie diese drei Kerngedanken beherzigen:

- Reduzieren Sie die Aufnahme von Kohlenhydraten auf ein moderates Maß und achten Sie auf die Kohlenhydratqualität der Lebensmittel. Das Ziel ist bereits erreicht, wenn mengenmäßig stärkearme Gemüse, Salate und Früchte die Basis Ihrer Mahlzeiten bilden.
- Servieren Sie dazu eine gute Portion Eiweiß. Wählen Sie dabei immer wieder neu aus dem großen Angebot eiweißreicher Lebensmittel – je vielfältiger desto besser. Neben Fleisch, Fisch, Eiern und Milchprodukten sind zum Beispiel auch Hülsenfrüchte, Tofu- und Sojaprodukte oder Nüsse hochwertige Proteinspender. Deswegen ist die LOGI-Methode auch für Vegetarier gut umzusetzen.
- Verwenden Sie bei der Zubereitung hochwertige Öle und Fette. Und zwar nicht nur tröpfchenweise, seien Sie ruhig etwas großzügiger. Fett ist ein ausgezeichneter Geschmacksträger. Und sofern, wie in der LOGI-Küche, auf opulenten Verzehr einfacher Kohlenhydrate verzichtet wird, macht selbst ein vergleichsweise

hoher Fettkonsum garantiert weder dick noch krank! Längst ist wissenschaftlich gut belegt, dass Öle und Fette in einer guten und gesunden, hochwertigen Ernährung keinesfalls fehlen dürfen. Die Qualität stimmt, wenn sie bewusst Öle mit ungesättigten Fettsäuren wählen und die Lebensmittelauswahl zu einem günstigen Verhältnis von Omega-6- zu Omega-3-Fettsäuren beiträgt.

Und auch das ist wichtig!

Selbst wenn Sie sich einmal nicht an diese Basics halten und vermeintlich »sündigen«, ist das kein Grund zu verzweifeln oder mit der neuen Ernährung zu brechen! Die LOGI-Methode kommt ohne Verbote aus, ohne Vorschriften. Wenn Sie eine unbändige Lust auf etwas überkommt, das in Ihren Augen schrecklich ungesund ist, gönnen Sie sich dennoch eine kleine Portion davon. Und genießen Sie diese mit allen Sinnen – im Bewusstsein, dass sie sich eine Ausnahme gönnen. Nach einer Weile werden Sie vermutlich ohnehin feststellen, dass Zuckersüßes, Backwaren aus Weißmehl oder Fast Food Sie kaum noch verführen können. Nach wenigen Wochen haben sich ihr Stoffwechsel und Ihre Geschmacksnerven bereits so weit umgestellt, dass Sie derartige Junkfoods als zu süß, zu künstlich, zu fad oder schlicht unbefriedigend empfinden werden. Mögliche Befürchtungen, auch diese Ernährungsform nicht durchzuhalten, werden sich mit der Zeit von allein wieder verflüchtigen.

So gelingt das LOGI-Leben

Die LOGI-Pyramide kann es Ihnen gerade zu Anfang enorm erleichtern, die LOGI-Ernährungsempfehlungen schnell und unkompliziert in die Praxis umzusetzen. Sie fußt auf evidenzbasierten medizinischen Untersuchungen und ihre positiven Stoffwechselwirkungen wurden bereits in zahlreichen Studien dokumentiert.

Irritiert?

Bestimmt kennen Sie die Ernährungspyramide der Deutschen Gesellschaft für Ernährung (DGE). Im Vergleich zu dieser werden in der LOGI-Pyramide einige Empfehlungen geradezu auf den Kopf gestellt.

Durchaus berechtigt. Denn die seit 1992 existierende und 2005 modifizierte DGE-Pyramide basiert im Wesentlichen noch auf den Ernährungsempfehlungen für eine kohlenhydratdominierte Vollwertkost von 1956. Zwar entwickelt die DGE ihre Ernährungsempfehlungen seither stetig weiter, aber nur in sehr engen Grenzen: Noch immer hält sie an den Kernaussagen fest, tierische Nahrungsmittel wie Fleisch, Geflügel, Fisch und Eier nur ab und zu auf den Tisch zu bringen und sich an kohlenhydratreichen Getreideprodukten, Kartoffeln und Reis etc. satt zu essen. Diese Empfehlungen berücksichtigend essen weltweit Millionen Menschen große Mengen Müsli, Baguette, Weiß- und Mischbrot, Pizza, Pommes, Nudeln und fettarme Süßigkeiten. Also raffinierte Kohlenhydrate und Stärke bis zum Abwinken, schließlich bilden diese die Basis der DGE-Pyramide. Gesundheitliche Vorteile einer solchen Ernährung konnten nicht nachgewiesen werden. Im Gegenteil! Viele wissenschaftliche Studien und Untersuchungen weisen darauf hin, dass ausgerechnet diese Kohlenhydratvöllerei die typischen Zivilisationsleiden hervorzurufen scheint, die mithilfe der Ernährungsempfehlungen verhindert werden sollten. Da Sie es nun besser wissen, denken Sie um.

Getränke – Wasser & Co.

In der LOGI-Pyramide zwar nicht abgebildet, aber ganz klar lebensnotwendig, sind die Getränke. Rund zwei Liter Flüssigkeit sollten Sie täglich trinken, am besten in Form von Mineralwasser und Kräuter- oder Früchtetee. Wer sich sportlich betätigt oder anstrengende körperliche Arbeiten verrichtet, sollte den Flüssigkeitskonsum wegen des Schweißverlustes entsprechend anheben.

Vorsicht ist bei **Obstsäften** angezeigt: Trinken Sie Saft nicht, um Ihren Flüssigkeitsbedarf zu stillen. Dafür liefert er zu viel Zucker, was eher durstig macht, und dazu leere Kalorien. Dann essen Sie lieber frische Früchte. Während intensiven sportlichen Trainings benötigen Sie neben der Flüssigkeit auch eine gewisse Kohlenhydratmenge. Dann sind verdünnte Obstsäfte wie Apfelsaftschorle (ein Teil Saft gemischt mit drei oder vier Teilen Wasser) prima geeignet!

Limonaden sind so gar nicht im Sinne einer guten Ernährung und als Durstlöscher gänzlich ungeeignet. Betrachten Sie Limonaden und andere gezuckerte Getränke wie eine Süßigkeit, die Sie sich nur hin und wieder gönnen. Denn genau das sind sie: Zuckerbomben frei von lebenswichtigen Nährstoffen oder gesunden Begleitstoffen.

Trinkmilch fällt ebenfalls nicht in die Rubrik Durstlöscher. Es handelt sich per Definition um ein Lebensmittel – und so sollte sie auch verwendet werden.

Mit **alkoholischen Getränken** sollten Sie Ihren täglichen Flüssigkeitsbedarf natürlich auch nicht decken. Alkohol ist ein Genussmittel und sollte in entsprechenden Mengen getrunken werden. Wenn Sie Alkohol mögen, können Sie sich täglich zum Essen ein Gläschen Wein oder Bier gönnen. So hat die Gaumenfreude sogar gesundheitliche Benefits, während Alkoholkonsum in größeren Mengen sich negativ auswirkt!

> **Wichtig:** Stufe für Stufe verlieren die Lebensmittelgruppen in der Pyramide an Bedeutung. Die Lebensmittel auf der untersten Stufe bilden die hochwertige Basis der LOGI-Ernährung. Hier drängen sich Gemüse, Salate und Früchte in bunter Vielfalt. So darf es auch auf Ihrem Teller sein – bunt und viel! Daneben steht hier mit voller Berechtigung das Öl. Gemüse und Salate – daran können Sie sich satt essen!

Für Volumen sorgen bei LOGI vor allem Gemüse, Salate und frische Kräuter. Diese sind von Natur aus kohlenhydratfrei beziehungsweise kohlenhydratarm. Statt leerer Energie enthalten sie Wasser, oft auch Ballaststoffe und in kunterbunter Vielzahl lebenswichtige Vitamine und Mineralstoffe. Zudem sind sie hoch aromatisch und lassen viele Menschen die Freude am Essen wieder neu entdecken. Das hastige Hineinschlingen der Mahlzeiten findet damit oft ein Ende.

Sattmacher Nr. 1: Je mehr, desto besser

Das Volumen einer Mahlzeit ist für das Sättigungsgefühl entscheidend. Denn dieses wird erst ausgelöst, wenn der Magen zu einem gewissen Anteil ausgefüllt wird. Bei gutem »Füllstand« leitet dieser dann ein Sättigungssignal ans Gehirn. Vielen Menschen genügt hierzu eine Nahrungsmenge von 400 bis 500 Gramm. Am besten in Form stärkearmer Salat- und Gemüsesorten sowie zuckerarmer Beeren und Früchte. Diese garantieren bei niedriger Energiedichte einen hohen Wasser- und Ballaststoffanteil. Ballaststoffe quellen im Magen auf und erhöhen das Magenvolumen zusätzlich, da sie dadurch auch noch Wasser binden.

Der folgende Vergleich verdeutlicht, wie unterschiedlich kleine Gerichte mit ähnlichem Energiegehalt allein aufgrund ihres Volumens sättigen: Ein Brötchen mit 20 Gramm Butter, 60 Gramm Käse und zwei Scheiben Tomate liefert etwa die gleiche Energie wie ein Salat Nicoise aus 100 Gramm Kopfsalat, 80 Gramm Tomaten, 100 Gramm Bohnen, Zwiebeln, 40 Gramm Oliven, zwei Artischockenherzen, einem großen Ei, Essig und eineinhalb Esslöffel Öl.

Doch der Salat sättigt besser – eine »Schüssel voll« Lebensmittel zieht der Magen einer »Handvoll Brötchen« vor. Trotz seines deutlich größeren Volumens ist der Salat vergleichsweise energiearm: Während das Käsebrötchen 325 Kilokalorien pro 100 Gramm enthält, liefert der Salat nur 82 Kilokalorien pro 100 Gramm.

Wer also seine Gerichte nach persönlichen Vorlieben so zubereitet, dass sie bei geringer Energiedichte ein großes Nahrungsvolumen aufweisen, wird in satter Zufriedenheit die Mahlzeiten beenden.

> **Tipp:** Servieren Sie den Salat sprich die Rohkost zu Beginn der Mahlzeit, legen Sie danach eine Pause ein, bevor der Hauptgang serviert wird. So tritt das Sättigungsgefühl besser ein und Sie essen insgesamt langsamer, weil die Dauer der Mahlzeit dadurch verlängert wird.

Wie viel?

Mindestens drei Portionen Salat beziehungsweise Gemüse am Tag sind ideal. Es dürfen auch mehr sein. Eine Portion entspricht dabei (im ungegarten Zustand) – mindestens – einer Handvoll. Bezugsgröße ist die Hand des Essers, nicht die Hand der Person, die kocht! Nach oben hin gibt es keine Mengenbegrenzungen: An rohem wie auch an gegartem Gemüse können Sie sich nach Herzenslust satt essen. Nachnehmen ist sogar erwünscht! Im Idealfall kommen Sie täglich in den Genuss einer Portion Rohkost plus einer Portion Gemüse plus einer Portion Salat. So kann Ihr Körper die verschiedenen Vitamine am besten aufnehmen. Als Rohkost und zum Knabbern bieten sich insbesondere Salat, Tomaten, Gurken, Karotten, Paprika, Kohlrabi & Co. an.

Auch frischen Früchten räumt die LOGI-Pyramide einen hohen Stellenwert ein. Doch manche Sorten enthalten größere Mengen Fruchtzucker. Bevorzugen Sie deswegen weniger süße Sorten, zum Beispiel je nach Saison frische Beeren, Birnen, Kirschen oder Grapefruit.

Ideal ist zudem, Früchte immer mit Eiweiß zu kombinieren, um ihre Blutzuckerwirkung abzuschwächen. Zum Beispiel als fruchtigen Snack mit einem Stück Käse oder püriert als (Butter-)Milchshake, zum Frühstück mit körnigem Frischkäse oder als Bestandteil eines Müslis. Auch kaltes Fleisch passt ausgezeichnet zu einigen Obstsorten.

> **Gut zu wissen:** Wenn Sie mit LOGI zunächst vor allem abnehmen oder die Stoffwechselwerte verbessern möchten, beschränken Sie sich auf zwei Portionen Obst pro Tag.

Welche Sorten?

In Hinblick auf die Qualität der Ware, auf Frische und Aroma empfehlen wir, saisonale und wenn verfügbar regionale Lebensmittel zu bevorzugen.

Sie können im Prinzip jeweils die Sorten essen, die Ihnen am besten schmecken und auf die Sie gerade Appetit haben. Blattgemüse, Wurzelgemüse, Fruchtgemüse oder Kohlgemüse haben jeweils ihre ganz eigenen Reize. Je bunter und abwechslungsreicher Sie aus dem großen Angebot schöpfen, umso besser!

Verwenden Sie auch reichlich frische Kräuter – diese verleihen jeder Mahlzeit noch mehr Aroma, Nährwert und Genuss. Eine echte Bereicherung!

Unter den Gemüsesorten gibt es kaum Ausreißer, was die glykämische Last angeht. Bis auf die kartoffelähnlichen Süßkartoffeln, Pastinaken, Maniok und Mais liegen alle Gemüsesorten im grünen Bereich.

Im Gegensatz dazu enthalten manche Früchte große Mengen Fruchtzucker. Dieser Zuckerabkömmling wird vom Körper schnell in Fett umgewandelt und stimuliert darüber hinaus die Einlagerung von Nahrungsfetten. Dies wurde erst in diesem Jahrhundert entdeckt, was ein ganz neues Licht auf die Empfehlung warf, dass Diabetiker zum Süßen Fruchtzucker bevorzugen sollten. Deswegen scheint es günstiger, zuckerarme Fruchtsorten zu bevorzugen. Was aber nicht bedeutet, dass Sie auf zuckerreiches Obst grundsätzlich verzichten müssen. Wie heißt es so schön: Die Dosis macht das Gift …

Mit Fett schmeckt es einfach besser!

Ebenfalls ein wichtiges Basislebensmittel ist bei LOGI das Öl, das nach den klassischen DGE-Empfehlungen eher sparsam verwendet werden sollte. Woher das Missverständnis rührt, dass Fett ein Dick- und Krankmacher sei, wurde bereits beschrieben. Aus gesundheitlichen Gründen muss keineswegs auf Fett verzichtet werden. Tatsächlich ist das richtige Fett gut kombiniert weit mehr als ein hervorragender Energielieferant. Wussten Sie zum Beispiel, dass der Organismus es benötigt, um fettlösliche Vitamine aus der Nahrung überhaupt aufnehmen zu können?

Sattmacher Nr. 2: Sättigung durch Befriedigung

Ebenso wichtig wie für die Gesundheit ist Fett als Geschmacksträger. Denn durchweg alle Aromen sind fettlöslich: Erst in Kombination mit Öl entfalten fettfreie Lebensmittel wie zum Beispiel Gemüse, Gewürze oder Kräuter ihr volles Aroma so intensiv, dass unsere Geschmacksknospen es auch wahrnehmen können. Verwenden Sie in Ihrer Küche hochwertige Öle, um diese positiven Effekte auskosten zu können. Am besten wählen Sie für jede Zubereitung, die ohne Erhitzen auskommt, kalt gepresste Ölsorten.

Bitte merken! Die Ölfläschchen in der LOGI-Pyramide stehen nicht für Fett im Allgemeinen! Denn anders als bei Verwendung hochwertiger Öle, macht der üppige Einsatz von Sahne, Crème fraîche oder fettem Käse weder schlank noch gesund. Verfeinern Sie Ihre Gerichte bevorzugt mit Ölen, die den Fettstoffwechsel schmieren und fit machen!

Welche Sorten?

Mittlerweile ist das Ölangebot in gut sortierten Supermärkten sehr vielfältig. Da fällt die Auswahl schwer. Aufgrund ihrer Fettsäurenzusammensetzung, ihres Gesundheitswerts und ihres Aromas sind Rapsöl und Olivenöl wunderbare Basisöle für die warme und kalte Küche und sollten in keinem Haushalt fehlen. Sie enthalten verhältnismäßig hohe Anteile der gefäßschützenden einfach ungesättigten Fettsäuren (v. a. Ölsäure), zudem essenziell mehrfach ungesättigte Omega-6- und Omega-3-Fettsäuren.

Ergänzend zu Raps- und Olivenöl schmecken Ihnen vielleicht auch diese vier erstklassigen Ölsorten: Walnussöl und Leinöl sind reich an Omega-3-Fettsäuren, haben aber jeweils ein sehr intensives Aroma. Auch Kürbiskern- oder Sesamöl setzen geschmackliche Akzente, die das Aroma vieler Gerichte harmonisch abrunden. Mit Ausnahme des Sesamöls sind diese Öle nur für die kalte Küche geeignet.

Und noch ein Geheimtipp: Hanföl enthält große Mengen Omega-6- und Omega-3-Fettsäuren in einem nahezu idealen Verhältnis von 2:1. Schon ein Esslöffel Hanföl deckt den Tagesbedarf an essenziellen Fettsäuren!

Spezielle Einkaufstipps:

- Rapskernöl ist milder als Rapsöl.
- Olivenöle mit der Deklaration »nativ« oder »extra nativ« sind besonders hochwertig, sollten allerdings nicht zum Braten oder Hocherhitzen verwendet werden.
- Olivenöl verträgt von Natur aus Temperaturen von bis zu 180 °C, Rapsöl kann bedenkenlos bis 140 °C erhitzt werden. Damit eignen sich beide Öle zum Dünsten, Kochen und Backen. Doch beim Braten werden höhere Temperaturen erreicht, wodurch sich gesundheitsschädliche Substanzen bilden können. Im Handel werden spezielle hitzestabile Öle angeboten, achten Sie auf eine entsprechende Kennzeichnung.

Butter oder Margarine?

Bei den Streichfetten können Sie zur Butter greifen, wenn Sie diese lieber mögen. Ihr Milchfett enthält alle Arten von natürlichen Fettsäuren. Im Schnitt liefert sie zwischen 50 und 60 Prozent leicht verdauliche mittel- und kurzkettige Fettsäuren sowie rund 25 Prozent einfach ungesättigte Fettsäuren. Ebenfalls von Natur aus stecken in der Butter die fettlöslichen Vitamine A, D und E. In Kombination mit wertvollen Pflanzenfetten und bei niedriger Energiedichte der Mahlzeiten spricht nichts dagegen, Butter zu verwenden. Im Gegensatz zu ihr ist Margarine ein Kunstprodukt, welches erst durch chemische Verfahren verzehrs- und streichfähig gemacht wird – unter Zusatz von Stabilisatoren, Emulgatoren und (zum Teil künstlichen) Vitaminen.

Omega-3-Fettsäuren ...

Essenzielle Fettsäuren kann der Körper nicht selber herstellen, er ist auf ihre Zufuhr mit der Nahrung angewiesen. Einer ausreichenden Versorgung mit Omega-3-Fettsäuren kommt eine extrem hohe Bedeutung zu. Unter anderem wirken sie entzündungshemmend, blutdrucksenkend, gefäßerweiternd und haben viele weitere positive Wirkungen auf das Herz-Kreislauf-System. Des Weiteren sind sie wichtige Bausteine der Gewebshormone und somit für unzählige Körperfunktionen unverzichtbar. Ein Mangel erhöht das Risiko für fast alle bekannten Zivilisationskrankheiten!

Die wichtigsten Quellen für Omega-3-Fettsäuren sind fettreicher Meerfisch (Makrele, Hering, Lachs, Sardine) und das Fleischfett frei lebender Landtiere (Bio-Fleisch). Auch Milch und Eier von Tieren aus (Bio-)Freilandhaltung enthalten die wertvollen Fettsäuren. Was zu Urzeiten die Regel war, kann sich heute nur kaum noch jemand leisten, was zu den ernsthaften und alarmierenden Versorgungsproblemen der Bevölkerung beiträgt. Zwar enthalten auch manche Pflanzen eine Omega-3-Fettsäure, doch diese kann unser Körper im Vergleich zu tierischen Fetten nur unzureichend nutzen.

... und Omega-6-Fettsäuren

Die Omega-6-Fettsäure ist ebenfalls eine wichtige, mehrfach ungesättigte Fettsäure. Doch da sich das Gleichgewicht dieser beiden Fettsäurenfamilien aufgrund unserer Ernährungsgewohnheiten stark verschoben und vom Ideal entfernt hat, sollte die Verwendung von Ölen mit hohem Anteil an Omega-6-Fettsäuren eingeschränkt werden. Kaufen Sie Sonnenblumenöl, Weizenkeimöl, Maiskeimöl, Traubenkernöl und Distelöl besser nicht nach.

> **Wichtig:** Stufe 2 ist für alle hochwertigen Eiweißspender reserviert. Diese sind für eine gesunde Ernährung unverzichtbar, sollten aber immer in ausgewogenem Verhältnis zu den Lebensmitteln aus Stufe 1 stehen.

Eiweiß satt!

Ebenfalls eine große Rolle in der Ernährung nach LOGI spielen eiweißreiche Lebensmittel – tierische wie pflanzliche! Grundsätzlich ist menschliches Leben ohne Eiweiße, auch Proteine genannt, gar nicht denkbar, denn sie gehören zur Grundausstattung jeder menschlichen Zelle. Sowohl Nahrungseiweiß wie auch Körpereiweiß besteht aus vielen kleinen Bausteinen, den Aminosäuren. Da sich die verschiedenen eiweißhaltigen Lebensmittel hinsichtlich der Zusammensetzung ihrer Aminosäuren teilweise sehr unterscheiden, kombinieren Sie diese möglichst oft untereinander und wählen Sie als Zutat immer wieder andere Eiweißquellen. Ein ausgewogener Mix stellt sicher, dass Sie von allen Aminosäuren genug bekommen.

Sattmacher Nr. 3: Schlankmacher

Eiweiß hat von allen energieliefernden Nährstoffen den besten Sättigungseffekt. Eiweißreiche Mahlzeiten tragen dazu bei, dass wir weniger und seltener essen und insgesamt weniger Energie aufnehmen. Darüber hinaus steigt der Blutzuckerspiegel im Anschluss an ein solches Essen nicht so hoch an. Wodurch auch der Insulinspiegel auf relativ niedrigem Niveau bleibt und Fettspeicherrate, Hunger- und Appetitattacken effektiv unterdrückt werden.

Genießen Sie zu den Hauptgerichten üppige Gemüsemengen zum Beispiel zu einem schönen Stück Fleisch oder zu aromatisch gegartem Fisch. Während das Gemüse schnell und gut sättigt, weil dessen Ballaststoffe und der hohe Wasseranteil für Volumen im Magen sorgen, bewirken Eiweiß sowie Fett aus der Mahlzeit zeitversetzt eine lang anhaltende Sättigung. Obendrein profitiert der Körper von den vielen Vitalstoffen einer solchen Mahlzeit: Er schöpft daraus kalorienfreie Energie und wird putzmunter. Greifen Sie zu bei Fisch, Fleisch, Geflügel, Eiern und Milchprodukten, ebenso bei pflanzlichen Eiweißträgern wie Hülsenfrüchten, Nüssen, Tofu und Sojaprodukten. Gönnen Sie sich dies zu jeder Mahlzeit in moderaten Mengen oder genießen Sie eine größere Portion davon zu einem Hauptgericht.

Wie viel?

Die besten Werte im Zucker- und auch im Fettstoffwechsel werden erreicht, wenn statt stärke- und zuckerreicher Kohlenhydrate mehr Eiweiß und Fett verzehrt werden. Eiweiße statt Kohlenhydrate ist eine der wichtigsten Empfehlungen zur Verbesserung der Insulinsensitivität! Doch hierzulande nehmen Frauen durchschnittlich knapp 70 Gramm Eiweiß pro Tag mit der Nahrung auf, Männer etwa 90 Gramm. Damit macht der Eiweißkonsum 13 bis 16 Prozent der täglichen Energiezufuhr aus. Stoffwechselfreundlicher wäre es, etwa 25 bis 35 Energieprozent über tierische und pflanzliche Proteine zu decken. Gönnen Sie sich deswegen in Zukunft öfter eiweißreiche Lebensmittel. Am besten in schöner Abwechslung.

LOGI IST LOGISCH.

Welche Sorten?

- Besonders empfehlenswert sind fermentierte Milchprodukte: Sauermilchprodukte wie Joghurt, Kefir, Butter- oder Sauermilch stimulieren den Stoffwechsel und das Immunsystem.
- Bevorzugen Sie Milch und Milchprodukte mit natürlichem Fettgehalt. Diese schmecken und sättigen besser und enthalten mehr wertvolle Nährstoffe als fettarme Sorten.
- Geben Sie Fischsorten aus dem Meer den Vorzug. Denn neben dem fischtypischen, leicht verdaulichen Eiweiß und Vitamin D liefern Salzwasser- im Gegensatz zu Süßwasserfischen auch noch das stoffwechselfördernde Jod. Zusätzlich reich an Omega-3-Fettsäuren sind Makrele, Lachs, Hering, Thunfisch sowie Aal.
- Bevorzugen Sie die mageren Stücke vom Fleisch. So oft Sie es sich leisten können, gönnen Sie sich Fleisch aus artgerechter Tierhaltung. Dieses enthält mehr hochwertige Fettsäuren als Fleisch aus konventioneller Produktion.
- Bevorzugen Sie Eier aus Bio-Freilandhaltung. Die »0« des auf dem Ei aufgedruckten Kennzeichnungscodes steht für die Haltungsform »biologische Landwirtschaft«.
- Hülsenfrüchte sind hervorragende Eiweißquellen, in denen darüber hinaus wertvolle Ballaststoffe, Vitamine, Mineralstoffe und Spurenelemente stecken. Entdecken Sie, wie vielseitig die Zubereitungsmöglichkeiten für Kichererbsen, Linsen, Bohnen & Co. sind.
- Eine Handvoll Nüsse (etwa 30 Gramm) pro Tag ist ein hoch aromatischer Knabbergenuss, von dem der Körper, die grauen Zellen und das Herz profitieren. Weil Eintönigkeit langweilig ist, wählen Sie immer wieder eine andere Sorte, zum Beispiel Haselnüsse, Walnüsse, Erdnüsse, Mandeln oder Cashewkerne, Pekan- oder Paranüsse.

Gesünder als erwartet!

Es gibt einige Vorbehalte gegen zu hohen Eiweißkonsum. Doch bei einer Ernährung im Sinne der LOGI-Methode ist die Komposition der Nährstoffe untereinander ausschlaggebend für ihre gesundheitliche Unbedenklichkeit. Damit das Gleichgewicht stimmt, achten Sie darauf, Fleisch-, Geflügel-, Fisch- und Käsemahlzeiten grundsätzlich zusammen mit einer großen Portion Salat, Gemüse oder Obst zu verzehren.

> **Wichtig:** Vom Sattmacher zur Beilage! Was Kohlenhydrate angeht, stellt die LOGI-Pyramide einige der althergebrachten Empfehlungen regelrecht auf den Kopf. So bilden kohlenhydratreiche Lebensmittel bei LOGI keineswegs die Basis der täglichen Mahlzeiten. Im Gegenteil: Sie sind erst auf der dritten Stufe zu finden.

Kohlenhydrate – ja gerne, aber nicht so viel

Stärke und Zucker machen nicht fit und wach, sondern hungrig und schlapp. Alles in allem belasten große Mengen davon den Energie-, den Zucker- und den Fettstoffwechsel. Zu viele – insbesondere in Kombination mit Bewegungsmangel – machen dick und krank. Auch solche aus »gesunden« Lebensmitteln. Ob uns das gefällt oder nicht. Denn alle Kohlenhydrate verlassen den Verdauungstrakt als Zuckerbaustein. Deswegen gilt es, mit Kohlenhydraten sparsamer umzugehen. Verboten ist ihr Verzehr aber keineswegs. Schließlich ist LOGI keine No-Carb-Ernährungsform.

Empfehlenswert sind ballaststoffhaltige Kohlenhydratträger wie Vollkornbrot, Nudeln, Kartoffeln, Naturreis und Getreideprodukte. Doch auch für diese werden im Rahmen der LOGI-Ernährung nur in Portionsgrößen entsprechend einer Beilage empfohlen. Ideal sind ein bis zwei Portionen pro Tag, je nach körperlichem Aktivitätsniveau.

Welche Sorten?

Auf Brot, Kartoffeln, Reis und Nudeln müssen Sie nicht verzichten, je vollwertiger, also naturbelassener, desto besser. Auch manche Kniffe bei der Zubereitung tragen dazu bei, die Kohlenhydratwirkung auf den Stoffwechsel zu verbessern. Einige Beispiele dazu:

- Essen Sie lieber zwei Scheiben gut sättigendes Vollkornschrotbrot als vier Scheiben Mischbrot oder Baguette aus Auszugsmehl. Besonders empfehlenswert ist auch Pumpernickel.
- Bringen Sie zukünftig wieder Pellkartoffeln mit Schale auf den Tisch statt Pommes frites oder Kartoffelpüree, dann können Sie zusätzlich Pluspunkte bei Ballaststoffen und Vitaminen verbuchen.
- Schmecken Ihnen labberige Eiernudeln? Ihrem Stoffwechsel nicht. Empfehlenswerter ist al dente gekochte Pasta, noch besser in der Vollkornvariante. Oft genügt davon schon die halbe Menge Ihrer bisher üblichen Nudelration, um satt zu werden.

Bloß keine Kohlenhydrathysterie!

Verfolgen Sie das Kohlenhydratsparen allerdings nicht so extrem, dass aus einer Fettphobie eine Kohlenhydrathysterie erwächst! Getreideprodukte aus raffiniertem Mehl (Weißmehl) sowie Nudeln, Toast & Co. – das betrifft auch Getränke – sind bei LOGI nicht verboten. Sie werden aber auch nicht empfohlen und stehen zurecht in der Spitze der Pyramide: Je weniger Sie von solchen nahezu nährstofffreien Kohlenhydratträgern essen, desto günstiger wirkt sich das auf die Figur und eine lange Gesundheit aus. Doch die hochwertigeren Kohlenhydratquellen sollten Sie keineswegs vom Speiseplan verbannen. Vollkornprodukte enthalten neben Stärke jede Menge Ballaststoffe und Mineralstoffe sowie einige Vitamine und andere gesundheitsfördernde Nährstoffe.

Die Kohlenhyratdichte

Beim Einkauf abgepackter Ware mit ausgewiesenen Nährwerten kann ein Vergleich des Gesamtkohlenhydratgehalts sowie des Zuckergehalts die Entscheidung für eines von zwei sonst sehr ähnlichen Produkten erleichtern. Je niedriger der Kohlenhydrat- und Zuckergehalt bei vergleichbarer Gesamtenergie, desto besser. Oft weist das günstigere Nahrungsmittel auch noch einen höheren Ballaststoffanteil auf. Perfekt. Wir sprechen in diesem Zusammenhang von der Kohlenhydratdichte. Diese gibt an, wie viele Gramm Kohlenhydrate in 100 Gramm des jeweiligen Nahrungsmittels beziehungsweise einer Speise enthalten sind. Es sind bereits viele LOGI-Koch- und -Backbücher erschienen. Solche mit klassischen Rezepten, solche mit Rezepten für Vegetarier, für Süßschnäbel, für Sportler, zur Gewichtsreduktion und sogar mit LOGI-Rezepten von Spitzenköchen. So unterschiedlich die Zielgruppe ist, so haben doch alle Rezepte etwas gemein: Als gute LOGI-konforme Gerichte weisen viele im Durchschnitt eine niedrige Kohlenhydratdichte von weniger als zwölf Gramm Kohlenhydrate je 100 Gramm auf. Das entspricht gerade mal dem Kohlenhydratgehalt eines kleinen Apfels.

Auch eine mittlere Kohlenhydratdichte von 13 bis 25 Gramm Kohlenhydrate pro 100 Gramm ist für sättigende Hauptgerichte noch gut zu vertreten. Zum Vergleich: Diese Menge steckt zum Beispiel auch in ein bis zwei Nektarinen.

Im Gegensatz zu unseren Rezeptautorinnen, sollten Sie gar nicht erst in die Versuchung kommen, eigene Rezepte zu berechnen. Setzen Sie sich mit solchen »Zahlenspielen« gar nicht erst unter Druck. Nur um Ihnen einmal eine Orientierung zu bieten, wie stark sich die einzelnen Lebensmittel(gruppen) in der Höhe ihres Kohlenhydratgehalts unterscheiden, sind in der Übersicht auf Seite 90 einige typische Kohlenhydratträger nach ihrem Kohlenhydratgehalt je 100 Gramm sortiert.

Nicht aufgelistet sind alle Lebensmittel mit verschwindend geringem Kohlenhydratanteil: Die meisten Salat- und Gemüsesorten, Fisch, Geflügel, Fleisch und Eier haben einen so unwesentlichen Einfluss auf den Blutzucker, dass dieser vernachlässigt werden kann.

Milch und Milchprodukte enthalten etwas Milchzucker, der im Verdauungstrakt zu Glukose abgebaut wird. Deswegen lösen diese Nahrungsmittel eine – wenn auch niedrige – Blutzuckerreaktion aus. Ohne Einfluss auf den Blutzucker ist der Verzehr von Sauermilchprodukten, denn ihr Milchzucker ist größtenteils vergoren.

LOGI-Klassifizierung der Kohlenhydratdichte

- Niedrige Kohlenhydratdichte:
  ≤ 12 Gramm Kohlenhydrate pro 100 Gramm
- Mittlere Kohlenhydratdichte:
  12,1 bis 25 Gramm Kohlenhydrate pro 100 Gramm
- Hohe Kohlenhydratdichte:
  > 25 Gramm Kohlenhydrate pro 100 Gramm

Übersicht zur Kohlenhydratdichte von Lebensmitteln

Nahrungsmittel	Kohlenhydratgehalt/100 Gramm
Zucker	100 g
Gummibärchen, Lakritze	77 bis 86 g
Marmelade, Honig	71 bis 75 g
Knäckebrot	70 g
Kuchen, Kekse, Plätzchen	50 bis 65 g
Schokolade	43 bis 65 g
Brot, Brötchen	38 bis 51 g
Nudeln (gekocht)	30 g
Reis, Mais, Hirse (gekocht)	20 bis 25 g
Obst – zuckerreich (Banane, Mango, Ananas, Weintrauben, Kirschen u. a.)	13 bis 20 g
Kartoffeln	14 g
Gezuckerte Milchprodukte	13 bis 18 g
Hülsenfrüchte, gegart (Linsen, Bohnen, Erbsen, Sojabohnen, Kichererbsen)	3 bis 16 g
Obst – zuckerarm (Zitrusfrüchte, Apfel, Birne, Beerenobst, Melone, Papaya, Kiwi u. a.)	2 bis 10 g
Gemüse, Salat und Pilze	1 bis 7 g
Milch, Joghurt, Quark und Kokosmilch (ungezuckert)	2 bis 5 g
Frischkäse, Sahne, saure Sahne, Käse	< 1 g
Nüsse, Kerne	< 1 g
Fleisch und Wurst, Fisch und Meerestiere, Ei	0 g
Fette und Öle	0 g

Quelle: Bundeslebensmittelschlüssel

Wichtig: In der Spitze der Pyramide stehen Nahrungsmittel, auf die wir getrost verzichten könnten: ballaststoffarme, stark verarbeitete Kohlenhydratlieferanten mit starker Blutzuckerwirkung. Gift für einen gestörten Stoffwechsel.

Gar nicht nach dem Geschmack unseres Stoffwechsels sind leere Energieträger wie Kuchen und Kleingebäck, Brezeln, Pizza & Co. Alle Nahrungsmittel, die reich an Zucker oder Stärke sind, verführen nur allzu oft dazu, immer wieder noch einmal nachzunehmen und so über den Hunger hinaus zu essen. Dadurch nehmen wir mehr Kohlenhydrate und auch deutlich mehr Energie auf, als uns gut tut. Vitamine, Mineralstoffe und andere wertvolle Nahrungsinhaltsstoffe – Fehlanzeige. Denn diese haben

LOGI IST LOGISCH.

»veredelte« Produkte wie Auszugsmehl im Laufe ihrer Raffination (industrielle »Verfeinerung«) längst verloren. Es versteht sich von selbst, warum Süßigkeiten und Weißmehlprodukte besser nur selten auf Ihrem Speiseplan stehen sollten.

Besser so: Betrachten Sie Zuckerreiches, ganz gleich ob als Getränk, in Form von Eis, Kuchen oder Bonbons, als besonderes Extra, das Sie sich hin und wieder in kleinen Gourmet-Portiönchen gönnen. Dann aber wirklich ohne schlechtes Gewissen!

So essen wir uns hungrig

Die schnell verfügbaren Kohlenhydrate ballaststoffarmer und stark verarbeiteter Kohlenhydratträger schießen schon kurz nach ihrem Verzehr ins Blut und lösen so starke Blutzuckerreaktionen aus. Gefolgt von einer hohen Insulinproduktion und -ausschüttung. Solange die Körperzellen auf dessen Schlüsselfunktion noch ansprechen, sinken die Blutzuckerwerte innerhalb kurzer Zeit wieder – sogar unter ihr Ausgangsniveau. Das ist für den Stoffwechsel problematisch, kommt einer Bedrohung gleich. Er interpretiert in das Absinken des Blutzuckers, dass eine Hungersnot droht und schlägt in seiner Not Alarm. Unumgänglich stellt sich quälender Heißhunger ein. Der sich wiederum am leichtesten mit schnell verfügbaren Kohlenhydraten stillen lässt ... Und schon ist ein Teufelskreis in Gang gesetzt, aus dem Sie oft nur schwer entkommen.

Zuckersüchtiges Gehirn

Der beschriebene Mechanismus ist weder neu noch unbekannt. Warum fällt es vielen Menschen trotz dieses Wissens so schwer, auf solche Dickmacher zu verzichten. Warum lassen sie sich oft sogar gegen ihre Vorsätze immer wieder verlocken?

In jüngster Zeit verdichteten sich die Hinweise, dass dabei auch physiologische Regulationsstörungen eine Rolle spielen könnten: So steigt das Süßverlangen zum Beispiel an, wenn die Energieversorgung des Gehirns gestört ist. Der Adipositasexperte Prof. Dr. Achim Peters spricht in diesem Zusammenhang von der Selfish-Brain-Theorie: Weil das Gehirn egoistisch ist und als erstes mit Energie versorgt werden will, setzt es alle Hebel in Bewegung, um an schnell verfügbare Energie, also Zucker, zu kommen. Infolgedessen stellt sich ein unstillbares Verlangen nach Süßem ein – das anhält, bis es erfüllt wird. Kommt der aufgenommene Zucker aufgrund der Störung nicht im Gehirn an, dreht sich der Teufelskreis immer weiter, die Naschsucht hält an. Möglicherweise liegt diese Störung insbesondere bei stark übergewichtigen Menschen zugrunde und beeinflusst unwillkürlich ihr Essverhalten.

Die gute Nachricht ist, dass es einen Ausweg gibt. Viele Menschen, die bereits nach der LOGI-Methode essen, haben ihn erstaunt entdeckt und erfolgreich genutzt: Wenn Sie sich schrittweise abgewöhnen, stark gesüßte Produkte zu essen, werden Sie sogar schon einen gesüßten Fruchtjoghurt aus dem Kühlregal bald verschmähen. Denn er wird Ihnen nicht mehr schmecken: viel zu süß. Bereits nach wenigen Wochen Zuckerabstinenz verspüren Sie eine Veränderung Ihres Geschmacksempfindens für süß. Probieren Sie dann mal wieder eine alte Lieblingssüßspeise, werden Sie sich möglicherweise schütteln, weil diese zu intensiv zuckrig schmeckt.

So können Sie sich für die Geschmackrichtung süß sensibilisieren:

- Rühren Sie selbstgemachtes Fruchtpüree in Quark oder Naturjoghurt.
- Verzichten Sie auf süße Getränke wie Wellnesswasser, Limonaden, gezuckerten beziehungsweise künstlich aromatisierten Kaffee.
- Meiden Sie Fertigprodukte und Fast Food.
- Lassen Sie fettreduzierte Lebensmittel am besten gleich im Laden stehen. Diese enthalten meistens viel Zucker – als Geschmackträger und Füllstoff. Achten Sie aufs Etikett.
- Naschen Sie weniger (oft) Süßes.

Lesen Sie das Etikett

Immer wieder werden bessere Deklarationen der Lebensmittel gefordert. Zu Recht. Doch diese bringen erst dann Vorteile für den Verbraucher, wenn dieser sie auch beachtet. Schauen Sie genauer hin! Werden Sie zum Zuckerdetektiv.

Kein Hersteller gibt gern zu, dass viel Zucker in einem Produkt enthalten ist. Deswegen wird Zucker in den Zutatenlisten häufig verschleiert, indem seine Anwesenheit vor dem flüchtigen Leser versteckt wird. Das ist leicht, denn Zucker hat viele Namen, die dem Laien nicht unbedingt vertraut sind. Diese verbergen sich meistens hinter Begriffen mit der Endung »-ose« oder hinter dem Begriff »Stärke«. Einige Beispiele, wie Zucker noch benannt werden kann:

Saccharose, Glukose, Glukosesirup, Traubenzucker, Dextrose, Fruktose, Fruchtzucker, Maltose, Malzzucker, Invertzucker, Glykogen, Maissirup, Maltodextrin, Isoglukose, modifizierte Stärke, Maisstärke, Weizenstärke.

> **Wichtig:** Doch ganz egal, wie man ihn benennt: Zucker ist Zucker und dieser landet früher oder später im Blut, worauf Ihr Körper mit einer Insulinreaktion antwortet!

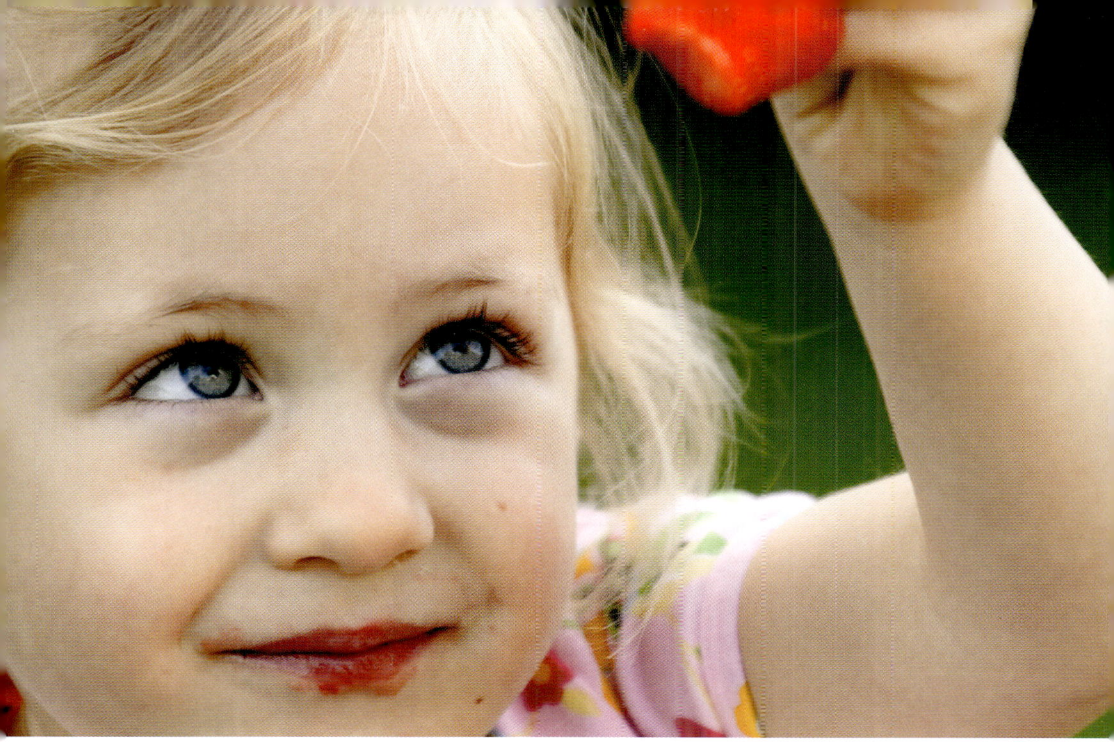

Wider den Süßhunger

Einige Tipps, wie Sie Ihre süßen Gelüste überlisten können:

- Genießen Sie bewusst einmal am Tag eine kleine Portion Süßes. Am besten nach einer LOGI-Mahlzeit.
- Naschen Sie grundsätzlich nur zu bestimmten Zeiten und nicht einfach so zwischendurch.
- Bewahren Sie möglichst wenige Süßigkeiten zu Hause oder im Büro auf. Dekorative Schalen oder Gläser mit Leckereien verleiten zu übermäßigem Naschen.
- Trinken Sie aromatisierten Tee, zum Beispiel Rooibostee mit Vanillearoma.
- Legen Sie nie die ganze Packung einer Süßigkeit auf den Tisch. Füllen Sie eine kleine Portion daraus in ein Schälchen und verstauen Sie den Rest wieder im Schrank.
- Essen Sie alternativ einen Quark mit Fruchtmus oder ein Kokosbrötchen (Rezept in »Das neue große LOGI-Kochbuch«). Beide Alternativen befriedigen den Süßhunger und sättigen zugleich nachhaltig.

Gebrauchsanweisung für die LOGI-Familienernährung

Alle helfen mit

Ein Familienmitglied hat ein Gewichtsproblem? Helfen Sie ihm, dieses zu lösen. Gemeinsam geht es besser. Schließlich ist die LOGI-Ernährung für alle gesund, egal, ob dicker oder schlanker. Negative Folgen sind nicht zu befürchten. Für den marathonlaufenden Papa oder den extrem schnell wachsenden Teenager kann immer noch ein Brotkörbchen zum Essen hinzugestellt werden, damit kein Defizit an Kalorien auftritt. Das heißt: Sie kochen LOGIsch, alle essen dasselbe, aber die, welche es tatsächlich nötig haben, dürfen zusätzliche Kohlenhydrate konsumieren. Aber bitte so, dass es den übergewichtigeren Familienmitgliedern nicht schwer fällt, darauf zu verzichten.

Eltern übergewichtig, Kinder nicht?

Kein Problem. Kindern schadet eine Ernährung mit mehr Gemüse und Salat, hochwertigen Ölen und genügend Proteinen keineswegs. Zumal Kohlenhydrate nicht essenziell, also nicht lebensnotwendig, sondern lediglich Kalorienlieferanten sind. Da Ihre Kinder sowieso ein höheres Risiko haben, dereinst wie Sie übergewichtig zu werden, tun sie gut daran, schon früh mit den Richtlinien einer gesunden, ausgewogenen Ernährung bekannt gemacht zu werden. Das können Sie, indem Sie Ihnen vorleben, dass LOGI auch schmeckt. Kein Kind ist über das Wort »gesund« zu gesunder Ernährung zu motivieren. Streichen sie es aus Ihrem Wortschatz. Essen muss gut schmecken und ein Genuss sein. Dies wiederum können Sie als Eltern Ihren Kindern vorleben und vorzeigen. Wie wär's, wenn Sie sich angewöhnen würden, den kochenden Partner immer wieder vor den Kindern für seine tollen Kochkünste zu loben? Das sollte eh nicht schwierig sein, denn LOGI schmeckt vorzüglich!

Kinder übergewichtig, Eltern schlank?

Einverstanden, die Eltern müssen ihr Essverhalten nicht zwingend umstellen. Oder doch? Schließlich könnten Sie schlank sein und dennoch keine optimalen Blutfettwerte aufweisen. Ihre Körperzellen könnten trotzdem nicht optimal aufs Insulin ansprechen. Bewegen Sie sich genug? Oder essen Sie einfach anders als Ihre Kinder, gesünder, weniger? Wahrscheinlich machen Sie ja einiges richtig, richtiger jedenfalls als Ihre Kinder. Lassen Sie sie von Ihnen lehren. Setzen Sie sich mit Ihnen an den Tisch und leben Sie Ihnen vor, wie man langsamer isst, wie gut Salat und Gemüse schmecken können und wie wohl man sich fühlt, wenn man genau dann mit dem Essen aufhört, wenn man satt ist. LOGI ist für Sie als Eltern ideal, nicht nur für Ihre Kinder, sogar wenn Sie schlank sind und es auch bleiben wollen. Bedenken Sie, dass Ihre Kinder nicht nur eine andere Ernährung brauchen, sondern auch mehr Bewegung, genügend Schlaf und Sonnenlicht. Übergewicht muss immer ganzheitlich betrachtet und angegangen werden.

DIE LOGI-
FAMILIENERNÄHRUNG.

Innere Leere?

Wie gut geht es Ihrem Kind? Wie gerne besucht es die Schule, wie steht es mit seinem Freundeskreis? Nicht selten decken Kinder ihre Probleme mit Essbarem zu. Es ist einfach, sich mittels Essen etwas Gutes zu tun, die innere Leere mit Lebensmittel aufzufüllen. Befassen Sie sich mit der psychischen Verfassung Ihres Kindes. Wenn es ihm rundum gut geht, wird es viel eher auf unnötige Kalorien verzichten können. Versuchen Sie, herauszufinden, ob Ihr Kind Esswaren dazu missbraucht, um sich zu trösten, zu belohnen oder abzulenken, wenn es ihm langweilig ist oder wenn es Probleme hat. Zeigen Sie ihm auf, dass es andere Wege gibt, um sich wohl zu fühlen und sich etwas Gutes zu tun. Zum Beispiel Musik hören oder spielen, sich bewegen, Entspannungsübungen, ein tolles Hobby, der Umgang mit Tieren, eine Rückenmassage mit einem duftenden Öl oder ein Gespräch mit lieben Menschen.

Gehen Sie behutsam vor. Es ist nicht nötig, den Kindern groß zu erklären, dass Sie jetzt weniger Kohlenhydrate essen dürfen. Stellen Sie langsam, aber kontinuierlich die Ernährung um. Geben Sie Ihren Kindern kohlenhydratärmere Zwischenmahlzeiten mit. Kochen Sie LOGI. Lassen Sie die Kinder dabei wenn möglich mithelfen, sie werden eher von neuen Gerichten probieren, wenn sie selber Hand anlegen durften.

Ausnahmen erlaubt!

LOGI bedeutet nicht, dass es nie mehr Pizza, Pasta oder Pommes gibt. Wenn Sie insgesamt weniger Kohlenhydrate konsumieren, sind Sie auf dem richtigen Weg. Ausnahmen liegen drin und bestätigen die Regel. Erklären Sie eine Mahlzeit pro Woche zur Ausnahme. Schließlich reizen Verbote erst recht dazu, überschritten zu werden. Ein Beispiel: Immer am Sonntagmorgen gibt es eine Scheibe Zopf oder eine Semmel für jeden. Oder immer am Sonntagnachmittag gibt es ein Stück Kuchen. Und danach wieder mit neuem Elan in die kommende LOGI-Woche!

Die lieben Mitmenschen

Klar haben Ihre Kinder Freunde. Sie hoffentlich auch. Leider ist es aber so, dass diesen oft das Verständnis dafür fehlt, dass Sie LOGIsch essen sollten oder möchten. Lassen Sie sich nicht beeindrucken. Erklären Sie Ihre Beweggründe und die LOGI-Methode. Oder noch besser: Laden Sie zu einem LOGI-Essen ein. So merken alle, dass es schmeckt und eigentlich ganz einfach ist.

LOGI im Restaurant

Nicht immer ganz einfach, aber doch machbar. Einige Beispiele? Salat- oder Gemüseteller, Insalata Caprese, Fisch oder Fleisch mit Gemüse statt mit Kohlenhydratbeilage. Wasser anstatt Süßgetränk oder ausnahmsweise für die Kinder auch ein Cola Zero oder ein anderes Lightgetränk.

Zum Dessert etwas, das wenigstens neben Zucker einen hohen Eiweißgehalt hat, zum Beispiel Karamelflan oder Quarkcreme.

Keine passende Kindermenükarte?

Leider bestehen die meisten Kindermenükarten aus sehr kohlenhydratreichen Gerichten, erst noch kombiniert mit viel Fett. Am besten verlangen Sie deshalb gar nicht erst nach einer Kindermenükarte, sondern bestellen von einem Gericht, das Ihnen passend erscheint, eine halbe Portion für Ihr Kind. Nur so lernen auch Restaurantbesitzer, dass es für Kinder ein Angebot an gesünderen Lebensmitteln geben soll. Oder aber Sie nehmen den Restaurantbesuch als willkommene Ausnahme: einmal pro Monat NICHT nach LOGI zu essen, lässt das Ziel, Gewicht zu verlieren, nicht gleich scheitern. Deklarieren Sie in diesem Fall den Ausflug ins Restaurant als Ausnahme. Alle dürfen essen, was ihnen schmeckt, egal, ob mit oder ohne Kohlenhydrate. Dafür wird daheim an den nächsten Tagen wieder strikt nach LOGI gegessen. Oder Sie verdienen sich den Restaurantbesuch, indem Sie zu Fuß oder mit dem Fahrrad anreisen.

Hilfe, Gemüse!

Ja, Sie haben Recht, die meisten Kinder finden Gemüse und Salat anfangs nicht so toll. Sie müssen sich erst an den neuen Geschmack gewöhnen. Das trifft besonders dann zu, wenn sie im Alter der sogenannten Neophobie sind, also zwischen zwei und fünf. Dann wird grundsätzlich erst einmal alles abgelehnt, was grün und gesund aussieht. Dieses Verhalten basiert wohl auf einem Schutz aus der Evolution: Während es in der Natur keine Pflanze gibt, die süß und zugleich giftig ist, könnte etwas Grünes oder Knallrotes und vielleicht dazu noch Bitteres durchaus giftig sein. Also besser darauf verzichten – oder oft genug beobachten, ob Mama und Papa auch wirklich nichts geschieht, wenn sie das ominöse und unbekannte Lebensmittel essen. Da kein gesundes Kind freiwillig verhungert – und ein übergewichtiges sowieso weit davon entfernt ist – müssen Sie sich darüber keine Sorgen machen. Stellen Sie auf den Tisch, was Sie wollen: Ihr Kind soll davon probieren. Wenigstens einen Bissen. Wenn dieser ungenießbar erscheint, darf er diskret an den Tellerrand gelegt werden. Erst wenn Ihr Kind etwas 10- bis 15-mal probiert hat, kann es schließlich schlüssig beurteilen, ob ihm das betreffende Lebensmittel tatsächlich nicht schmeckt.

Aber keine Angst: Was es so oft probierten musste, wird es mit größter Wahrscheinlichkeit im Erwachsenenalter essen können.

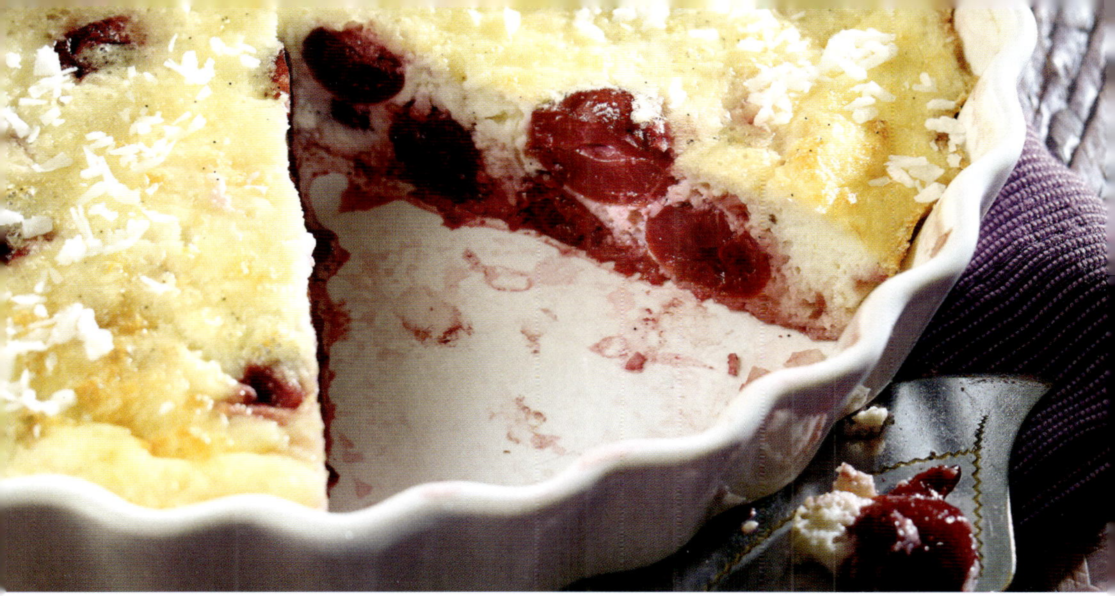

LOGI ganz praktisch

Eiweiße aus Fisch, Fleisch, Eier, Hülsenfrüchte oder Nüsse sind die besten Sattmacher. In verschiedenen Studien konnte bewiesen werden, dass Testpersonen nach dem Genuss einer proteinreichen Mahlzeit weniger Hunger verspürten und auch in der darauf folgenden Mahlzeit weniger aßen und dadurch weniger Kalorien konsumierten. In Experimenten stellte sich heraus, dass Testpersonen während proteinreicher Diäten ein besonders gutes Sättigungsgefühl empfanden. Warum das so ist, konnte wissenschaftlich noch nicht restlos geklärt werden. Sicher ist nur, dass über Bestandteile des Eiweißes (Aminosäuren) gewisse Sättigungshormone aktiviert werden. Fakt ist auch: Die Verwertung von Proteinen ist ein energieverbrauchender Prozess. Dabei steigt die Körpertemperatur an, Schwitzen ist angesagt. Dies geschieht nach dem Konsum von Fetten und Kohlenhydraten nicht annähernd so stark. Die Anregung des Stoffwechsels führt zu einem Mehrverbrauch von 40 bis 80 Kalorien pro Tag. Proteine sind zudem wichtig, damit der Körper während einer Diät keine Muskeln abbaut. Die Aminosäure Leucin scheint dabei eine besondere Rolle zu spielen. Sie ist reichlich in Thunfisch, Lachs, Rinderfilet, Milch und Milchprodukten sowie Erdnüssen enthalten. Sogenannte Sättigungsbeilagen wie Reis, Teigwaren oder Brot enthalten hingegen vorwiegend Kohlenhydrate. Diese machen Hunger, weil sie zu einer Insulinausschüttung führen und dadurch zu einem Absinken des Blutzuckerspiegels auf einen Wert unter den Ausgangswert. Gleichzeitig wirkt das Insulin als Masthormon, welches den Fettabbau in der Muskulatur hemmt und die Fetteinlagerung im Fettgewebe fördert. Schließlich werden Schweine nicht umsonst mit Kohlenhydraten gemästet!

»Mein Kind mäkelt an allem herum, was ich koche«

Was können Eltern tun, damit Kinder möglichst viele verschiedene Speisen, insbesondere auch Gemüse, gerne mögen? Hier die wichtigsten Erkenntnisse rund um die Geschmacksbildung – mit den passenden Tipps.

Sicher ist: Wenn der Geschmack bei der Geburt unveränderlich festgelegt wäre, hätten alle Menschen dasselbe Lieblingsgericht. Ernährungsvorlieben und -abneigungen sind jedoch eine Kombination von Vererben und Lernen. Und doch sind gewisse Geschmacksvorlieben weltweit bei allen Babys feststellbar, so zum Beispiel die Vorliebe für Süßes. Mit gutem Grund: Es gibt in der Natur kein einziges süß schmeckendes und gleichzeitig giftiges Lebensmittel. Auch salzige Lebensmittel mögen Kinder gerne. Salz versorgt den Körper mit lebensnotwendigem Natrium. Weltweit lehnen Babys hingegen bittere Lebensmittel ab. Auch das macht Sinn: Es gibt unzählige bittere und gleichzeitig giftige Pflanzen. Dafür bevorzugen bereits kleine Kinder fettige Lebensmittel im Vergleich zu fettarm zubereiteten. Die Erklärung liegt auf der Hand: Fett ist ein Geschmacksträger und verführt dazu, mehr zu essen. Wer mehr isst, ist besser gegen Hungersnöte gerüstet. Die letzte gab es übrigens im 19. Jahrhundert!

Damit Eltern den Geschmack ihrer Kinder möglichst breit gefächert prägen können, sollten sie wissen, wie die Geschmacksprägung abläuft und dies entsprechend nutzen:

- Der Geruchs- und Geschmackssinn gehören zu den am frühesten entwickelten Fähigkeiten des Menschen. Fruchtwasser schmeckt je nach Ernährung der werdenden Mutter immer wieder anders, ebenso die Muttermilch. Eine Studie konnte aufzeigen, dass Babys, deren Mütter in den letzten drei Schwangerschaftsmonaten Karottensaft getrunken hatten, später Karotten auf Anhieb mochten und gerne und viel davon aßen. Dasselbe konnte bei Babys beobachtet werden, deren Mütter während der Stillzeit Karottensaft tranken.

  Tipp: Werdende und stillende Mütter sollten möglichst abwechslungsreich essen, um ihr Baby an möglichst viele verschiedene Geschmacksnoten zu gewöhnen.

- Elterliche Vorlieben und Abneigungen prägen den Geschmack des Kindes stark, bereits in frühester Kindheit. Dabei werden Abneigungen rascher und konsequenter übernommen als Vorlieben.

  Tipp: Eltern sollten selbst von allem probieren und sich Abneigungen nicht anmerken lassen.

- Werden Kinder mit etwas Essbarem belohnt, mögen sie dieses später besonders gerne.

  Tipp: Warum nicht einmal mit einer Frucht oder etwas anderem Sinnvollem belohnen? Oder noch besser: Kinder anders belohnen als mit etwas Essbarem.

- Je häufiger ein Kind ein neues Lebensmittel sieht, umso besser kennt es dieses Lebensmittel. Je häufiger es ein neues Lebensmittel kostet, umso lieber isst es dies.

  Tipp: Sollen Kinder etwas gerne essen, muss man es ihnen häufig anbieten. 2- bis 3-mal reicht nicht, es muss 10- bis 15-mal sein.

- Kinder, welche bereits in den ersten Lebensjahren sehr viele Fertiggerichte essen, fallen später durch, wenn sie den Geschmack von frischem Gemüse oder Salat identifizieren sollten, weil sie ihn gar nicht kennen.

  Tipp: Bereits ganz kleine Kinder sind sehr geschmackssensibel. Deshalb lohnt es sich, für sie abwechslungsreich, frisch und saisongerecht zu kochen.

- Die Atmosphäre, welche am Esstisch herrscht und der Gesichtsausdruck, mit dem Erwachsene einem Kind ein Lebensmittel anbieten, entscheiden mit darüber, ob das Kind etwas mag oder nicht. Wird etwas von einem Erwachsenen gefüttert, der nett mit dem Kind ist, mag das Kind das Lebensmittel später auch, wenn es jemand anderes damit füttert.

  Tipp: Achten Sie auf eine möglichst entspannte Atmosphäre am Familientisch. Machen Sie beim Probieren neuer Lebensmittel weder Druck noch lassen Sie sich auf Machtkämpfe ein.

- Kinder entdecken ihren Geschmack gerne durch Ausprobieren und Zusammenmischen verschiedener Dinge.

  Tipp: Sinnerlebnisse befähigen zum Genuss. Auch wenn es dazu nötig ist, über mit Konfitüre vermischtes und aufs Brot gestrichenes Ovomaltinepulver oder Käse im Birchermüesli hinwegzuschauen.

»Ein Familienmitglied verträgt das Essen nicht«

Nicht alle Menschen vertragen Lebensmittel problemlos, sie leiden unter einer Nahrungsmittelunverträglichkeit. Diese kann sich in ganz verschiedenen Symptomen äußern und hat unterschiedliche Ursachen. Verspüren Sie nach dem Essen eines Apfels ein pelziges Gefühl im Mund? Wird Ihnen übel, wenn Sie Milch trinken? Oder müssen Sie glutenhaltiges Getreide meiden, um sich gesund zu fühlen? Dann gehören Sie zur wachsenden Gesellschaft derjenigen Menschen, die eine Nahrungsmittelunverträglichkeit haben. Darunter fallen die Nahrungsmittelallergien, aber auch die nicht allergischen Nahrungsmittelunverträglichkeiten wie Laktoseintoleranz oder Zöliakie. Ihnen allen liegen verschiedene Ursachen und Auslöser der Symptome zugrunde.

Etwa zwei bis vier Prozent der Erwachsenen und drei bis acht Prozent der Kinder leiden unter einer Nahrungsmittelallergie. Bei einer echten Allergie reagiert der Körper gegen körperfremde, harmlose tierische oder pflanzliche Proteine, die normalerweise ganz einfach vertragen werden. Ein allergisch veranlagter Mensch bildet nach dem Erst- oder auch nach einem späteren Kontakt mit einem speziellen Protein aus der Nahrung sogenannte IgE-Antikörper. Diesen Vorgang nennt man Sensibilisierung. Die Betroffenen merken davon nichts. Die nun vorhandenen IgE-Antikörper können aber bei weiterem Konsum des Nahrungsmittels – oft schon bei kleinsten Mengen des entsprechenden Nahrungsmittels – eine allergische Reaktion auslösen. Dabei schütten in der Haut und in den Schleimhäuten vorkommende Zellen Botenstoffe wie das Histamin aus, welche die typischen allergischen Symptome wie Juckreiz, Rötung der Haut, Schwellungen des Gesichtes oder Atemnot auslösen. Eine häufige und meist harmlose Reaktion einer Nahrungsmittelallergie ist das orale Allergiesyndrom: Es äußert sich durch Juckreiz an Lippen und im Hals oder durch ein pelziges Gefühl in Mund und Gaumen, die schon beim ersten Bissen des Lebensmittels auftreten können. Am häufigsten wird dies durch Nüsse, Stein- und Kernobst in rohem Zustand ausgelöst. Seltener kann es Schwellungen der Lippen, der Zunge sowie der Wangen- und Rachenschleimhaut geben. Weitere mögliche Symptome sind Erbrechen, Magen- oder Bauchkrämpfe und Durchfall, Nesselausschlag oder Asthmaanfälle. Selten ist eine allergische Allgemeinreaktion bis hin zum lebensbedrohlichen Schock. Am häufigsten wird ein solcher lebensbedrohlicher Zustand im Kindesalter durch Erdnüsse, Haselnüsse und Milch ausgelöst, während es bei Erwachsenen Früchte, Gemüse, Baumnüsse und Erdnüsse sowie Krusten- und Schalentiere sind.

Alkohol, körperliche Anstrengung oder Stress können bisher schwache Allergiesymptome verstärken oder überhaupt erst auslösen. Theoretisch kann jedes Nahrungsmittel zu allergischen Reaktionen führen. Statistiken aus der Allergiestation der Universität Zürich zeigen, dass Sellerie und Karotten die häufigsten Allergieauslöser sind, gefolgt von Milch und Käse. Umgekehrt gibt es nur wenige Lebensmittel, gegen die Menschen fast nie allergisch sind. In unseren Breitengraden gehören Blattsalate, gekochte Kartoffeln und Reis dazu. Um eine Sensibilisierung zu bestätigen, werden sogenannte Pricktests durchgeführt, wobei das als Allergen verdächtigte Lebensmittel auf

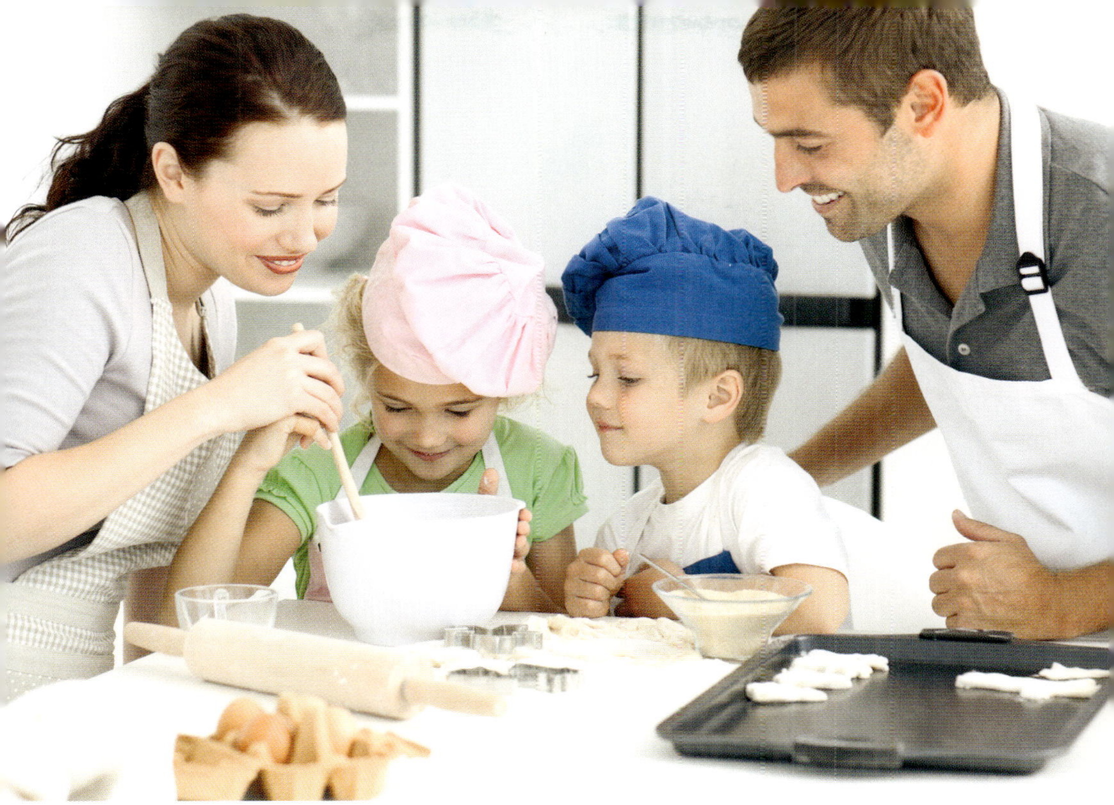

die Haut aufgetragen und die obere Hautschicht »angepiekt« wird. Oft wird auch ein RAST-Test durchgeführt, bei dem im Blut auf IgE-Antikörper gegen bestimmte Lebensmittel gesucht wird. Beide Allergietests (Pricktest und RAST-Test) beweisen nur eine Sensibilisierung, also das Vorhandensein von IgE-Antikörpern, aber nicht zwangsläufig eine Allergie. Erst wenn das Lebensmittel nachweislich zu Reaktionen führt, ist bei einem positiven Allergietest von einer Allergie auszugehen.

Die Therapie besteht darin, konsequent Lebensmittel zu meiden, welche allergische Reaktionen auslösen. Heilbar sind Nahrungsmittelallergien bis heute nicht, immerhin haben die Allergien auf Milch oder Eier im Baby- und Kleinkindalter gute Chancen, ausgewachsen zu werden. Andere Allergien, zum Beispiel auf Erdnüsse oder Fisch, bleiben meistens lebenslang bestehen. Heute müssen die wichtigsten 13 allergieauslösenden Zutaten auf jedem verpackten Lebensmittel sichtbar aufgedruckt sein. Erwischt ein Allergiker trotz allem ein für ihn gefährliches Lebensmittel, müssen so schnell wie möglich die Symptome behandelt werden. Deshalb sollte der vom Arzt ausgestellte Allergikerpass immer mitgetragen werden, ebenso ein Notfallset, um die allergische Reaktion zu dämpfen.

Im Gegensatz zur echten Allergie fehlt bei den nicht allergischen Nahrungsmittelunverträglichkeiten die Sensibilisierungsphase, die Reaktion ist keine Abwehrreaktion des Immunsystems. Sie kann schon beim ersten Kontakt mit dem Lebensmittel auftreten. Wir unterscheiden zwischen Enzymdefekten, Malabsorptionen und Pseudoallergien. Am häufigsten ist die Laktoseintoleranz (Milchzuckerunverträglichkeit), etwa 15 bis

20 Prozent der Bevölkerung in Nordeuropa sind davon betroffen, die Dunkelziffer ist jedoch hoch. Laktose kommt in Milch und vielen Frischmilchprodukten vor. Normalerweise wird die Laktose im Dünndarm durch das Enzym Laktase in Glukose und Galaktose gespalten. Fehlt dieses Enzym, kann der Milchzucker nicht verwertet werden und führt zu Durchfällen und Bauchkoliken, sobald Milch getrunken wird. Joghurt wird teilweise vertragen, abhängig davon, in welchem Ausmaß der enthaltene Milchzucker durch die Joghurtkulturen zu Milchsäure abgebaut wurde. Hartkäse wie Greyerzer oder Emmentaler enthält von Natur aus keinen Milchzucker und ist deshalb immer verträglich.

Heute ist eine Vielzahl von laktosefreien Produkten auf dem Markt erhältlich. Für die Diagnose einer Laktoseintoleranz gibt es einen speziellen Atemtest. Pseudoallergien treten selten auf und machen vor allem dann Probleme, wenn sehr viel von den auslösenden Nahrungsmitteln gegessen wird. Da die Betroffenen mit den gleichen Symptomen wie Allergiker reagieren, wurde der Name Pseudoallergie im deutschsprachigen Raum geprägt. Häufige Auslöser sind aromatische Nahrungsmittel wie Freilandtomaten, Erdbeeren und Zitrusfrüchte, aber auch Zusatzstoffe und biogene Amine. Wie der Diabetes Typ 1 gehört auch die Zöliakie zu den Autoimmunkrankheiten, deren Ursachen nicht genau geklärt sind. Sicher ist einzig, dass die Gene eine Rolle spielen. Heute gehen wir davon aus, dass in Mittel- und Nordeuropa eine auf 100 bis 500 Personen die Veranlagung dazu hat. Das heißt, dass die Häufigkeit nach heutigen Erkenntnissen viel höher liegt als früher vermutet. Eine Heilung ist nach wie vor nicht möglich, und es muss eine lebenslange streng glutenfreie Diät eingehalten werden. Abgesehen davon ist ein nahezu normales Leben möglich. Zöliakie ist eine chronische Erkrankung des Dünndarms. Dieser reagiert überempfindlich auf Gliadin oder Gluten, das Klebereiweiß in Getreidearten wie Weizen, Roggen, Gerste. Wenn die erkrankte Person davon isst, verändern sich ihre Dünndarmzotten, sie werden zerstört und abgebaut. Dies führt dazu, dass Nährstoffe nicht mehr aufgenommen werden können. Deshalb nehmen die betroffenen Menschen ab oder als Kinder während des Wachstums nicht mehr richtig zu, leiden unter Nährstoffmängeln wie Eisenmangel, haben Bauchschmerzen, Blähungen, Durchfälle oder Verstopfung, häufiges Erbrechen, häufige Müdigkeit und psychische Symptome. Eine Blutuntersuchung kann erste Hinweise auf Zöliakie geben – vorausgesetzt, es wird noch ausreichend glutenhaltiges Getreide gegessen. Dies ist allenfalls durch eine Dünndarmbiopsie abzusichern. Jetzt gilt es, konsequent Weizen, Roggen, Gerste, Hafer, Dinkel, Grünkern, Emmer, Kamut, Einkorn und alle damit hergestellten Lebensmittel wie Mehl, Grieß, Malz, Bier, Brot, Backwaren, Suppen, Saucen, Fertiggerichte zu meiden. Isst ein Zöliakiepatient trotzdem Gluten, führt dies meistens nicht sofort zu Symptomen. Es kann im Extremfall Monate dauern, bis es ihm wieder schlecht geht. Die Folgen sind dennoch gravierend und gehen bis hin zu einem höheren Darmkrebsrisiko und Mangelerscheinungen, weshalb es unbedingt notwendig ist, die Diät konsequent zu befolgen. Unproblematisch sind Reis, Buchweizen, Quinoa, Mais und spezielle für Zöliakiekranke hergestellte Lebensmittel ohne Gluten, die mittlerweile so gut schmecken wie solche mit Gluten.

DIE LOGI-FAMILIENERNÄHRUNG.

Ein Wort zum Alkohol

Alkohol verfeinert Desserts, Risottos und Saucen und bildet eine Hauptzutat des Fondues. Darf man ihn weiter verwenden, wenn Kinder am Tisch sitzen – und wie?

»Das brennt im Hals und schmeckt mir gar nicht!« ist ein vielgehörter Kommentar von Kindern nach dem Probieren des ersten Schlucks Wein. Gut so, denn Alkohol schadet Kindern viel stärker als Erwachsenen, das kindliche Nervensystem reagiert sehr empfindlich darauf. Je weniger ein Kind wiegt, umso stärker steigt der Blutalkoholgehalt an, bereits ab 0,5 Promille kann es bewusstlos werden. Meistens fehlt dabei das typische rauschhafte Anfangsstadium, die Kleinen fallen schlagartig in eine tiefe Betäubung. Bei einem zehn Kilogramm schweren Kind können zwei Flaschen Bier à 3,3 Deziliter oder eine halbe Flasche Wein bereits tödlich sein.

Alkohol kommt in vielen Lebensmitteln vor. Bananen, die zehn Tage reifen, enthalten etwa 0,6 Prozent Alkohol. Ebenso lässt sich in Traubensaft 0,4 Prozent, in Grapefruit 0,1 Prozent, in Sauerkraut 0,5 Prozent und in Weißbrot 0,2 Prozent Alkohol nachweisen. Diese geringen Mengen sind für Kinder nicht schädlich.

Manchmal ist Alkohol so gut versteckt, dass Eltern nicht daran denken. Zum Beispiel in Hustentropfen oder -saft, in Kuchen und Torten, in Pralinen, Glace oder Marzipan. Es lohnt sich, auf der Deklaration nachzuschauen, ob irgendwo kleingedruckt der Hinweis »Enthält Alkohol« steht. Bei offen verkauften Kuchen und Torten in Bäckereien ist meistens kein solcher Hinweis angegeben, Eltern sollten in diesem Fall nachfragen und auf den Kauf alkoholhaltiger Speisen verzichten.

Wein, Champagner und Spirituosen verleihen vielen Gerichten einen unnachahmlichen Geschmack. Vor einigen Jahren belegte eine amerikanische Studie, dass ein Gericht wie Coq au Vin nach dem Kochen noch etwa 4 bis 49 Prozent des ursprünglichen Alkohols enthält. Wie viel Alkohol beim Kochen verdampft, hängt von vielen Faktoren ab: zum Beispiel von der Temperatur, dem Design der Kochgefäße, ob mit oder ohne Deckel gekocht wird, wie lange die Kochzeit ist. Von am Schluss zugegebenem Alkohol wie Kirsch am Fondue verdampft kaum etwas. Wird ein alkoholhaltiges Gericht wie Risotto 15 Minuten gekocht, hat sich bereits mehr als die Hälfte des Alkohols verflüchtigt. Der verbleibende Alkohol ist immer noch zu viel für Kinder. Nach einer Schmorzeit von zweieinhalb Stunden weist das Gericht nur noch fünf Prozent der ursprünglichen Alkoholmenge auf (siehe Tipps, Seite 104).

Bleibt die Frage, inwiefern sich auch hier noch spürbarer Weingeschmack auf den späteren Umgang der Kinder mit Alkohol auswirkt. Ob dadurch eine Gewöhnung stattfindet oder nicht, können selbst Experten nicht schlüssig beantworten.

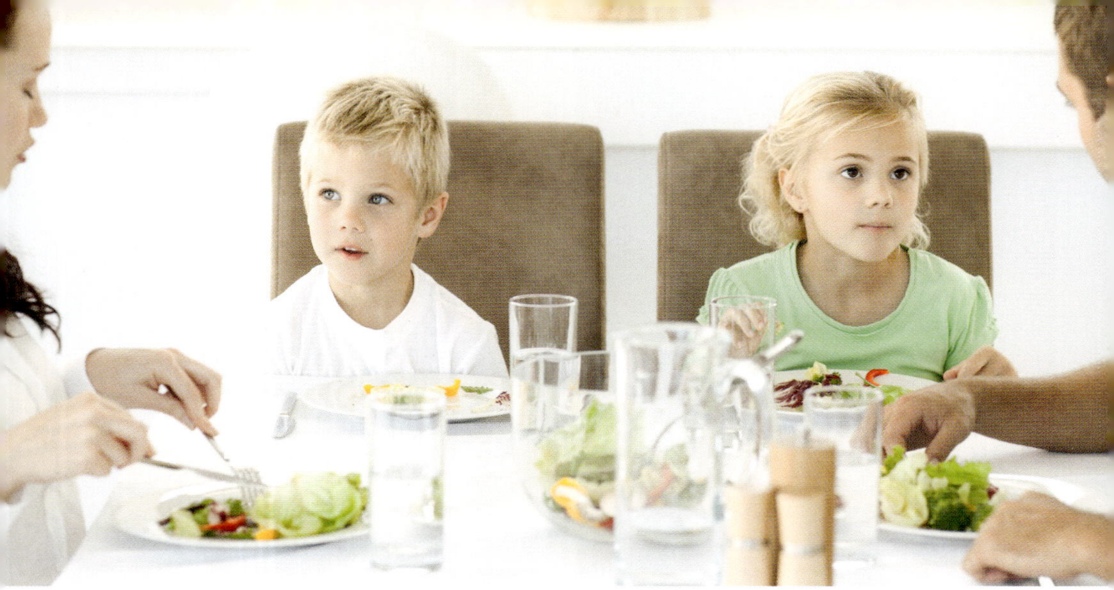

Die meisten gehen davon aus, dass Jugendliche und junge Erwachsene aus ganz anderen Gründen zu trinken beginnen. Sie orientieren sich an dem, was ihnen die Erwachsenen in ihrem nächsten Umfeld von klein auf vorgelebt haben. Gerade rund um Alkohol liefern Erwachsene das gesamte Muster von einem akzeptablen Umgang bis hin zum problematischen, schädlichen Konsumverhalten, wenn Wein zur Entspannung oder Schnaps zum Herunterspülen von Ärger missbraucht wird. Diese Vorbildwirkung – negativ oder positiv – ist garantiert viel wichtiger als eingekochter Wein an einer Sauce.

Tipps für den Einsatz von Alkohol in der Küche:

- Bereiten Sie Desserts und Kuchen ohne Alkohol zu. Er lässt sich gut durch Fruchtsaft ersetzen.
- Achten Sie darauf, dass mit Alkohol zubereitete Gerichte mindestens 30 Minuten kochen.
- Kochen Sie 1,5 Liter Wein zu zwei Deziliter ein, gefrieren Sie dieses Konzentrat in der Eiswürfelschublade. Mit einem Würfel verleihen Sie Saucen, Suppen, Fleischgerichten und Risottos einen guten Geschmack, mit null Alkohol.
- Kinder unter vier Jahren, Schwangere und Stillende verzichten auf Alkohol.
- Bei Verdacht auf eine Alkoholvergiftung muss sofort der Arzt aufgesucht werden.

DIE LOGI-
FAMILIENERNÄHRUNG.

Der Familientisch

Mit Kindern essen

Kinder essen am Tisch – und wie viel darf's denn sein? Die Frage nach der passenden Menge lässt sich enorm schwer beantworten, da Kinder und Jugendliche keineswegs immer gleich viel essen. Mal wenig, zum Beispiel, wenn sie gerade nicht so viel wachsen und sich weniger bewegen oder einen Infekt wie etwa Windpocken ausbrüten, dann wieder viel, während Wachstumsschüben oder aber auch, wenn sie vielleicht eine innere Leere oder ein Problem »wegessen« und sich dadurch besser fühlen möchten. Die folgenden Rezepte sind mehrheitlich für vier Personen gerechnet. Für Familien mit zwei Kleinkindern sind die Mengen pro Person daher zu groß, sitzt ein Waldarbeiter oder Bauer am Tisch oder ein Junior, der sehr sportlich ist, reichen sie wohl nur knapp. Wichtiger als genaue Mengenangaben sind daher die eigenen Körpersignale. Sie sollten wieder wahrgenommen werden.

Versuchen Sie es mit der Umsetzung der folgenden Regeln:

Regel 1 Man isst nur, wenn man Hunger hat. Hunger heißt: Der Magen knurrt.

Regel 2 Alle essen langsam. Das Sättigungsgefühl tritt nach 15 bis 30 Minuten ein, wer rascher isst, kann sich gar nicht satt fühlen.

Regel 3 Reste auf dem Teller sind erlaubt. Man muss seinen Teller nicht leer essen, es wird dadurch weder schöneres Wetter noch kann man verhindern, dass in anderen Gebieten der Welt Kinder zu wenig Nahrung haben. Das bisschen zu viel, welches oft noch auf dem Teller liegt, verwandelt sich hingegen in Nullkommanichts in unerwünschtes Hüftgold.

Regel 4 Sorgen Sie für Pausen zwischen den einzelnen Gängen. Zuerst der Salat, dann Pause, dann das Hauptgericht. So tritt das Sättigungsgefühl besser ein.

Regel 5 Machen Sie Tellerservice. Reste bleiben in der Küche, werden weggestellt und können anlässlich einer anderen Mahlzeit wieder aufgewärmt werden.

Regel 6 Die ersten Bissen schmecken am besten. Hören Sie auf zu essen, wenn Sie den Eindruck haben, das Essen schmeckt etwas weniger köstlich als ganz zu Beginn der Mahlzeit. Das ist ein guter Indikator, um die Sättigung wahrzunehmen.

Regel 7 Essen dient weder als Belohnung noch als Trost. Wer Probleme hat, sollte diese nicht mit Esswaren »zudecken«, sondern in seiner Familie die notwendige emotionale und sachliche Unterstützung erhalten.

Regel 8 Denken Sie daran: Essen ist schön. Anderes auch! Zum Beispiel ein Spaziergang, schöne Musik, eine wohltuende Rückenmassage.

Regel 9 Hat ein Familienmitglied zwischen den Mahlzeiten Hunger, hilft ein Glas Wasser mit Kohlensäure, eine rohe Karotte, ein Stück Gurke oder ein hart gekochtes Ei oder einige Nüsse, die Zeit bis zur nächsten Mahlzeit zu überbrücken. Das gilt für übergewichtige Familienmitglieder. Wer schlank ist, darf auch anderes essen. Aber bitte so, dass die anderen Familienmitglieder nicht auch Lust darauf bekommen und unnötigerweise mitessen.

Mit der Zeit erhalten Sie ein Gefühl dafür, wie viel in Ihrer Familie gegessen wird. Übrigens: Da kein gesundes Kind freiwillig verhungert, müssen Sie sich keine Sorgen machen, wenn mal von einem, ihren Kindern neu schmeckenden Gericht viel stehen bleibt. Zu essen gibt es trotzdem erst wieder einige Stunden später. Wer keinen Hunger haben möchte, lernt so relativ rasch, dass man dann essen sollte, wenn es etwas zu essen gibt. Auch wenn einem dies nicht wahnsinnig gut schmeckt.

Rituale am Familientisch

Bei mir zu Hause sitzen neben meinen acht eigenen Kindern auch noch bis zu fünf Tageskinder am Mittagstisch. Dass dies ohne Geschrei und Gezänk abläuft, verdanke ich dem Einführen verschiedener Regeln und Strukturen. Ich habe schnell gelernt, dass sonst das Essen gänzlich aus dem Ruder läuft. Alle setzen sich beispielsweise gleichzeitig an den Tisch und wünschen einander einen guten Appetit. Nach der Mahlzeit hole ich zweimal pro Woche die große Büchse mit den kleinen Desserts hervor. An den geraden Tagen dürfen sich zuerst die ältesten Kinder daraus bedienen, die jüngsten zuletzt. An den ungeraden Tagen ist die Reihenfolge genau umgekehrt. Jedes Kind wählt sich sein Gummibärchen oder Schokolädchen, isst es, trägt seinen Teller in die Küche und verlässt den Tisch. Einen Streit, wer zuerst sein Dessert bekommt, habe ich seit der Einführung dieses Rituals nicht mehr. Auch läuft keines der Kinder vor Beendigung des Essens vom Tisch, es müsste ja sonst aufs Dessert verzichten.

Studien zeigen: Rituale sind sehr hilfreich. Sie strukturieren den Tagesablauf und vermitteln dem Kind Sicherheit. Es weiß genau, was als nächstes passieren wird. Ein Ritual läuft schließlich immer gleich ab, es hat einen gleichbleibenden Beginn und einen Abschluss. Dieser Erkennungseffekt hilft vor allem kleinen Kindern dabei, sich auf die jeweilige Situation einzustellen. Wenn man einander zum Beispiel »Guten Appetit« sagt, beginnt gleich das Essen. Pädagogen betonen, dass jede Familie ihre eigenen Rituale und Regeln haben darf, die für sie stimmen. Nicht jede Familie will vor dem Essen beten. Sie kann ein anderes Ritual suchen, um die Mahlzeit einzuläuten. Wichtig ist, dass sich alle Familienmitglieder an die eingeführten Rituale halten.

Ein paar Ideen für Rituale am Familientisch

Essen ankündigen

Kleine Kinder kommen höchst ungern an den Tisch, wenn man sie vom Spiel wegruft. Sind sie endlich anwesend, essen sie nur ein paar Bissen und wollen so rasch wie möglich zurück zu ihrem Spiel. Hier hilft es, wenn Eltern früh genug an den Tisch rufen, die Mahlzeit sozusagen ankündigen. Sie können ihrem Kind dabei helfen, im Spiel zu einer Pause zu finden. Sagen Sie Ihren Kindern etwa eine Viertelstunde vor dem Essen, dass sie die Autos allmählich einparken und die Puppen schlafen legen sollen, weil es bald zu essen gibt. Wenn man sie dann zehn Minuten später an den Tisch ruft, kann man ihnen nochmals dabei helfen, Pause zu machen. Zum Beispiel mit einem Satz wie: »Deine Bauarbeiter haben Hunger, sie gehen jetzt essen. Du auch. Wenn ihr alle satt seid, kannst du weiterspielen.«

Platz nehmen

Es ist sinnvoll, wenn Kinder immer denselben Platz am Tisch einnehmen oder sogar ihren eigenen Hochstuhl in ihrer Lieblingsfarbe haben. Auch das gibt dem Kind Sicherheit und Klarheit. Andererseits empfiehlt es sich, die Plätze bewusst zu tauschen, wenn die Mahlzeiten seit Längerem ungut verlaufen, wenn Kinder zum Beispiel stören, quengeln oder das Essen verweigern oder wenn ein Kind im Alltag eifersüchtig auf andere reagiert. Plötzlich an einem anderen, wichtigeren oder beliebteren Platz sitzen zu dürfen, kann dem Kind viel bedeuten. Hat ein Kind gute Noten heimgebracht oder viel im Haushalt mitgeholfen, darf man seinen Platz auch mal besonders schön decken oder eine kleine Überraschung hinlegen (Kerze, Teller mit Goldrand, schöne Serviette).

Spruch oder Gebet

Kinder lieben es, die Mahlzeiten gemeinsam zu beginnen und zu beenden. Ein paar einstimmende Worte signalisieren klar, dass jetzt gegessen werden darf. Sie verbreiten sofort eine bessere Stimmung am Familientisch.

Auf gute Stimmung achten

Es nimmt allen den Appetit, wenn während des Essens über schlechte Schulnoten geredet oder der Streit von vorgestern aufgewärmt wird. Es nützt auch nichts, wenn Eltern selber vorzeigen, was sie eigentlich nicht haben möchten. Ihre Vorbildfunktion ist entscheidend, denn Essverhalten und Tischsitten werden vorgelebt und nicht anerzogen. Eltern haben das Recht, das Telefon klingeln zu lassen und sich nach dem Essen wieder ums Handy zu kümmern.

Sinnvolle Dauer des Essens

Sitzenbleiben ist meistens nur so lange sinnvoll, bis alle Kinder fertig gegessen haben. Für ganz Zappelige empfiehlt es sich, eine Eieruhr auf zehn Minuten zu stellen. Dann darf das Kind aufstehen. Wenn dies gut klappt, erhält das Kind einen Belohnungspunkt. Für fünf oder zehn Punkte gibt es ein kleines Geschenk. Mit der Zeit dürfen Eltern die Uhr ruhig etwas länger einstellen.

Das Lieblingsritual in meiner eigenen Familie? Die Kinder bedanken sich seit einiger Zeit immer fürs Essen, weil sie merken, dass ich das gerne höre. Was mich wiederum dazu motiviert, nächstes Mal wieder besonders fein zu kochen. Denn je besser es den Kindern geschmeckt hat, umso lauter fällt das »Danke!« aus.

Gesunde Alternativen

Manchmal übermannt einen einfach die Lust auf etwas Ungesundes, Süßes, Salziges, Scharfes. Was steckt dahinter? Soll man der Lust nachgeben und wenn ja, wie am besten?

Sie – oder Ihre Kinder – haben Lust auf etwas Süßes?

Die Ursache: Wahrscheinlich ist Ihr Blutzuckerspiegel niedrig oder Sie möchten Ihre schlechte Laune verbessern oder eine Stresssituation durch Essen entschärfen. Keine Frage, Süßigkeiten verbessern die Stimmung, aber nur äußerst kurzfristig. Am besten beugen Sie vor, indem Sie Stress und andere Situationen, die Sie zum Essen verleiten, zu vermeiden versuchen. Essen Sie regelmäßig genügend und wählen Sie gut sättigende Mahlzeiten, welche reichlich Nahrungsfasern aus Salat, Vollkorngetreide, Hülsenfrüchte und Gemüse, Wasser und genügend Proteine liefern. Das dämpft langfristig die Lust auf Süßes.

Essen Sie jetzt: Süße Früchte wie Melonen oder Kirschen, weil sie süß schmecken, aber statt Zucker, Weißmehl und Fett viele Vitamine, Mineralstoffe und zellschützende bioaktive Substanzen enthalten.

Trockenfrüchte, weil sie dieselben Vorteile wie frische Früchte aufweisen. Sie sättigen am besten, wenn Sie dazu ein großes Glas Wasser trinken.

Schwarze Schokolade, weil sie stimmungsaufhellend und anregend wirkt und zellschützende bioaktive Substanzen aus der Kakaobohne liefert. Je schwärzer die Schokolade, also je höher der Kakaoanteil, umso weniger beeinflusst sie den Blutzuckerspiegel.

Einen Kaffee, weil auch dieser Inhaltsstoffe enthält, die stimmungsfördernd sind und munter machen.

Zimtkaugummi, als Alternative zu einem Dessert nach dem Essen. Er schont die Zähne, vor allem, wenn er mit Xylit gesüßt ist, das Kariesbakterien absterben lässt.

Ein Stück Sauerteig-Roggenvollkorn-Brot, das Sie langsam im Mund zergehen lassen. Dabei entsteht ein süßer Brei im Mund, weil gewisse Enzyme im Speichel die Stärke in Traubenzucker spalten.

Sie – oder Ihre Kinder – haben Lust auf etwas Salziges?

Die Ursache: Lust auf etwas Salziges hat meistens nicht mit einem Salzmangel zu tun, sondern mit der persönlichen Geschmacksprägung. Doch zu viel Salz kann den Blutdruck erhöhen und den Appetit sowie den Durst auf süße oder alkoholische Getränke fördern. Deshalb sollten Sie versuchen, etwas weniger salzig zu kochen und die Speisen nicht nachzusalzen.

Essen Sie jetzt: Gesalzene Mandeln, welche besser sättigen als Chips, weil sie hochwertige Fettsäuren und Proteine, aber auch Mineralstoffe wie Kalzium und Magnesium liefern.

Oliven, die den Körper mit hochwertigen Fettsäuren und vielen bioaktiven Substanzen versorgen.

Quark mit frischen Kräutern und wenig Salz, weil dies würzig schmeckt und wirksame ätherische Öle liefert, die der Gesundheit gut tun, indem sie die Zellen schützen, desinfizieren oder die Stimmung anheben (Thymian, Salbei, Basilikum, Schnittlauch).

Heiße Bouillon, weil sie neben Salz auch viel Wasser enthält und Auszüge aus Gemüse oder Fleisch. Zudem wirkt etwas Heißes nachweislich appetitdämpfend.

Hobelkäseröllchen, weil diese viel Kalzium enthalten, welche den Knochen und Zähnen gut tun, aber auch sättigende Proteine.

Ein Glas Tomatensaft, weil es kalorienarm ist, aber viele Vitamine, die Mineralstoffe Kalium und Magnesium und den zellschützenden roten Tomatenfarbstoff Lykopen liefert.

Sie – oder Ihre Kinder – haben Lust auf etwas Scharfes?

Die Ursache: Vielleicht schmecken Ihnen scharfe Lebensmittel. Oder Sie haben schon feststellen dürfen, dass Chilis und andere scharfe Gewürze Ihnen gut tun. Sie lösen auf der Zunge einen Schmerzreiz aus, der die Bildung des körpereigenen Glückshormons Endorphin anregt. Aber die Currywurst ist sehr fetthaltig und kalorienreich und deshalb nicht ideal.

Essen Sie jetzt: Rauchlachs mit Meerrettich, weil der Lachs ebenfalls stimmungsaufhellende Omega-3-Fettsäuren liefert und der scharfe Meerrettich nachweislich viren- und bakterientötend wirkt.

Knoblauchdip (Quark) mit Gemüse, weil dieser Snack kalorienarm und trotzdem sättigend ist und weil Knoblauch nicht nur die Zellen schützt, sondern sogar ähnlich wie ein Antibiotikum gewisse Bakterien in Schach halten kann.

Wasabi coated peanuts, weil die bioaktive Substanz Resveratol, welche in den Erdnüsschen steckt, Krankheiten wie Krebs und Herz-Kreislauf-Erkrankungen vorbeugt. Wasabi fördert die Verdauung und bekämpft, der darin vorhandenen Senföle wegen, Krankheitserreger wie Viren, Pilze und Hefen.

Radieschen, weil diese nur etwa 14 Kilokalorien pro 100 Gramm, dafür große Mengen an Vitamin C, Kalium und Eisen enthalten. Die für die Schärfe verantwortlichen Senfölglykoside fördern die Verdauung und können Bakterien und Pilze abtöten.

Sie – oder Ihre Kinder – haben Lust auf Pizza?

Die Ursache: Ein knuspriger Boden, fein belegt, macht immer wieder Lust, auch wenn es weit gesündere Lebensmittel gibt, die den Blutzuckerspiegel weniger ansteigen lassen, länger sättigen, mehr Nahrungsfasern, Vitamine und Mineralstoffe liefern. Pizza erinnert eben auch an Urlaub. Deshalb: Statt sich mit Kalorien vollzupumpen, mal wieder ausspannen, spazieren gehen – oder die nächsten Ferien planen.

Essen Sie jetzt: Pizza, aber ... eine mit einem besonders dünnen Boden, belegt mit Thunfisch, Kochschinken, Bresaola, Meeresfrüchten, Spinat, Pilzen, Paprika, Spinat, Rucola, Artischocken, Tomaten, wenig Mozzarella.

Insalata caprese, weil auch er Erinnerungen an heiße Ferientage weckt, aber weit gesünder und kalorienärmer ist. Tomaten enthalten zellschützendes Lykopen, Mozzarella knochenfreundliches Kalzium, Olivenöl hochwertige Fettsäuren und Basilikum ätherische Öle, welche die Zellen vor vorzeitiger Alterung bewahren.

Prosciutto Melone, weil auch dies ein leichtes Mittelmeergericht ist. Melonen bestehen zu 90 Prozent aus Wasser. Im Fruchtfleisch finden sich die Vitamine A, Betakarotin und C sowie Kalium. Und Rohschinken versorgt den Körper optimal mit Eisen.

Gesund genießen und trotzdem mehr Zeit fürs Leben?

Kochen auf die Schnelle – und das soll gesund sein? Ja klar, mit den richtigen Halbfertig- und Fertigprodukten und vor allem mit der richtigen Planung und Zubereitung.

Ein Menüplan bringt's

Nehmen Sie sich einmal pro Woche Zeit, um einen Menüplan zu erstellen. Er spart Zeit und Geld. Er verhindert Engpässe und einen knurrenden Magen vor leerem Kühlschrank und vollem Mülleimer, weil wir falsch eingekauft haben und Abgelaufenes entsorgen müssen. Was essen Sie an jedem der folgenden Tage? Schreiben Sie parallel auf, wann Sie was einkaufen müssen und was im Vorrat ist. Brot etwa können Sie scheibenweise im Tiefkühlabteil lagern, ebenso Butterportionen oder Reibkäse. Überlegen Sie sich auch, wie Sie Reste geschickt verwerten können. Aus geschwellten Kartoffeln gibt's am nächsten Tag Bratkartoffeln, aus übrig gebliebenen Teigwaren ein Teigwarensalat, aus altbackenem Brot eine Käseschnitte.

Einkaufen lassen

Je weniger Menschen mit Ihnen zusammen einkaufen, umso rascher sind Sie wieder draußen. Machen Sie eine Einkaufsliste, vielleicht direkt auf dem Handy. Erledigen Sie den Wocheneinkauf dann, wenn im Geschäft wenig los ist, etwa früh morgens vor Arbeitsbeginn oder am Donnerstag fürs Wochenende. Lagern Sie den Einkauf in einer Kühltasche, damit nichts verdirbt. Noch bequemer: Erledigen Sie den Einkauf bequem per Mausklick z. B. bei le shop. Dann ist alles pünktlich und ohne lästige Taschenschlepperei zu Hause.

Bereiten Sie das Frühstück vor

... und schlafen Sie eine Viertelstunde länger. Stellen Sie die Schale mit Fertigmüsli schon am Vorabend auf den Tisch oder lassen Sie die Flocken mit Milch über Nacht im Kühlschrank einweichen. Dank Wasserkocher oder Kaffeemaschine ist auch der Tee oder Kaffee blitzschnell zubereit. Dazu eine frische Frucht. Auch ein Roggenvollkornbrötchen mit einem Stück Käse stellt ein gutes Expressfrühstück dar, lässt den Blutzuckerspiegel nur langsam ansteigen und macht lange satt.

Lassen Sie schmoren

Manche Gerichte kochen (fast) von selbst und schmecken aufgewärmt erst noch besser. Während Sie den Haushalt besorgen, die Korrespondenz erledigen oder ein Buch lesen, schmoren Gerichte wie Gulascheintopf, eine Sauce bolognese oder ein Sugo, Saftplätzchen, Rindsragout, Gerichte im Römertopf oder ein Rinds- oder Schweinebraten vor sich hin. Achten Sie darauf, dass genügend Flüssigkeit in der Pfanne ist. Lassen Sie das Gericht nach anfänglichem Aufkochen auf möglichst kleinem Feuer schmoren, vor allem, wenn Sie noch kurz das Haus verlassen. Je tiefer die Gartemperatur, umso weniger schnell brennt etwas an oder kocht über. Wenn Sie das Fleisch ohne Messer mit der Gabel zerteilen können, ist es perfekt. Im Dampfkochtopfs geht's übrigens viel schneller.

Mixen Sie

(Grüne) Smoothies sind voll im Trend – und in zehn Minuten genussbereit. Alles, was Sie dafür brauchen, ist einen leistungsstarken Mixer und Salat, Gemüse sowie Obst. Verwenden Sie rund die Hälfte Obst, etwa Bananen und gefrorene Himbeeren, die Hälfte Gemüse wie Avocado, fertig gewaschene Spinat- oder Salatblätter aus dem Beutel. Alles zerkleinern und mit zwei Deziliter Wasser in den Mixer füllen. Mit Mixen beginnen, dabei mit der kleinsten Geschwindigkeit beginnen und mit der höchsten enden. Nach Bedarf mit Wasser verdünnen, bis er eine gut trinkbare Konsistenz hat. In Gläser füllen und frisch genießen. Auch mit Joghurt oder Buttermilch gemixte Erdbeeren oder Bananen schmecken lecker. Peppt alles auf: von der Fertigpizza bis zum Sandwich.

Asiatische Lieferung

Natürlich ist eine Pizza vom Lieferservice nicht optimal, aber auch sie liegt natürlich ab und zu mal drin. Eine gesunde Ernährung hingegen gewährleisten nach Hause gelieferte asiatische Gerichte. Sehr gesund sind Currys in allen Variationen, zumal die Scharfmacher nach einem anstrengenden Tag für gute Laune sorgen. Optimal auch ein Gericht mit Sobanudeln, die aus Buchweizen hergestellt werden. Buchweizen besteht zu 25 Prozent aus Proteinen, liefert reichlich Magnesium und erhöht den Blutzuckerspiegel nur schwach. Auch Sushi ist als schnelle Mahlzeit geeignet.

Ei, Ei, Ei

Fast nichts ist so schnell zubereitet wie ein Eiergericht. Ob 3-Minuten-Ei, Spiegelei, französisches Omelett oder Rührei: Alles steht blitzschnell auf dem Tisch. Dazu ein Roggen-Sauerteig-Brot und einen Salat. Ein Ei liefert von allen Lebensmitteln die beste Aminosäurenzusammensetzung und deckt dadurch den Proteinbedarf optimal. Vergessen Sie die Mär vom bösen Cholesterin im Ei. Das Cholesterin im Essen beeinflusst unseren Blutwert viel weniger, als ursprünglich angenommen.

Minestrone – aber subito!

Tiefkühlgemüse ist praktisch und superschnell zubereitet. Die Gemüsesorten werden bei optimaler Reife geerntet und sofort schonend eingefroren (z. B. in feine Streifen geschnittene Gemüsemischung der Farmer-Linie von Migros). So bleiben ihre appetitlichen Farben, ihre typischen Aromen und auch ihre wertvollen Vitamine bestmöglich erhalten. Bereiten Sie damit eine Suppe zu: Wasser aufkochen, Bouillonwürfel und Gemüse rein, nach Belieben bissfest oder etwas weicher garen. Dazu Brot und Käse.

Gesundes aus der Dose

Ein Thonsalat, ein Linsen- oder Kichererbsensalat? Sehr rasch zubereitet mit der entsprechenden Dose. Gemüse-, Obst- und Fischkonserven sind besser als ihr Ruf. Konservierungsmittel enthalten sie übrigens nicht, sie werden allein durch Erhitzen haltbar gemacht. Zwar geht bei der Sterilisation ein Teil der Vitamine verloren, viele andere Stoffe bleiben aber erhalten. In den Dosen findet anschließend auch bei langer

Lagerung kaum mehr ein Vitaminabbau statt. Sie eignen sich deshalb optimal für die Vorratshaltung. Bohnen oder Kichererbsen aus der Dose lassen sich vielfältig zubereiten. Sauerkraut ist – fix und fertig – ein Toplieferant von Vitamin C. Eine Apfelmusdose, ein Ei und altbackenes Brot: Genießen Sie im Nu die Fotzelschnitten.

Nüsse und Maroni

Kleiner Hunger zwischendurch? Eine Nussmischung hat im Handschuhfach oder in jeder Tasche Platz, Studentenfutter oder eine Portion heiße Maroni ersetzen beinahe eine Mahlzeit. Maroni sind fettarm und gut sättigend, Nüsse beugen Herzinfarkt, Schlaganfall und Diabetes Typ 2 vor, möglicherweise sogar Krebserkrankungen. Sie wirken positiv auf den Cholesterinspiegel und weisen entzündungshemmende Eigenschaften auf. Allerdings sind ungesalzene Nüsse empfehlenswerter als geröstete, gesalzene. Essen Sie mal selenreiche Paranüsse, Omega-3-säurereiche Baumnüsse, dann wieder eisenreiche Pistazien. Nüsse bleiben länger haltbar, wenn man sie kühl oder gefroren lagert.

Fitnessteller auf die Schnelle

Wer sich nicht vegetarisch ernährt, kann im Tiefkühlfach einen Vorrat an tiefgefrorenem Pouletgeschnetzeltem, Crevetten und Fischfilets lagern. Auftauen und kurz anbraten. Wer auf Fleisch verzichtet, deckt den Proteinbedarf mit einem hart gekochten Ei, Kichererbsen oder Linsen aus der Dose, Feta oder Mozzarella. Auch grob geraspelter Greyerzer schmeckt gut oder mit Sojasauce marinierte und anschließend gebratene Tofuwürfel. Einen Beutel gewaschener Salat dazu, fertig. Rasch gerüstet sind Chinakohl, Chicorée und Zuckerhut. Wird eine Fertigsalatsauce gekauft, sollte sie mit Olivenöl oder Rapsöl zubereitet sein. Auch eine selbst gemachte Salatsauce lässt sich eine Woche im Kühlschrank lagern. Frische Kräuter und Zwiebeln erst kurz vor dem Servieren dazugeben. Bestreuen Sie den Salat zusätzlich mit mineralstoffreichen Samen und Kernen (Sonnenblumen, Kürbis, Chia, Mohn, Sesam, Leinsamen).

Fertiggerichte hausgemacht

Kochen Sie gerne, haben aber nur am Wochenende Zeit dafür? Viele Gerichte lassen sich dank Kühl- und Gefriermöglichkeiten lagern. Bereiten Sie die zwei- bis vierfache Menge zu, packen Sie die fertig gekochten Speisen in Portionsgrößen ab. Sie halten sich im Tiefkühlfach rund drei Monate. Sehr geeignet sind: Tomaten- und Bolognesesauce, Lasagne, Hackfleischgerichte, Kartoffelstock, Quiches und Tartes, Bamigoreng und andere asiatische Gerichte, Spätzli, Suppen, Gratins.

Gourmetmenü aus dem Tiefkühler

Carpaccio lässt sich gut vorbereiten, indem man erst das Rindfleisch (Huft, Bäggli, kann auch Filet sein, je nach Budget) in Klarsichtfolie einwickelt und im Tiefkühler aufbewahrt. Danach ist es blitzschnell zubereitet: Das Rindfleisch auf einer Aufschnittmaschine in dünne Scheiben schneiden und gefällig, leicht übereinanderlappend auf einem Teller anrichten. Nach Bedarf mit etwas Salz und Pfeffer aus der Mühle würzen, mit ein paar Tropfen Zitronensaft säuern und mit den gehackten Kräutern bestreuen, dann mit einem Balsamicoessig und kalt gepresstem Olivenöl abschmecken. Da das Fleisch die Flüssigkeit gut aufsaugt, darf man ruhig großzügig mit Essig und Öl umgehen. Am Schluss das Ganze noch mit dünnen Parmesan- oder Sbrinzscheibchen belegen.

Gesund ernähren mit heimischen Produkten

Erdbeeren im Winter, Maroni im Sommer oder Spargel im Herbst? Nein, danke! Smarte Shopper kaufen saisonal und regional. Die Gesundheit profitiert davon, die Natur und das Portemonnaie aber auch.

Importierte Mangos oder Peperoni braucht es nicht, um im Winter den Vitaminbedarf zu decken. Schließlich haben ja auch unsere Großeltern und Urgroßeltern die kalte Jahreszeit gut überlebt. Sie wussten, mit welchen heimischen Lebensmitteln sie das ganze Jahr über gesund essen konnten. Sie aßen etwa Birchermüesli aus Lagerobst, Haferflocken und Milchprodukten – eine ideale, lange satt machende Kombination. Oder verbesserten mit einem Stück Butter an den gekochten Rüebli die Aufnahme der fettlöslichen Vitamine. Auch heute haben frische, heimische Produkte nur Vorteile.

Je frischer pflanzliche Lebensmittel geerntet und je kürzer sie transportiert werden, umso mehr Vitamine haben sie. Da die bioaktiven Substanzen erst am Ende der Reifezeit gebildet werden, enthalten natürlich ausgereifte Gemüse und Früchte viel mehr davon. Und weil zu diesen meistens zellschützend wirkenden Stoffen auch unzählige Geschmacksstoffe gehören, sind ausgereifte Lebensmittel einfach aromatischer.

Natürlich kann man im Winter nur wenig Salat und Gemüse ab Feld ernten, etwa Feldsalat, Lauch, Wirz, Rosenkohl. Aber dank Lagergemüse steht uns auch in der kalten Jahreszeit eine breite Palette an einheimischen Vitamin- und Mineralstofflieferanten zur Verfügung. Kürbisse, Kartoffeln, Randen, Karotten, Kohlarten und Sellerie etwa bleiben so lange frisch, bis neues Frühlingsgemüse auf den Markt kommt. Auch Sauerkraut bleibt lange haltbar und hilft, im Winter den Vitamin-C-Bedarf zu decken. Ab Frühling wird das Angebot wieder größer. Salat, Radieschen und Kohlrabi können, in Folientunnel und unbeheizten Gewächshäusern nachhaltig angebaut, bereits im Frühjahr geerntet werden, lange vor dem Freilandgemüse. Aber auch Wildkräuter wie Bärlauch oder Löwenzahn sind interessant, um den Mineralstoff- und Vitaminbedarf zu decken

Leider wissen viele Menschen nicht mehr, wie sie Gemüse zubereiten sollen. Spitzenköche plädieren dafür, mit dem Gemüse ebenso zu arbeiten wie mit Fleisch. Es mal kräftig anzubraten, damit Röststoffe gebildet werden oder gar Karamellaromen. Mal mit Wein ablöschen oder es roh oder halbroh zu genießen. Das schmeckt garantiert besser als fade Spargelstangen im Februar oder halbreife Tomaten aus irgendeinem Gewächshaus.

Saisonale Ernährung bringt viel Abwechslung. Dies hilft Erwachsenen und Kindern, sich im Jahreslauf zu orientieren. Die Familie pflückt Bärlauch: Es ist Frühling. Die ersten Erdbeeren: Bald beginnt der Sommer. Äpfel und Birnen vom Baum: Der Herbst kommt. Und Maroni kündigen den Winter an.

Wer regional und saisonal einkauft, schützt auch die Umwelt. Am wichtigsten ist der Verzicht auf eingeflogene Gemüse und Früchte. Nichtsaisonale Produkte haben entweder einen langen Transportweg oder sie werden im beheizten Gewächshaus angebaut. Ein Beispiel: Wer im Februar ein Kilo aus Kalifornien eingeflogenen Spargel in den

GESUND ERNÄHREN MIT
HEIMISCHEN PRODUKTEN.

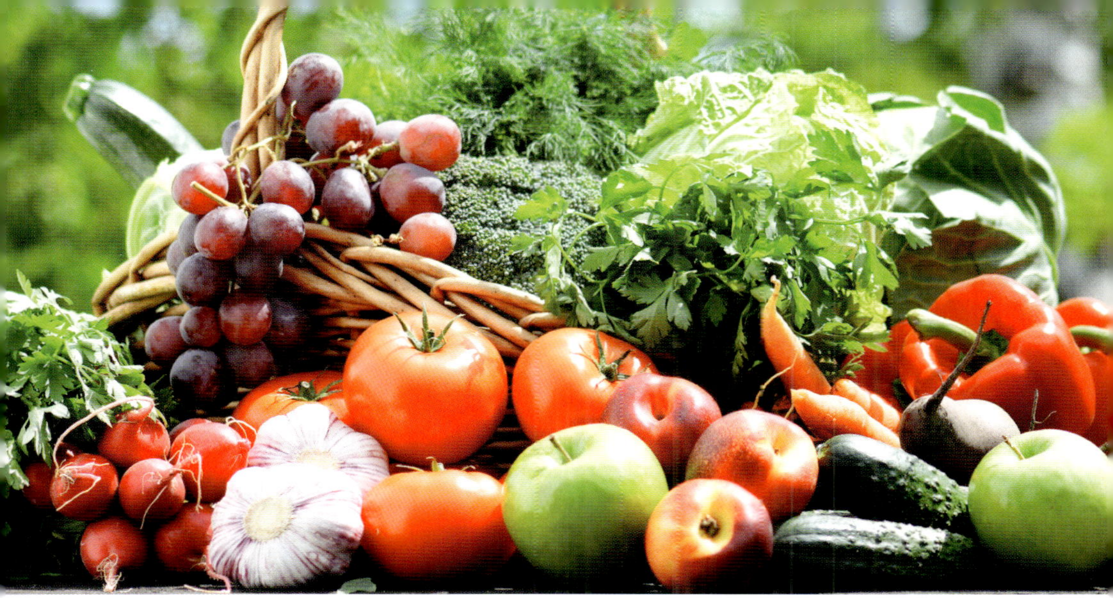

Einkaufskorb legt, kauft fünf Liter Erdöl mit. Der gleiche Spargel aus der Schweiz im Mai begnügt sich mit 0,3 Liter pro Kilo. So verbraucht die Produktion im beheizten Treibhaus rund zehnmal mehr Energie als im Freiland. Zum Heizen dienen in der Regel fossile Brennstoffe. Je kürzer der Weg vom Feld zum Endverbraucher, umso weniger (umstrittenes) Verpackungsmaterial ist nötig. Nicht zuletzt sind saisonal viele Produkte günstiger und die Schweiz verringert mit eigener Produktion die Abhängigkeit vom Ausland.

Doch wie und wo findet man regionale, saisonale Lebensmittel? Natürlich direkt beim Bauern oder auf dem Markt. Hilfreich ist zudem eine Saisontabelle auf Papier oder als App auf dem Handy (z. B. WWF-App. Übrigens gedeiht in jeder Region etwas anderes besonders gut. Schön wäre es, wenn die Menschen, etwa auf dem Weg zur Arbeit, wieder mit offenen Augen durch ihre Region gingen. Nur müssen sie wieder lernen, wie Sellerie- oder Randenpflanzen aussehen. So könnten wir auch ohne Saison-App erkennen, was bald reif ist. Und uns auf die damit zu kochenden Genüsse freuen.

Die fünf besten heimischen Produkte

Natürlich gibt es eine Fülle von wertvollen heimischen Produkten. Die folgenden fünf sind es trotzdem wert, mal genauer betrachtet und vor allem regelmäßig gegessen zu werden.

Rande/rote Rübe

Die Rande ist sehr vitamin- und mineralstoffreich. Der rote Randenfarbstoff Betanin hat eine Anti-Krebs-Wirkung. Studien zeigen, dass Randensaft die sportliche Ausdauer verbessern und den Blutdruck senken kann. Weil Randen aber auch reichlich Oxalsäure enthalten, sollten sie von Menschen mit Nierensteinen nur in kleinen Mengen konsumiert werden. Schmeckt am besten roh als Salat, zum Beispiel in Kombination mit Nüssen oder Balsamicoessig, oder als Beilage.

Alpkäse

Die Fettsäure CLA scheint die Entwicklung von Krebszellen hemmen zu können. Alpenmilch enthält bis zu doppelt so viel CLA als Milch aus tieferen Lagen. Verantwortlich dafür ist die größere Pflanzenvielfalt in Berg- und Alpenregionen. Auch Biomilch schneidet besser ab als konventionell erzeugte Milch, denn die biologisch-dynamisch gehaltenen Tiere sind in der Regel häufiger draußen und fressen mehr verschiedene Pflanzen.

Apfel

Verschiedene Inhaltsstoffe in Äpfeln scheinen, wie eine neuere Studie der Cornell Universität belegt, vor neurodegenerative Erkrankungen wie Alzheimer und Parkinson zu schützen. Der antioxidative Wirkstoff Quercetin hemmt Entzündungen und macht freie Radikale unschädlich. Äpfel wirken dank Pektinen ähnlich wie Cholesterinsenker. Fruchtsäuren hemmen im Darm das Wachstum von Fäulnisbakterien, die Gerbsäure wirkt entzündungshemmend.

Sauerkraut

Eine Portion Sauerkraut liefert bereits die Hälfte des täglichen Vitamin-C-Bedarfs – dafür nur etwa 30 Kalorien. Außerdem enthält der saure Fitmacher viele Milchsäurebakterien, welche die Darmfunktion unterstützen. Milchsäure fördert im Darm die Bildung von Butyrat, das sogar krebshemmend wirkt. Das Darmmilieu wird saurer, und dies wiederum entlastet den Leberstoffwechsel.

Baumnuss

Omega-3-Fettsäuren, Vitamine der B-Gruppe, Lecithin und Phosphor machen die Baumnüsse zu einem positiv auf die Nerven wirkenden Lebensmittel. Nüsse wirken positiv auf den Cholesterinspiegel und weisen entzündungshemmende Eigenschaften auf. Eine aktuelle spanische Studie zeigt, dass der regelmäßige Konsum von Baumnüssen die Entzündung von Blutgefäßen reduzieren kann, was das Risiko für Gefäßverengung senkt. Allerdings ist noch unklar, ob die Omega-3-Fettsäuren oder andere Substanzen dafür verantwortlich sind. Möglicherweise kann der Genuss von Nüssen auch Krebs vorbeugen.

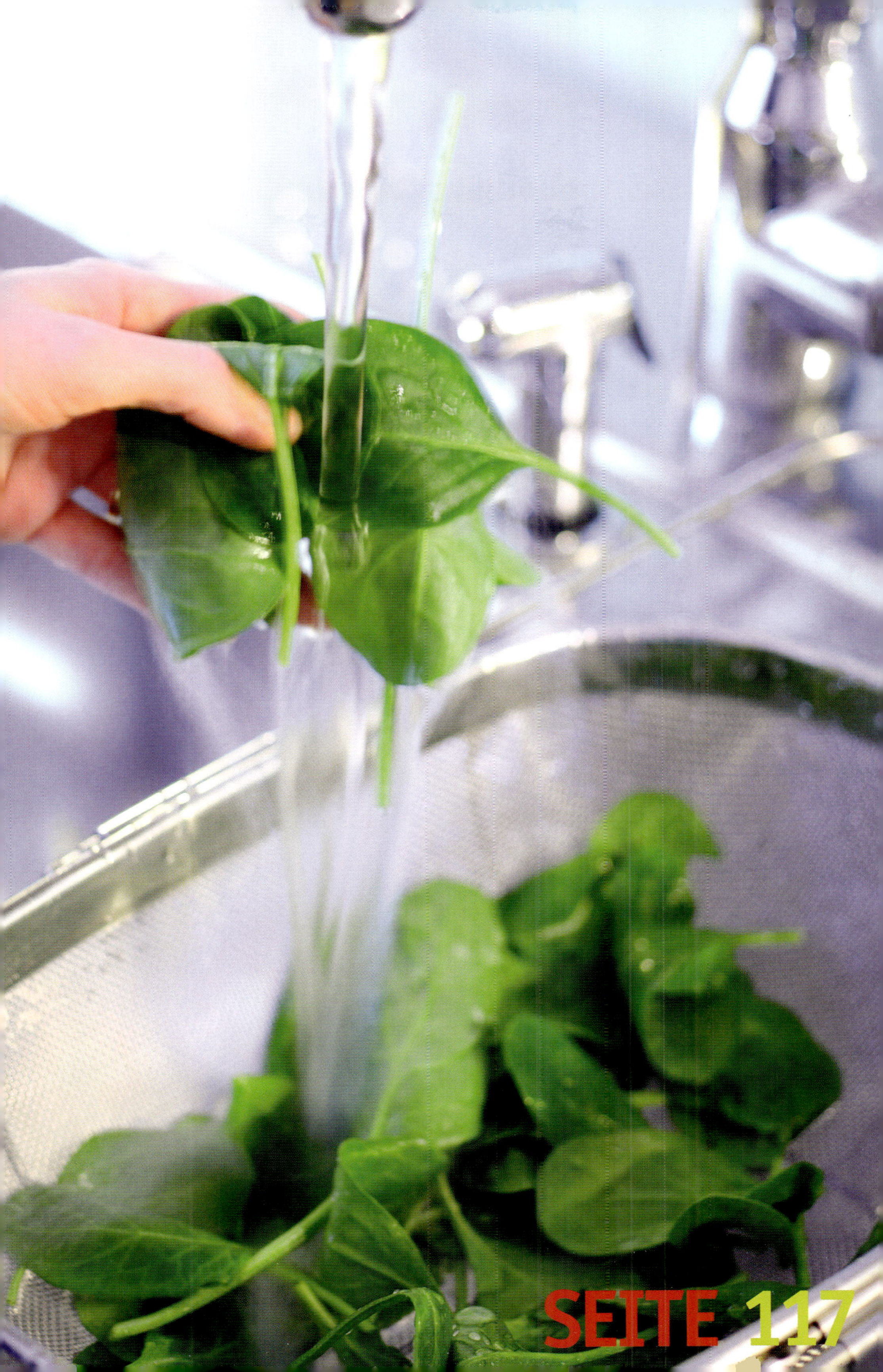
SEITE 117

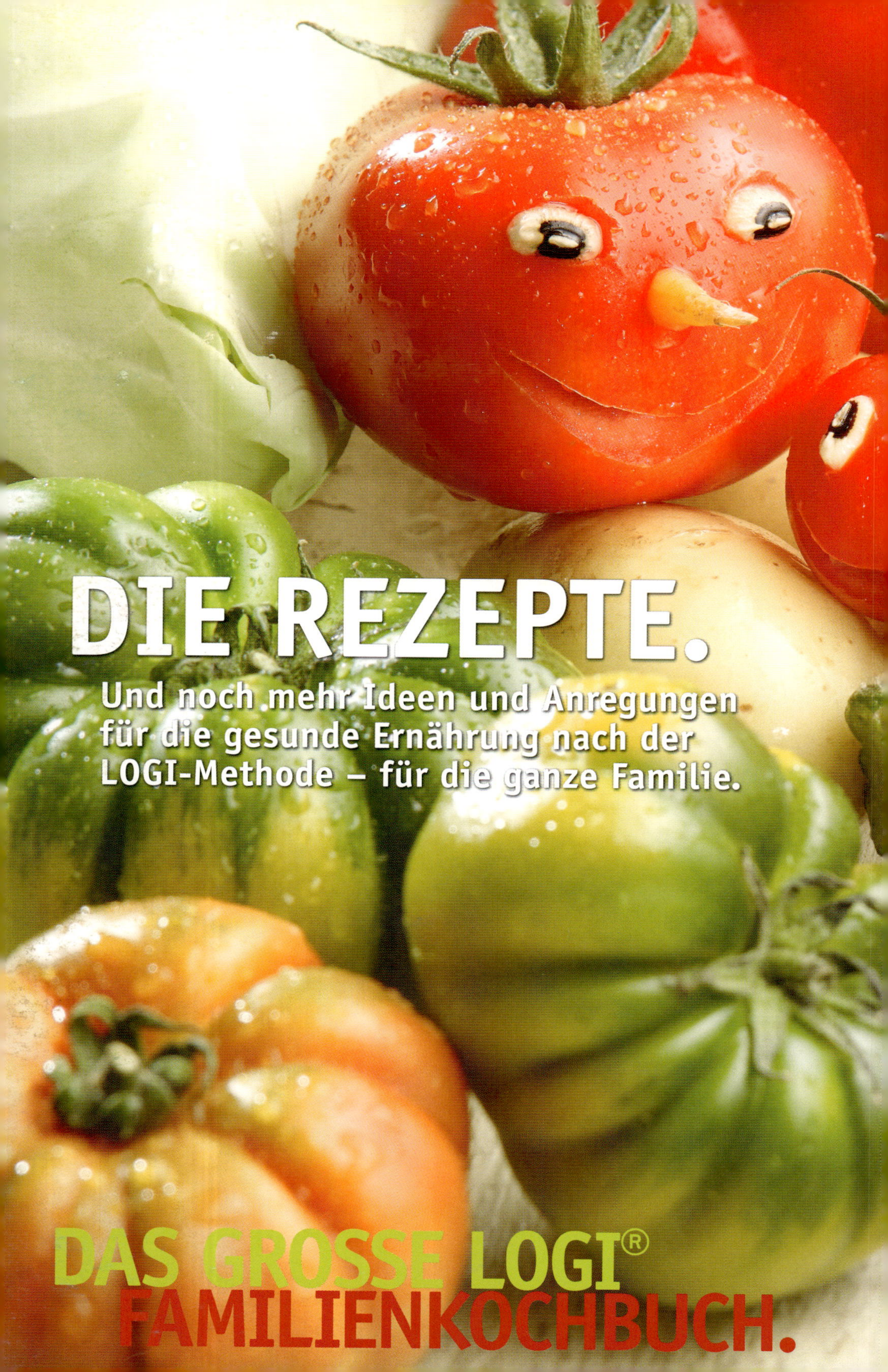

DIE REZEPTE.

Und noch mehr Ideen und Anregungen für die gesunde Ernährung nach der LOGI-Methode – für die ganze Familie.

DAS GROSSE LOGI® FAMILIENKOCHBUCH.

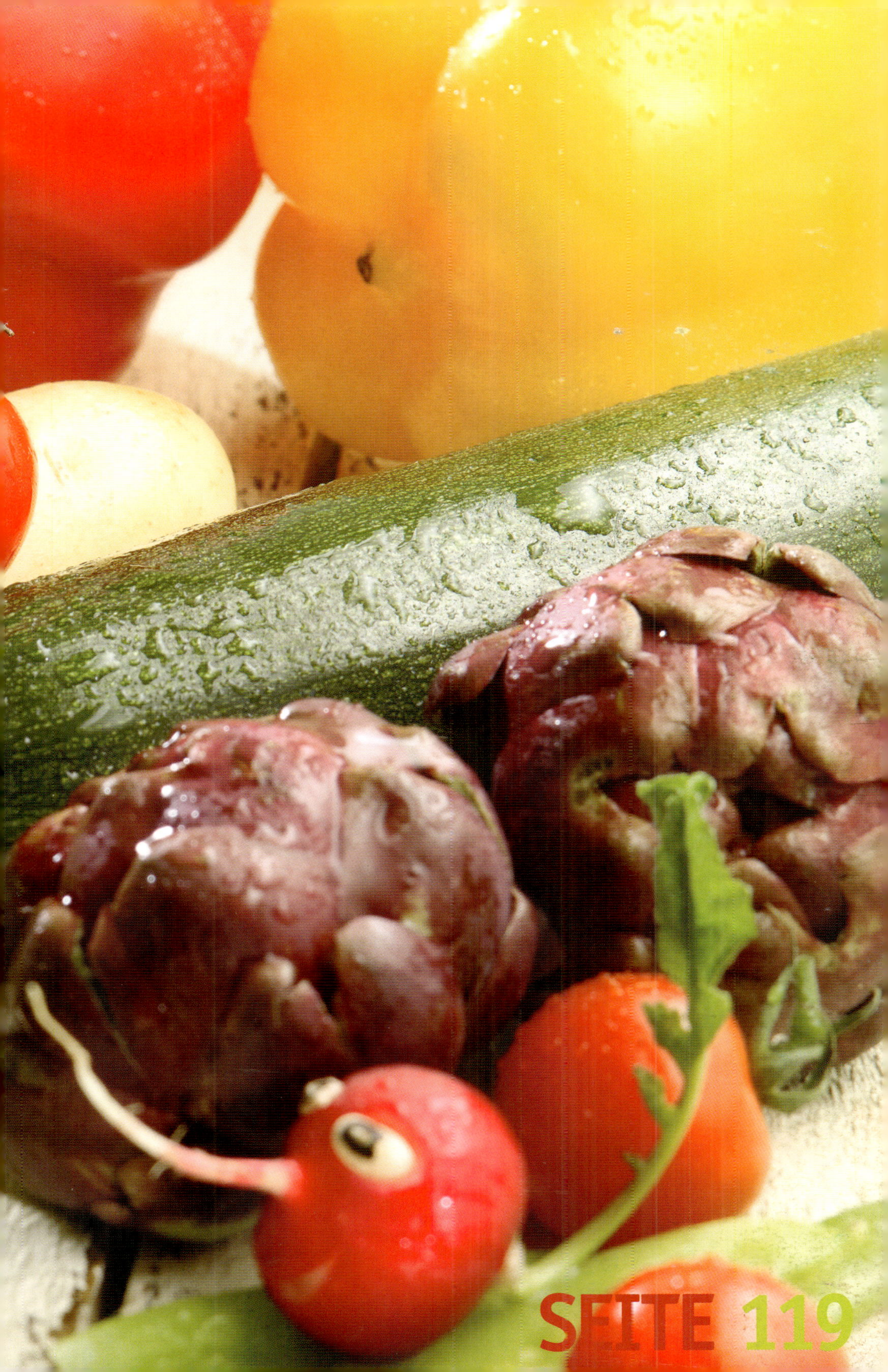
SEITE 119

Drei Tage mit LOGI

Tag 1

- Frühstück: Naturjoghurt oder Quark mit Früchten, Alternative: Pumpernickel mit Hüttenkäse, nach Geschmack mit Schnittlauch verfeinert, dazu ungezuckerten Tee
- Zwischenmahlzeit: Mozzarella-Tomaten-Spießchen
- Mittagessen: Gefüllte Zucchini mit Frischkäse
- Zwischenmahlzeit: Mandarinen, eine Handvoll Nüsse
- Abendessen: Gebackenen Spinat mit Fisch

Tag 2

- Frühstück: Quark mit 1 EL Mandeln und Früchten (je nach Saison), nach Bedarf etwas Birkenzucker (siehe Seite 238)
- Zwischenmahlzeit: Gemüsestäbchen mit Kräuterquark
- Mittagessen: Gemüsegratin mit Hähnchenbrust und Tomaten-Mozzarella-Salat
- Zwischenmahlzeit: Pfirsichlassi
- Abendessen: Französische Omeletts mit Käse-Schinken-Quark-Füllung

Tag 3

- Frühstück: Pumpernickel mit Quark, wenig Salz und Schnittlauch, Tee, Kaffee oder Milch, ungezuckert
- Zwischenmahlzeit: Saisonfrüchte
- Mittagessen: Chili con Carne und gedämpftes Gemüse
- Zwischenmahlzeit: Naturjoghurt, Beeren, wenig Birkenzucker
- Abendessen: Fischgratin provençale

DREI TAGE MIT LOGI.

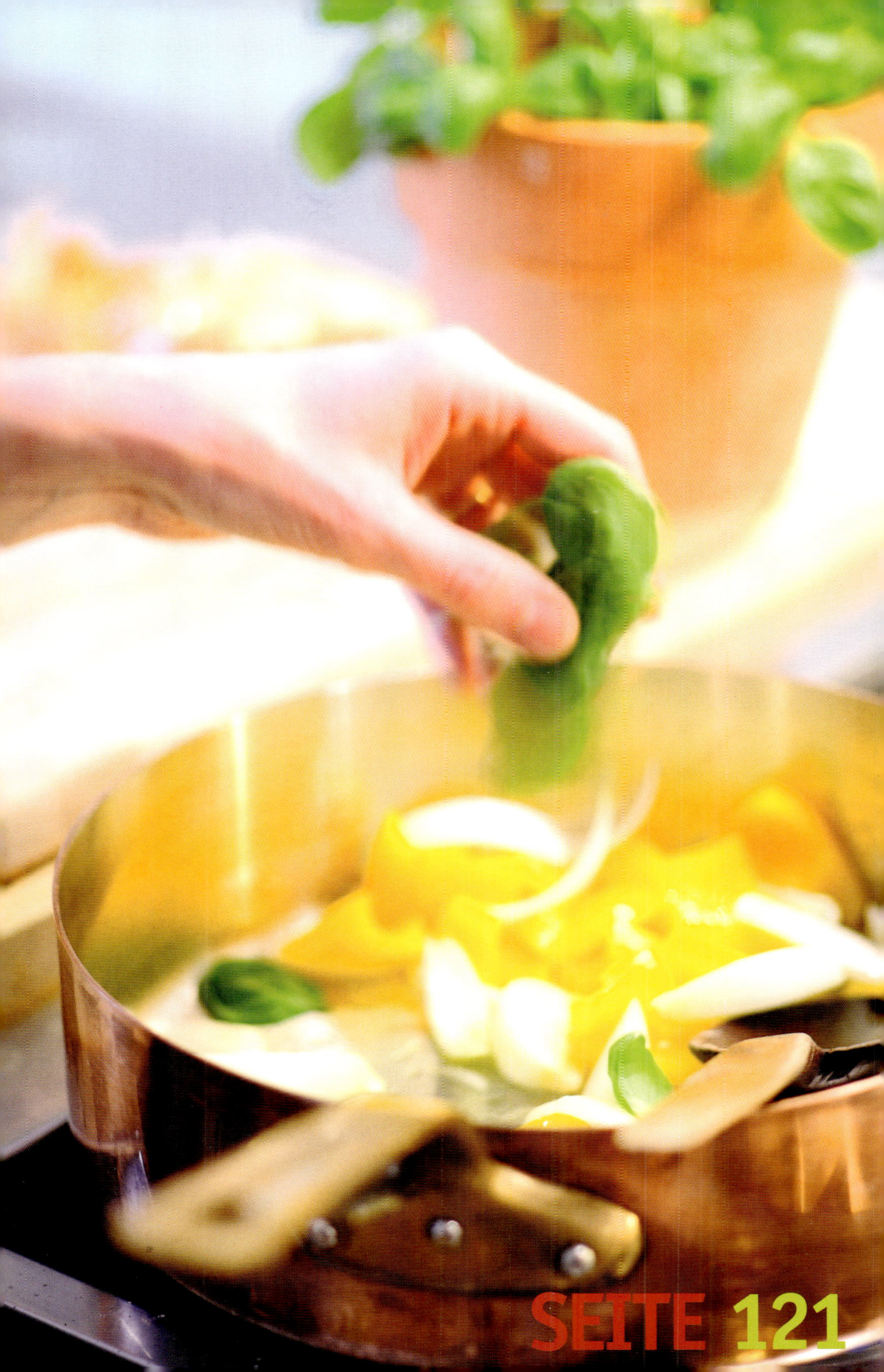

GLUTENFREI EIFREI

Gefüllte Zucchini mit Frischkäse

- 1 Zwiebel
- 1 Knoblauchzehe
- 1 Zweig Rosmarin
- 5 mittelgroße Zucchini
- 10 grüne entsteinte Oliven
- ½ Dose Maiskörner, abgetropft (200 g)
- Salz, Pfeffer
- 1 Prise Chili nach Geschmack
- 1 Dose stückige Tomaten (400 g)
- 400 g Frischkäse

1. Zwiebel schälen und Knoblauch abziehen, beides klein schneiden und mit dem Rosmarin in Olivenöl anbraten. 1 Zucchino klein schneiden und mit anbraten. Oliven in Scheibchen schneiden. Wenn alles leicht gebräunt ist, den Mais und die Olivenscheiben dazugeben und weiter anbraten. Mit Salz und Pfeffer (eventuell 1 Prise Chili) würzen und die Tomaten dazugeben.

2. Alles weiter köcheln lassen, bis nur noch sehr wenig Flüssigkeit vorhanden ist. Dann den Frischkäse dazugeben und schmelzen.

3. Die 4 übrigen Zucchini längs halbieren und aushöhlen. Die Hälften in eine Auflaufform geben und mit der Frischkäsemasse füllen. 45 Minuten bei 200 °C im Ofen überbacken. Dazu wird Salat serviert.

Tipp: Sie können hier auch frische Tomaten verwenden. Diese vorher mit heißem Wasser überbrühen, dann schälen und das Fruchtfleisch klein schneiden.

GLUTENFREI EIFREI

Gebackener Spinat mit Fisch

- 800 g ungewürzter TK-Blattspinat, aufgetaut
- 1 Knoblauchzehe
- 150 g Ricotta
- ½ unbehandelte Zitrone
- Salz, Pfeffer
- 500 g Kabeljaurückenfilet (siehe Tipp)
- 3 EL Olivenöl
- nach Belieben 50 g in Öl eingelegte, getrocknete Tomaten oder Oliven, 6 frische entkernte Tomaten

1. Backofen auf 170 °C vorheizen. Spinat gut ausdrücken. Knoblauch abziehen, fein hacken und zum Ricotta geben. Zitronenschale fein abreiben, dazugeben. Spinat darunter mischen und mit Salz und Pfeffer würzen. In eine Gratinform geben.

2. Kabeljaufilets in Würfelchen schneiden und salzen. Auf dem Spinat verteilen. Nach Belieben die getrockneten Tomaten oder Oliven aus dem Öl nehmen und abtropfen lassen, frische Tomaten waschen, jeweils klein schneiden und über das Gratin streuen. Olivenöl darüber träufeln. Gratin im Ofen 20–25 Minuten überbacken.

Tipp: Statt Kabeljau können Sie auch Forellen-, Felchen- oder Renkenfilets verwenden. Diese mit Zitronensaft beträufeln, würzen und im Ganzen aufrollen, evtl. mit einem Zahnstocher fixieren, dann auf den Spinat geben.

GLUTENFREI

Gemüsegratin mit Hähnchenbrust und Tomaten-Mozzarella-Salat

Für das Gemüsegratin

- je 300 g Blumenkohl, Brokkoli und Karotten
- Salz
- Butter für die Form
- 35 ml Milch
- 3 Eier
- 1 TL mildes Currypulver
- 1 EL Reibkäse

Für das Hähnchen

- 1 EL Olivenöl
- 500 g Hähnchenbrüste

Für den Tomaten-Mozzarella-Salat

- 200 g Tomaten
- 100 g Mozzarella
- 3 EL Olivenöl
- 1 EL Balsamicoessig
- frisches Basilikum

1. Für das Gratin geputzten Blumenkohl und Brokkoli in große Röschen teilen. Die geputzten Karotten klein schneiden. In Salzwasser 5–7 Minuten vorkochen. Das Gemüse sollte nicht zu weich sein. Abgießen, kalt abschrecken, gut abtropfen lassen.

2. Backofen auf 170 °C vorheizen. Eine Gratinform ausbuttern. Gemüseröschen und Karotten darin arrangieren. Milch, Eier und Curry verquirlen und den Guss salzen. Käse und Guss über dem Gemüse verteilen. Im Ofen 15–20 Minuten backen.

3. Das Öl für das Hähnchen in einer Bratpfanne erhitzen. Hähnchenbrüstchen auf großer Stufe kurz beidseitig anbraten, auf mittlerer Stufe weiterbraten.

4. Für den Salat Tomaten waschen und mit dem Mozzarella in feine Scheiben schneiden. Auf einer Platte anrichten. Mit Olivenöl und Balsamico übergießen. Basilikum darüber streuen. Zum Gemüsegratin mit Hähnchen servieren.

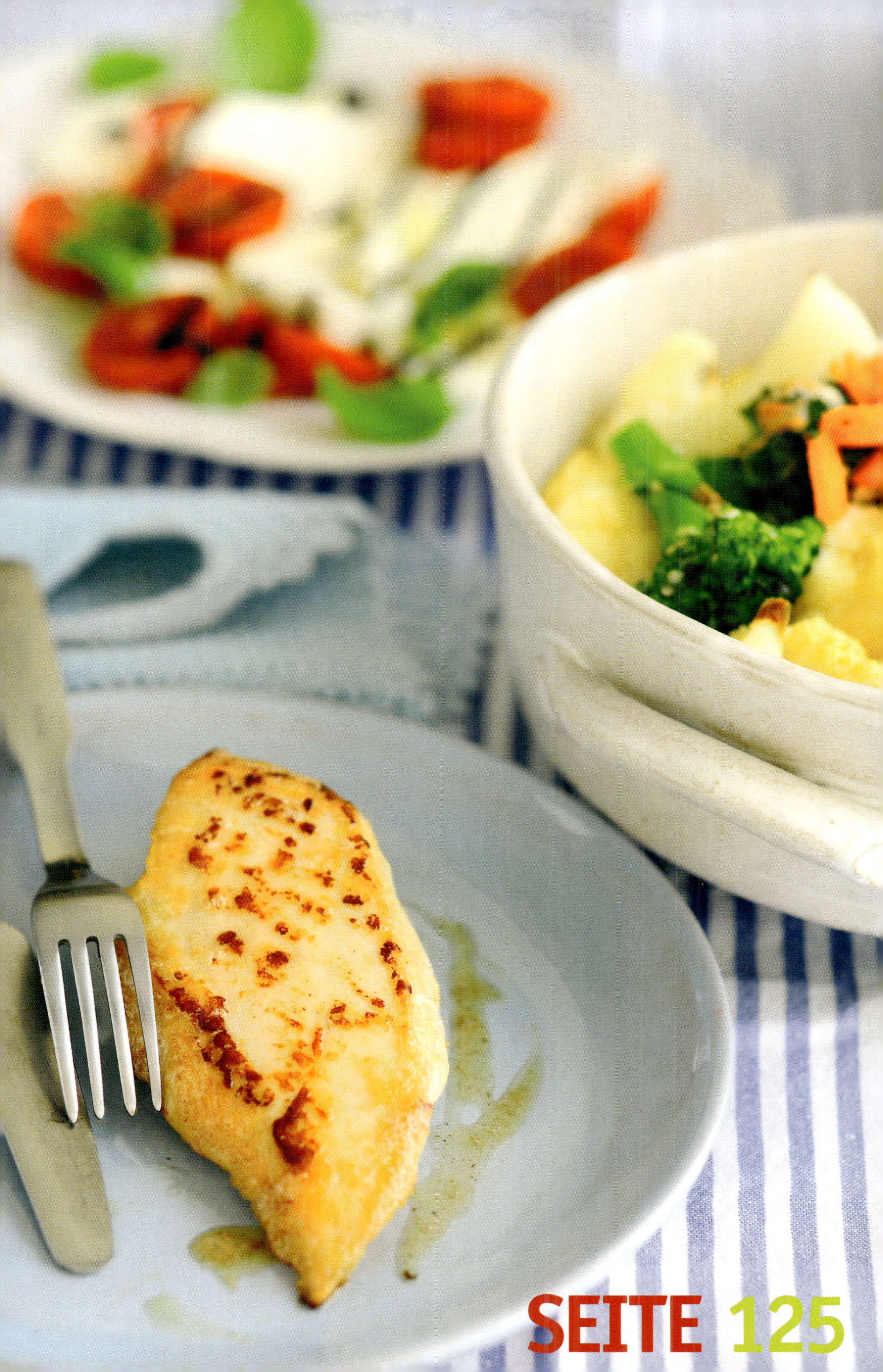

SEITE 125

Zwischenmahlzeit Tag 2

GLUTENFREI EIFREI

Himbeerlassi

- 200 g Himbeeren
- 150 g Joghurt
- 200 ml Wasser
- 1 EL Birkenzucker (siehe Seite 238)
- etwas Zitronensaft

1. Die Himbeeren pürieren, nach Belieben durch ein Sieb streichen, um die Kernchen zu entfernen und zusammen mit den anderen Zutaten im Mixer pürieren.

Abendessen Tag 2

GLUTENFREI

Französische Omeletts mit Käse-Schinken-Quark-Füllung

Für die Omeletts

- 8 frische Eier
- 8 EL Milch
- ½ TL Salz
- wenig Pfeffer und Muskatnuss
- wenig Butter

Für die Schinken-Käse-Quark-Füllung

- 100 g Schinken
- 1 Bund Schnittlauch
- 150 g Quark
- 100 g Käse, gerieben
- wenig Salz, Pfeffer

1. Für die Omeletts Eier und Milch mit Pfeffer und Muskat in eine Schüssel geben und gut verrühren. Die Butter in einer beschichteten Bratpfanne erwärmen, die Eimasse zugeben und mit der Bratschaufel gelegentlich hin und her schieben, bis die Eimasse leicht flockig ist.

2. Omeletts ohne zu rühren goldgelb backen, die Oberfläche muss feucht bleiben.

3. Für die Füllung Schinken und Schnittlauch fein schneiden, alle Zutaten in eine Schüssel geben und gut mischen. Omeletts überschlagen, füllen und sofort servieren.

EIFREI

Chili con Carne und gedämpftes Gemüse

- 300 g Rinderhackfleisch
- 1 EL Olivenöl
- 1 Zwiebel, geschält und grob gehackt
- 1 Knoblauchzehe, abgezogen und grob gehackt
- 1 EL Mehl
- 400 g stückige Tomaten
- 1 EL Tomatenmark
- 150 g rote Bohnen, 8–12 Stunden eingeweicht oder aus der Dose
- ½–1 TL Chilipulver
- wenig Cayennepulver
- ½ TL Salz oder gekörnte Brühe
- wenig Chilipulver

Für das gedämpfte Gemüse

- 600 g Saisongemüse (Karotten, Lauch)
- 1 EL Olivenöl
- ca. 150 ml Gemüsebrühe
- evtl. etwas Sahne
- wenig Salz, Pfeffer

1. Rindfleisch im heißen Öl gut anbraten. Zwiebel und Knoblauchzehe zugeben. Sofort auf kleine Stufe zurückschalten und unter Rühren dämpfen. Mehl darüber streuen und mischen. Tomaten und Tomatenmark beifügen und mit 300 ml Wasser ablöschen. Bohnen zugeben und untermischen. Mit Chilipulver und Cayennepulver würzen. Auf kleiner Stufe zugedeckt 15–20 Minuten schmoren. Falls nötig, etwas Wasser nachgießen. Zum Schluss mit Salz oder Brühe und Chilipulver würzen.

2. Während das Chili con Carne gart, Saisongemüse in gleichmäßige Stücke schneiden und in wenig Öl dämpfen. Sobald es zischt, mit wenig Gemüsebrühe ablöschen und auf kleiner Stufe 5–10 Minuten dämpfen. Zum Schluss nach Belieben zum Verfeinern etwas Sahne beifügen. Nach Geschmack mit wenig Salz und Pfeffer abschmecken.

Abendessen Tag 3

GLUTENFREI

EIFREI

Fischgratin provençale

- 2 kleine Zucchini
- 2 gelbe Paprikaschoten
- 1 EL Olivenöl
- 1 Zwiebel, geschält
- 1 Knoblauchzehe, abgezogen
- wenig Salz und Pfeffer
- 400 g Fischfilet, z. B. Flundern, Rotzunge, Felchen
- Thymian
- 100 g Kräuterfrischkäse
- 100 g schwarze Oliven
- 100 g Cherrytomaten
- 50 g geriebener Parmesan

Außerdem: Holzstäbchen oder Zahnstocher

1. Das Gemüse waschen, abtrocknen, in 2-cm-Stücke schneiden. Öl in eine Pfanne geben, gehackte Zwiebel und fein geschnittenen Knoblauch beifügen und kurz dämpfen. Gemüse zugeben, würzen. Auf großer Stufe erwärmen, bis es zischt, dann auf kleine Stufe zurückschalten und ca. 10–15 Minuten dämpfen. Gemüse in eine Gratinform geben.

2. Fischfilets längs halbieren und mit der silbernen Seite nach oben auslegen, mit Salz, Pfeffer und Thymian würzen. Kräuterfrischkäse auf die Filets streichen, aufrollen und auf das Gemüse verteilen. Schwarze Oliven und Cherrytomaten auf den Fisch und das Gemüse verteilen und den Parmesan darüber streuen. Im Ofen bei 220 °C 15–20 Minuten gratinieren.

Frühstück

Kein Kind sollte ohne Frühstück aus dem Haus. Schließlich muss es sich in den Morgenstunden gut konzentrieren können. Wenn es gar nichts essen mag, sollte es zumindest etwas trinken. Übrigens gilt: Ein Glas Milch ist etwas zum Essen, da es viele wichtige Nährstoffe liefert. Vielleicht »rutscht« ihm ein Frühstückscocktail runter oder ein Glas Buttermilch oder zumindest ein verdünnter Fruchtsaft. Planen Sie die Zwischenmahlzeit etwas größer, wenn Ihr Kind keinen Bissen runterkriegt.

Frühstücksideen

- Joghurt oder Quark natur mit etwas Birkenzucker und frischen Früchten wie Beeren, Orangen, Äpfeln. Mischen Sie etwas gehackte oder gemahlene Nüsse darunter oder einen Esslöffel Weizenkeime. Diese liefern erst noch eine Extraportion Vitamin E.
- Spiegelei mit Schinken und Gurkenscheiben
- Rührei mit gedünsteten Tomaten oder mit Kräutern und einer Scheibe Räucherlachs
- französische Omeletts mit Käse und Champignons
- Knäckebrot mit Käse und Gurkenscheiben
- Pumpernickel mit Hüttenkäse und Tomaten
- Naturjoghurt mit Himbeeren (je nach Saison TK-Himbeeren verwenden) mit wenig Müsli (zuckerfrei)

Lieber kein Frühstück?

Für Erwachsene gilt: Wer am Morgen keinen Hunger hat, soll aufs Frühstück verzichten. Studien zeigen, dass die durchs fehlende Frühstück eingesparten Kalorien im Verlauf des Tages nicht mehr eingeholt werden, was zu einer besseren Energiebilanz führt und das Abnehmen unterstützt. Wer ohne Frühstück völlig ungenießbar ist, sollte ein Frühstück wählen, das möglichst gut und lange sättigt. Dafür sind wichtig: genügend Proteine, Wasser und Ballaststoffe aus Gemüse oder Obst. Beispiel für ein lang sättigendes Frühstück ist Rührei mit Schinken, Tomaten, Gurken und etwas Lachs. Dafür darf das Mittagessen dann etwas bescheidener und kleiner ausfallen.

Mandelmilch

GLUTENFREI EIFREI

Milch und Mandeln sättigen besonders lange. Noch schneller geht's mit fertigem ungesüßtem Mandelmus aus dem Reformhaus.

- 250 g geschälte Mandeln
- 30 g Birkenzucker
- ½ TL Rosenwasser
- 250 ml kalte Milch

1. Mandeln und Birkenzucker mit 250 ml Wasser in einen Mixer geben. Mixen, bis die Mandeln fein püriert sind. Rosenwasser und Milch untermixen, abschmecken. Kühl servieren.

Frühstückscocktail

GLUTENFREI EIFREI

Mit fast allem drin, was müde Menschen brauchen.

- 4 Orangen, geschält
- 200 g Früchte (z. B. Erdbeeren, Mangos, Birnen)
- 500 g Naturjoghurt
- 1 EL Birkenzucker oder Agavendicksaft, falls nötig
- 6 Eiswürfel

1. Alle Zutaten in den Mixer geben und fein pürieren. In Gläsern servieren.

Mangolassi

GLUTENFREI EIFREI

Recht rasch zubereitet, wenn alle Zutaten aus dem Kühlschrank kommen. Ein super Starter für heiße Sommertage!

- 3 EL Mandelblättchen
- 500 g ungezuckertes Mangopüree
- 500 g kalter Naturjoghurt
- gemahlener Kardamom

1. Die Mandelblättchen in einer Pfanne bei mittlerer Hitze trocken rösten, bis sie etwas Farbe annehmen. Das Mangopüree mit 500 ml eiskaltem Wasser und Joghurt mit dem Stabmixer mixen oder im Mixer pürieren. Mit einer guten Prise Kardamom würzen, als Dekoration die gerösteten Mandelblättchen darüber streuen.

Tipp: Mangopüree in Dosen ist zum Beispiel im Asiashop erhältlich. Wählen Sie ungezuckertes und stellen Sie es über Nacht in den Kühlschrank. So schmeckt das Lassi besonders frisch. Sie können statt Mangopüree auch anderes reifes Obst verwenden, zum Beispiel Papaya oder Erdbeeren. Falls zusätzliche Süße nötig ist: etwas Birkenzucker oder Agavendicksaft verwenden.

Powersmoothie

GLUTENFREI EIFREI

Für alle, denen morgens ein Drink reicht, der schlank, gesund, fit und fröhlich macht.

- 200 g Himbeeren oder Erdbeeren, frisch oder TK-Ware
- 2 rosa Grapefruits
- 2–3 EL Zitronensaft
- 40 ml kalte ungesüßte Sojamilch
- 400 g Quark
- 4 TL Leinöl
- 4 TL Sanddorn-Vollfrucht
- etwas Zimt

1. Frische Beeren verlesen. Tiefgefrorene Beeren abwiegen, in den Mixeraufsatz geben und auftauen lassen.

2. Die Grapefruits auspressen. Den Grapefruit- und den Zitronensaft über die Beeren gießen. Den Deckel draufsetzen und alles fein zerkleinern. Sojamilch und Quark, Leinöl, Sanddornmark und Zimt dazugeben und nochmals kurz und kräftig durchmixen. Servieren.

Tipp: Leinöl hat einen hohen gesundheitlichen Wert. Es senkt das »schlechte« Cholesterin und beeinflusst die Blutfettwerte positiv. Zudem ist es reich an Omega-3-Fettsäuren. Es sollte kühl und dunkel aufbewahrt werden und eignet sich nur für die kalte Küche.

LOGI und Zimt?

Die Datenlage über die gesundheitliche Wirkung von Zimt und Zimtextrakt ist nach wie vor etwas undurchsichtig. Studien weisen darauf hin, dass das Essen von Zimt den Nüchternblutzucker senken kann. Allerdings ist der Mechanismus unklar. Denn Zimt scheint weder die Insulinausschüttung zu steigern noch die Insulinsensitivität der Zellen zu erhöhen. Vielleicht trägt Zimt ja zu einer Entfettung der Leber bei, dann würde die Wirkung auf den Nüchternblutzuckerspiegel Sinn machen. Eine weitere Hypothese besagt, dass die Blutzuckererhöhung nach dem Essen durch Zimt gebremst würde, weil die Magenpassage der Nahrung verzögert würde und Kohlenhydrate verzögert ins Blut gelangen. Zimt passt also zu LOGI, aber aufgepasst: Billiger Zimt enthält das gesundheitsschädliche Cumarin. So sind in Cassiazimt rund zwei Gramm Cumarin pro Kilogramm enthalten, bei Ceylonzimt lediglich 0,02 Gramm Cumarin pro Kilogramm. Cumarin steht im Verdacht, Kopfschmerzen, Leberschäden, Leberentzündungen und vielleicht Krebs zu verursachen. Deshalb sollten Kinder nicht mehr als vier mit Cassiazimt hergestellte Zimtsterne täglich essen, Erwachsene nicht mehr als acht Zimtsterne pro Tag. So oder so ist echter Ceylonzimt zu bevorzugen.

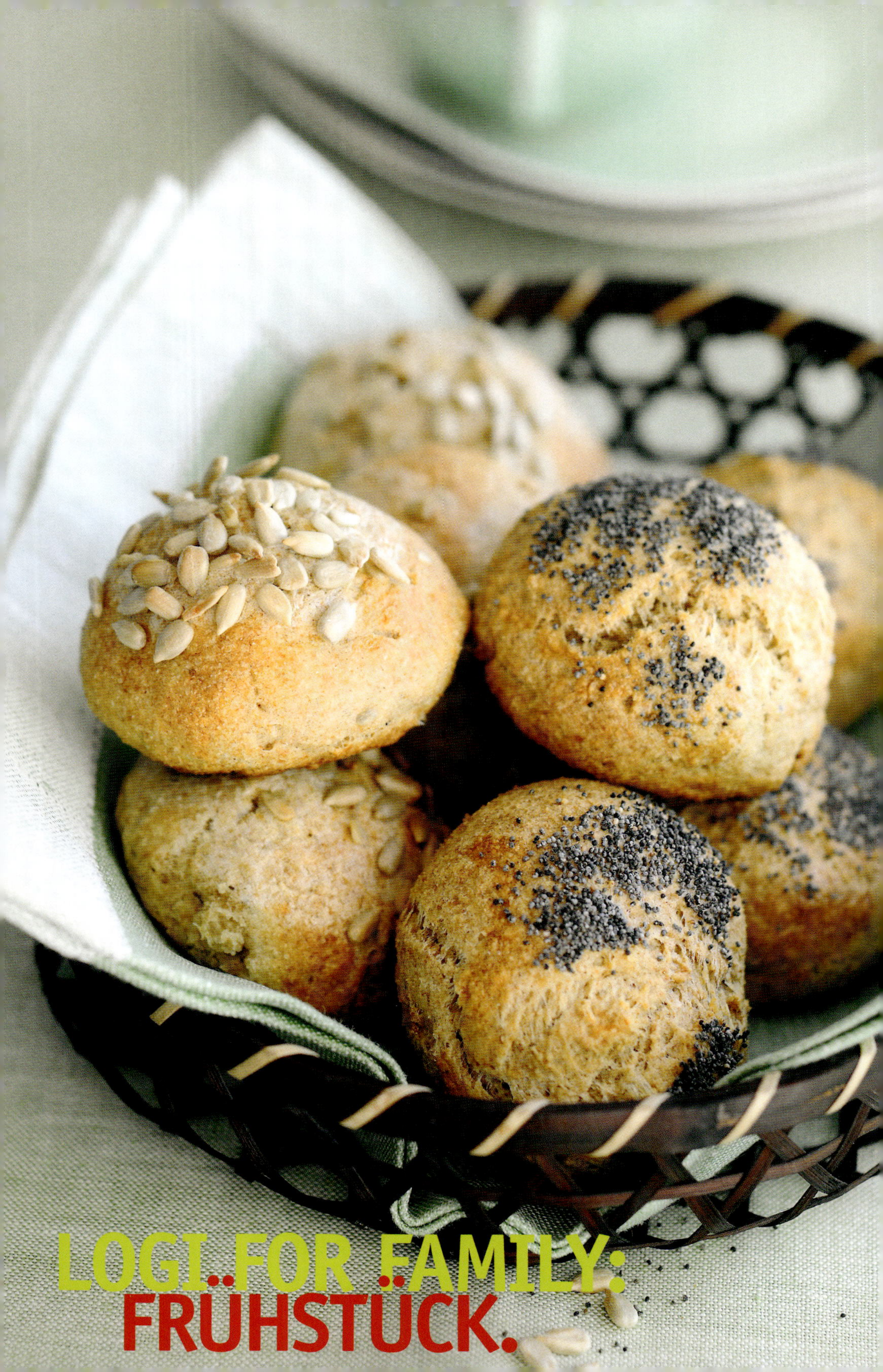

LOGI FOR FAMILY: FRÜHSTÜCK.

Parmesanbrötchen

Diese Brötchen schmecken zu fast allem und enthalten gegenüber herkömmlichen Brötchen deutlich weniger Kohlenhydrate. Da sie mit Backpulver anstelle von Hefe zubereitet werden, werden sie allerdings rasch altbacken. Genießen Sie sie möglichst frisch.

Für 10 Stück

- 100 g sehr kalte Butter
- 150 g feines Vollkornmehl
- 80 g gemahlene Mandeln oder Kokosmehl
- 80 g geriebener Parmesan
- 1 Päckchen Weinsteinbackpulver
- 1 TL Salz
- 100 ml Milch
- 1 Ei
- 1 Eigelb

Zum Fertigstellen

- 1 Eiweiß
- 50 g Kerne und Samen nach Belieben (z. B. Sonnenblumen-, Kürbiskerne, Sesam, Mohn)

1. Butter kurz ins Tiefkühlfach legen. Den Backofen auf 220 °C vorheizen. Mehl, Mandeln, Parmesan, Backpulver und Salz in einer großen Schüssel mischen. Die kalte Butter an einer groben Reibe direkt zum Mehl reiben. Alles zwischen den Fingern zu einer bröseligen Masse verarbeiten.

2. Milch, Ei und Eigelb gut verquirlen. Zum Mehl geben. Mit den Händen so lange zusammenkneten, bis ein glatter, fester Teig entstanden ist. Den Teig in 10 gleichmäßige Portionen teilen. Aus jedem Teigstück ein Brötchen formen und auf ein mit Backpapier belegtes Blech setzen. Das Eiweiß mit einer Gabel leicht schaumig schlagen. Die Brötchen damit bestreichen. Nach Belieben die bestrichene Oberfläche in Mohnsamen, Sesam, Sonnenblumen- oder Kürbiskernen wälzen. Die Brötchen im heißen Ofen auf der zweiten Schiene von unten in 15–20 Minuten hellbraun backen.

Schnelle Quarkbrötchen

EIFREI

Für 10 Stück

- 130 g feines Vollkornmehl
- 120 g gemahlene Mandeln
- 1 Päckchen Weinsteinbackpulver
- 1 TL Salz
- 300 g Magerquark
- ca. 50 ml Milch

Zum Fertigstellen nach Belieben

- 2 EL Sahne
- 3 EL Kerne und Samen

1. Den Backofen auf 220 °C vorheizen. Mehl, Mandeln, Backpulver, Kerne oder Samen und Salz in einer Schüssel gut mischen. Quark und Milch beifügen. Alles zu einem glatten, elastischen Teig kneten. Den Teig in ca. 10 Stücke teilen und aus jedem Teigstück eine Kugel formen.

2. Mit etwas Abstand voneinander auf ein mit Backpapier belegtes Blech legen und leicht flach drücken. Mit der Sahne bestreichen und mit Kernen beziehungsweise Samen bestreuen. Die Brötchen im heißen Ofen auf der zweiten Schiene von unten ca. 25 Minuten backen.

Snacks und Zwischenmahlzeiten

Sicher ist: Je mehr und je häufiger Kinder snacken, umso eher nehmen sie zu. Es ist wichtig, dem Körper immer mal wieder Gelegenheit zu geben, ans »Eingemachte«, sprich an die Fettdepots zu gehen. Das ist erst möglich, wenn der Blutzuckerspiegel unten ist.

> **Wichtig:** Bereits eine kleine Menge Kohlenhydrate stoppt den Fettabbau für eine längere Zeit, eine größere Menge Kohlenhydrate stoppt ihn sogar für Stunden.

Andererseits kann sich ein hungriges Kind schlecht konzentrieren, ihm fehlt die Energie zum Spielen. Deshalb gilt: Falls das Kind Hunger hat – und nur dann – ist eine Zwischenmahlzeit angesagt. Dabei gilt es, zwischen Hunger und Lust zu unterscheiden. Hunger bedeutet: Der Magen knurrt. Viele Kinder und Erwachsene mit Übergewicht müssen dieses Gefühl wieder neu kennenlernen.

Der ultimative Test, mit dem Sie bei Ihrem Kind Hunger von Lust unterscheiden können:

- Ihr Kind isst auch etwas, das ihm sonst eher weniger gut schmeckt, zum Beispiel eine Karotte oder ein Stück Gurke,
- Ihr Kind klagt immer noch über Hunger, auch nachdem es ein Glas Wasser getrunken hat.

Ein Kind, das ganz explizit nach Gebäck, Chips oder Schokolade verlangt und dies mit Hunger begründet, aber alle anderen ihm angebotenen Speisen ablehnt, ist nicht wirklich hungrig. Erklären Sie ihm dies und setzen Sie ein klares »Nein« dagegen an. Wichtig ist, dass Sie die vom Kind gewünschten Lebensmittel nicht ganz vom Speisezettel streichen. Es kommt auf die Menge und auf den Zeitpunkt an. So kann eine Reihe Schokolade nach einem Gemüse-Fisch-Teller durchaus ein Dessert darstellen, oder zu einem großen Salatteller mit Ei servieren Sie allen Familienmitgliedern eine kleine Handvoll Chips. Dadurch hält sich der Blutzuckeranstieg in Grenzen. Setzen Sie sich auch für Zwischenmahlzeiten zusammen mit Ihrem Kind an den Tisch und genießen Sie das gemeinsame Essen. Im Stehen, irgendwo zwischen Tür und Angeln zu naschen, sättigt weit weniger und befriedigt nicht auf dieselbe Weise wie etwas, das man gemeinsam am Tisch isst.

Spezialfall Schule

Meistens geben Eltern ihren Kindern eine Zwischenmahlzeit in die Schule mit. Fällt das Frühstück nur klein aus, darf die Zwischenmahlzeit größer sein und umgekehrt. Es ist aber normal, dass Kinder ihre Zwischenmahlzeiten teilen oder austauschen. Sie können somit nicht sicher sein, ob Ihr Kind tatsächlich die von Ihnen vorgesehenen und eingepackten Fruchtstücke isst oder eher ein halbes Sandwich vom besten Kumpel. Dennoch ist es auch wichtig, dass Kinder das Teilen üben und sich sozial nicht anders verhalten, wenn sie LOGI praktizieren.

LOGI FOR FAMILY: SNACKS.

Ein möglicher Weg ist es, das Kind erzählen zu lassen, was es als Zwischenmahlzeit gegessen hat. Das kann auch dann hilfreich sein, wenn es den Nachmittag bei anderen Kindern verbringt und da essen darf. So können Eltern bei den darauf folgenden Mahlzeiten möglichst unauffällig gegensteuern und zum Beispiel den Teller etwas weniger voll schöpfen oder auf ein geplantes Extra wie ein kleines Dessert verzichten. Geben Sie dem Kind aber keineswegs das Gefühl, dass es dafür bestraft wird, wenn es offen erzählt, was es auswärts gegessen hat. Vergessen Sie nie: Einem normalgewichtigen Kind geht es nicht nur gesundheitlich, sondern auch psychisch und von der Akzeptanz her besser als einem übergewichtigen. Größere Kinder verstehen es auch, wenn Sie Ihnen erklären, dass Sie das »Zuviel« bei auswärts eingenommenen Mahlzeiten daheim zusammen mit ihm kompensieren und ausgleichen, sodass es sein Ziel erreichen wird, normalgewichtig zu sein und sich in seinem Körper wohl zu fühlen.

Gute LOGI-Zwischenmahlzeiten für die Schule

- LOGI-Keks mit zahnschonendem Birkenzucker
- Obst, möglichst verzehrfertig (Schnittflächen mit Zitronensaft bestrichen, damit sie nicht braun werden)
- Gurkenstücke, Cherrytomaten, Karotten mit einem Stück Käse oder einem feinen Dip aus saurer Sahne oder Dickmilch mit Kräutern und Salz
- eine Handvoll Nüsse
- ein Ei mit etwas Mayonnaise-Quark-Sauce und etwas rohem Gemüse
- einen hochwertigen, kohlenhydratarmen Eiweißshake
- ein Joghurt mit Birkenzucker oder Fruchtmus
- Milch
- ein kleines Sandwich aus Pumpernickel oder Knäckebrot und Frischkäse und Lachs
- eine Handvoll Bio-Knabber-Soja, geröstet, evtl. gesalzen, oder andere Kerne und Samen (zum Beispiel Kürbiskerne, Sonnenblumenkerne)

Und wenn das normalgewichtige Kind übergewichtige Eltern hat?

Dann sind Zwischenmahlzeiten ein guter Weg, ihm auch mal kohlenhydratreiche Lebensmittel zu geben. Natürlich darf es ein Sandwich mit ins Fußballtraining nehmen. Kaufen Sie eins – für Ihr Kind – und verzichten Sie selbst zu Hause darauf.

Spezialfall Papa und Mama am Arbeitsplatz

Sind die Batterien leer, lässt die Konzentration nach, knurrt der Magen. So schaffen Sie LOGIsche Abhilfe:

- Trinken Sie auch während der Arbeit genug. Falls Sie nicht zu Blähungen neigen: Wasser mit Kohlensäure füllt den Magen stärker als stilles Wasser und lässt ein Hungergefühl oft gar nicht erst aufkommen. Außerdem ist genügend Flüssigkeit unerlässlich für die grauen Zellen.
- Zugang zu Kochplatte oder Mikrowelle? Eine heiße Suppe sättigt rasch und anhaltend. Am besten eine Gemüsesuppe (Rezepte Seiten 143–146) von daheim mitnehmen, aufwärmen und genießen. Sie können die Suppe auch in einer Thermoskanne oder in einem Thermosbecher mitnehmen.
- Kaffeemaschine vor Ort? Trinken Sie einen Latte macchiato ohne Zucker. Kaffee wirkt stimmungsaufhellend und fördert die Leistungsfähigkeit und das Gedächtnis, Milch enthält Kalzium und andere Inhaltsstoffe, die den Fettstoffwechsel anregen.
- Keine Zeit für eine Pause? Halten Sie Nüsse bereit. Sie können die folgenden Rezepte gut zu Hause auf Vorrat zubereiten. Eine Handvoll Nüsse sättigt lange und versorgt Sie mit vielen wichtigen Inhaltsstoffen.
- Notfall totales Stimmungstief: Falls gar nichts mehr geht, greifen Sie auf schwarze Schokolade zurück. Eine Reihe beziehungsweise ein Riegel genügt. Die Schokolade sollte einen möglichst hohen Kakaoanteil (70 Prozent oder 80 Prozent) aufweisen. Sie enthält so wenig Zucker, dass der Fettstoffwechsel weiterläuft, liefert aber entspannendes Magnesium und Theobromin, das chemisch dem Koffein ähnelt. Es wirkt auf den Organismus mild und dauerhaft anregend und leicht stimmungsaufhellend. Gesundes Plus: Je bitterer eine Schokolade ist, umso mehr herzschützende Antioxidantien enthält sie.

LOGI FOR FAMILY: SNACKS.

Selbst gemachte Früchtechips

GLUTENFREI MILCHFREI EIFREI

Sie enthalten unzählige bioaktive Substanzen, welche unter anderem die Zellen vor dem Angriff freier Radikale schützen, die besonders bei Stress entstehen.

- **verschiedene Früchte** (z. B. Äpfel, Birnen, Pfirsiche, Erdbeeren)
- **Saft von 1 Zitrone**

1. Früchte je nach Sorte in 2–4 mm dicke Scheiben hobeln, kurz in Zitronenwasser einlegen und einlagig auf ein mit Backpapier belegtes Blech legen. Dann bei 40 °C im Ofen so lange trocknen, bis beim Brechen kein Saft mehr austritt.

Gemüsechips

GLUTENFREI MILCHFREI EIFREI

Ziemlich rasch zubereitet und eine gute Alternative zu stark kohlenhydratreichen Kartoffelchips.

- **1 kg Gemüse** (z. B. Zucchini, Topinambur, Auberginen, Karotten)
- **1 l Erdnussöl oder Kokosfett**
- **feines Meersalz**

1. Gemüse putzen, evtl. schälen und in feine Scheiben (ca. 3 mm dick) hobeln. Öl in einer hohen Pfanne oder in der Fritteuse erhitzen, Gemüsescheiben ca. 3–4 Minuten frittieren, mit einer Schaumkelle herausnehmen und auf Küchenpapier abtropfen lassen, mit wenig Salz bestreuen.

Persische Kichererbsenkekse

GLUTENFREI EIFREI

Kichererbsen sind sehr eiweißreich und sättigen dadurch lange, ohne den Blutzuckerspiegel in die Höhe zu treiben.

Für ca. 50 Kekse

- **150 g Butter**
- **100 g Birkenzucker**
- **50 g Zucker**
- **300 g Kichererbsenmehl**
- **½ TL gemahlener Kardamom**

1. Die Butter in einem großen, weiten Topf auf kleiner Hitze schmelzen. Sie sollte gerade flüssig sein, darf aber nicht heiß werden. Den Birkenzucker und den Zucker unter die flüssige Butter mischen, bis er sich vollständig darin aufgelöst hat.

2. Das Kichererbsenmehl mit dem Kardamom mischen und nach und nach in die Buttermischung sieben. Zu einem Teig zusammenfügen, zu ca. 4 cm dicken Rollen formen und mit Frischhaltefolie einpacken. Rollen bei Raumtemperatur 3–4 Stunden ruhen lassen.

3. Backofen auf 150 °C vorheizen. Rollen in ca. 5 mm dicke Scheiben schneiden, auf ein mit Backpapier belegtes Blech geben. Die Kekse 10–15 Minuten backen. Sie müssen eine zartgelbe Farbe behalten, zu dunkel gebacken schmecken sie nicht. Auskühlen lassen und in einer Blechdose aufbewahren.

Käsetaler

Enthalten Butter und Käse, dafür weniger Kohlenhydrate. Sind aber definitiv nicht dazu gedacht, um im Übermaß gegessen zu werden. Sie eignen sich aber statt Chips wunderbar zum Apéro. Oder zusammen mit einer Karotte als Snack oder Zwischenmahlzeit für die Schule.

Für ca. 40 Stück

- 100 g weiche Butter
- 100 g Sbrinz
- 150 g Greyerzer
- 180 g feines Vollkornmehl
- ½ TL Salz
- 1 Ei
- 1 Prise Paprikapulver
- 1 EL Senf

Zum Fertigstellen

- 50 g Sahne
- 1 Eigelb
- Mohn, Mandelblättchen oder Sesam

1. Die Butter rühren, bis sie Spitzchen bildet. Beide Käsesorten fein reiben und mit der Butter mischen. Mehl und Salz beifügen. Ei, Paprika und Senf verrühren und ebenfalls dazugeben. Alles zu einem glatten Teig kneten. Zu ca. 3 cm dicken Rollen formen, in Folie verpacken und mindestens 30 Minuten kühl stellen.

2. Den Backofen auf 200 °C vorheizen. Die Käserollen in knapp 1 cm dicke Scheiben schneiden und auf ein mit Backpapier belegtes Blech setzen. Sahne und Eigelb mischen und die Taler damit bestreichen. Je ein Drittel des Gebäcks mit Mohn, Kümmel und Sesam bestreuen. Die Taler vor dem Backen nochmals 15 Minuten kalt stellen.

3. Die Käsetaler im heißen Ofen 12–15 Minuten backen. Noch leicht warm, z. B. als Apéro, schmeckt das Gebäck am besten. Man kann es ohne Weiteres auch noch einmal – bei 180 °C ca. 2 Minuten lang – aufbacken.

Paprikamandeln

GLUTENFREI MILCHFREI EIFREI

Knackig und feinwürzig. Wussten Sie, dass Nüsse viel Eisen liefern und zudem nervenberuhigendes Magnesium – und auch noch Kalzium für starke Knochen? Außerdem sättigen sie durch die darin enthaltenen Proteine gut und lange.

- 60 g Salz
- 400 g geschälte Mandeln
- 1 EL Paprikapulver, edelsüß oder scharf

1. 400 ml Wasser mit Salz in eine Pfanne geben und aufkochen. Mandeln dazugeben und die Pfanne vom Herd ziehen. 30 Minuten stehen lassen. Wasser abgießen und Paprika dazugeben, alles gründlich mischen. Backofen auf 150 °C Ober- und Unterhitze vorheizen.

2. Mandeln auf ein mit Backpapier belegtes Blech verteilen und im Backofen 15–20 Minuten trocknen lassen, bis sie hellbraun geworden sind. Mandeln abkühlen lassen und dann luftdicht verpacken. Sie sind 2–3 Wochen haltbar.

Variationen: Statt Mandeln Nüsse nehmen, zum Beispiel Cashewnüsse, und statt mit Paprika mit Currypulver würzen. Oder mit Kräutern der Provence, dazu passen zum Beispiel Macadamianüsse.

Gewürzmandeln

MILCHFREI EIFREI

Und noch ein Rezept für würzige Mandeln, die der ganzen Familie schmecken.

- 1 TL Salz
- 1 EL Paprikapulver
- 1 kleines Stück getrocknete Chili oder 3 Kardamomsamen
- 1 TL Pfefferkörner
- 2 Pimentkörner
- 2 EL Erdnussöl
- 250 g geschälte Mandeln

1. In einem Mörser Salz, Paprika, Chili, Pfeffer und Piment fein zerstoßen. In einer Pfanne das Öl erhitzen, die Mandeln darin rundum anrösten, mit den Gewürzen bestreuen und unter ständigem Wenden rundum goldbraun werden lassen. Gut abkühlen lassen, dann erst luftdicht verpacken. Haltbarkeit: 2–3 Wochen.

Tipp: Auf dieselbe Weise wie die Gewürzmandeln lassen sich auch geschälte Erdnüsse oder Cashewnüsse rösten.

Infos für die Eltern

Ein perfektes Rezept für gestresste Familienmitglieder und viel gesünder als Chips! Bereits kleine Kinder mögen es, die Gewürze im Mörser zu zerstampfen. Dabei bauen sie automatisch Spannungen und Aggressionen ab. Scharf mögen es Kinder allerdings noch nicht, man kann das Rezept aber gut mit anderen Gewürzen zubereiten. Für gestresste Menschen sind scharfe Gewürze wie Chili allerdings genau richtig. Die Schoten lösen auf der Zunge einen Schmerzreiz aus, der seinerseits die Bildung körpereigener Endorphine anregt. Wer seinen Körper darauf trainiert hat, empfindet nicht nur die Schärfe, sondern fühlt sich danach dank der Endorphine besser.

Gemüsedips

* wenn glutenfreie Mayonnaise verwendet wird

GLUTENFREI* EIFREI

Immer wieder beliebt. Variieren Sie die Sauce und das Gemüse je nach Saison.

- 4 Karotten
- 1 Gurke
- 1 Paprikaschote
- frische Kräuter
- 150 g Quark
- 1 EL Mayonnaise
- Salz, Pfeffer

1. Gemüse putzen, waschen und in kleine Stäbchen schneiden. Kräuter waschen, trocken schütteln, hacken und mit Quark und Mayonnaise verrühren. Dip nach Belieben mit Salz und Pfeffer würzen.

Stracciatellasuppe

MILCHFREI

Eine ungewohnte Zwischenmahlzeit, aber durch die Eier sehr sättigend.

- 1 l Gemüsebrühe
- 4 Eier

1. Gemüsebrühe zubereiten, Eier in separater Schüssel aufschlagen und verquirlen. Eier unter ständigem Quirlen in die heiße Bouillon einrühren, bis kleine Flöckchen entstehen.

Französischer Schinken-Walnuss-Cake

Eignet sich wunderbar als sättigende, eiweißreiche Beilage zu einem einfachen grünen Salat und ist gut mitzunehmen: als Picknick oder als Lunch fürs Büro. Oder Sie schneiden den Cake in Scheiben und verwenden ihn als Low-Carb-Brot.

- 4 Eier
- 150 g Mehl
- 250 g gekochter Schinken am Stück
- 200 g Greyerzer
- 100 g Walnüsse
- 1 Päckchen Weinsteinbackpulver
- 100 ml Milch
- 50 g Butter, geschmolzen
- 2 EL Olivenöl
- Pfeffer

1. Backofen auf 180 °C vorheizen. Eine Cakeform mit Backpapier einkleiden. Schinken würfeln. Die Hälfte des Greyerzers reiben, die andere Hälfte in Würfel schneiden. Die Walnusskerne grob hacken.

2. Eier schaumig schlagen, alle anderen Zutaten der Reihe nach darunter mischen. In die Cakeform gießen und den Teig sofort etwa 50 Minuten backen. Es darf, wenn man eine Stricknadel oder einen Holzspieß hineinsticht, kein Teig mehr daran kleben bleiben. Den Cake in der Form etwas auskühlen lassen.

Tipp: Dieser herzhafte Cake schmeckt lauwarm oder kalt. Er ist in Alufolie eingepackt und im Kühlschrank gelagert 2–3 Tage haltbar. Kann auch stückweise eingefroren werden.

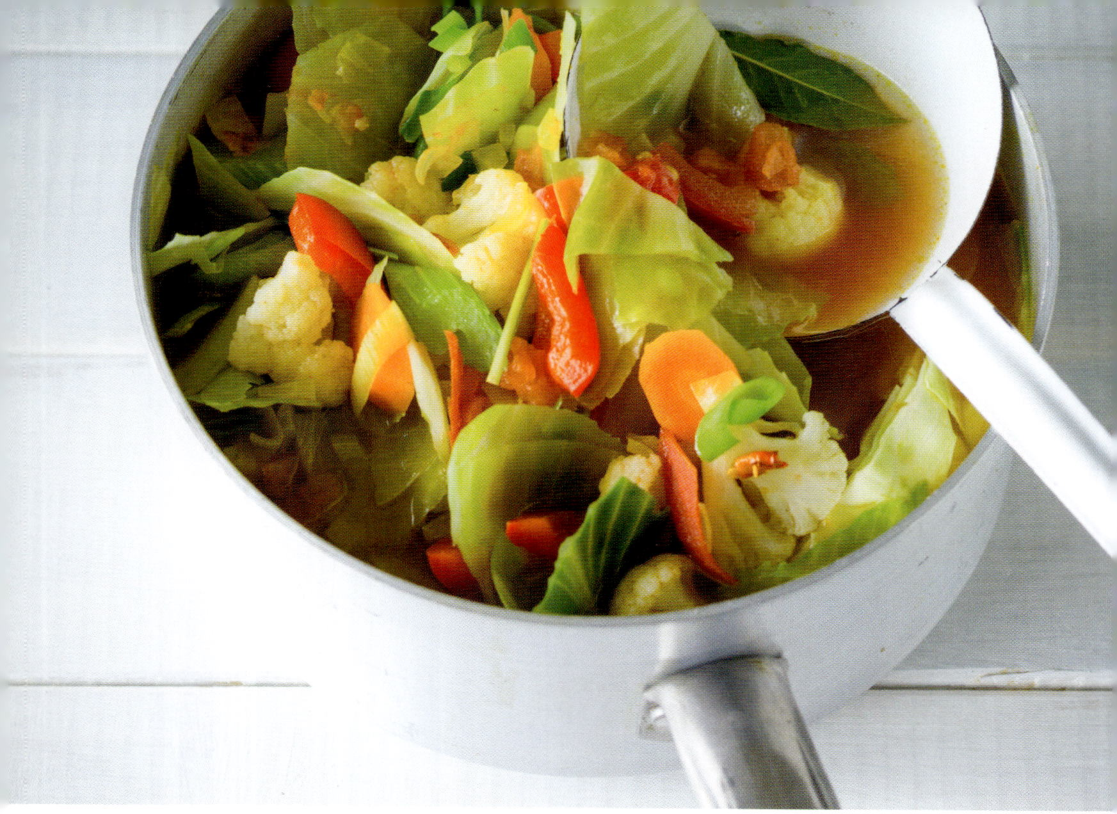

Suppen

Suppen sind die Nummer eins, wenn's ums Abnehmen geht. Suppen sättigen: Sie enthalten rund 90 Prozent Wasser und viele Ballaststoffe, die im Magen aufquellen und den Hunger für längere Zeit stillen. Pürierte Suppen sättigen allerdings weniger lang als solche mit ganzen Gemüsestücken. Heiße Mahlzeiten wirken appetitstillender als kalte. Deshalb isst man nach einer Suppe als Vorspeise danach weniger. In verschiedenen Experimenten konnte nachgewiesen werden, dass Suppen tatsächlich den Hunger reduzieren können. Aßen die Probandinnen und Probanden eine Suppe als Vorspeise, nahmen sie in der darauf folgenden Hauptmahlzeit rund ein Fünftel weniger Nahrungsmenge und Kalorien auf. Ein weiteres Experiment konnte beweisen, dass ein aus einzelnen Lebensmitteln bestehendes Gericht, zu dem ein Glas Wasser getrunken wird, weniger gut sättigt als dieselben Zutaten, zu einer Suppe püriert. Offenbar verweilt eine Suppe länger im Magen. Wenn noch etwas Fleisch oder Fisch in der Suppe ist, hält die Sättigung noch länger an, weil über die Hormonausschüttung nach dem Proteinkonsum ein Sattheitseffekt stattfindet.

Tipp: Essen Sie Fleischsuppe mit viel Gemüse, bis Sie satt sind und beginnen Sie Ihre Mahlzeiten mit einer Gemüsesuppe.

LOGI FOR FAMILY: SUPPEN.

Käse-Lauch-Suppe

GLUTENFREI EIFREI

Eine gut sättigende Suppe, die als Hauptgericht serviert werden kann. Aber bitte ohne Brot!

- 1 Zwiebel
- 1 Karotte
- 2 Stangen Lauch
- 50 g Champignons
- 2 Knoblauchzehen
- Olivenöl zum Braten
- 400 g Rinderhackfleisch
- 1 l Fleischbrühe
- 200 g Frischkäse natur
- 200 g Frischkäse mit Kräutern
- Salz, Pfeffer
- eine Prise Zucker

1. Zwiebel und Karotte schälen und würfeln. Lauch von der Mitte der Stange zum Ende hin längs durchschneiden, gründlich waschen und in Ringe schneiden. Champignons putzen und in Scheiben schneiden. Knoblauch abziehen und durchpressen.

2. Öl in einem Topf erhitzen, Hackfleisch mit Zwiebeln und Knoblauch darin anbraten. Dabei zerdrücken, bis es kleine Krümel bildet. Wenn das Fleisch braun ist, Lauch, Karotten und Champignons zugeben und kurz mitdämpfen. Mit Fleischbrühe ablöschen und aufkochen lassen. Frischkäse in der Suppe auflösen. Noch 15 Minuten kochen lassen, bis das Gemüse gar ist. Zum Schluss mit Salz, Pfeffer und Zucker würzen.

Karotten-Kokos-Suppe

GLUTENFREI EIFREI

Die meisten Kinder mögen Karotten. Hier raffiniert kombiniert mit Kokosmilch.

- 600 g Karotten
- 200 g Petersilienwurzeln oder Sellerie
- 1 Zwiebel
- 2 EL Butter
- 1 l Gemüsebrühe
- 20 ml Kokosmilch
- Salz, Pfeffer
- 1 TL mildes Currypulver

1. Karotten und Petersilienwurzeln putzen, waschen und in Würfel schneiden. Zwiebel schälen, hacken. Alles in Butter andünsten. Mit Gemüsebrühe ablöschen.

2. Das Gemüse in ca. 20 Minuten zugedeckt weich kochen. Suppe mit dem Stabmixer pürieren. Kokosmilch beigeben. Mit Salz, Pfeffer und Curry abschmecken.

Achtung: Diese Suppe passt gut als Vorspeise, aber sie liefert zu wenig Proteine, um anhaltend zu sättigen.

Tipp: Petersilienwurzeln schmecken feinwürzig und sind eine Originalzutat des ungarischen Gulaschs. Man kann daraus wunderbare Cremesuppen kochen oder damit den Sellerie in anderen Gerichten und Suppen ersetzen. Sie sind ein typisches Wintergemüse und enthalten viel Eiweiß und Nervenvitamine der B-Gruppe, aber auch Kalium, Eisen und Kalzium.

Kokosmilchsuppe mit Pilzen

* wenn glutenfreie Sojasauce verwendet wird

GLUTENFREI* MILCHFREI EIFREI

Eine feine, asiatisch angehauchte Suppe, die von innen wärmt und sättigt.

- **250 g Kokosraspel**
- **1 Stück frischer Galgant oder Ingwer** (4 cm), geschält
- **2 Stängel Zitronengras, geputzt**
- **2 EL helle Sojasauce + evtl. Sojasauce zum Abschmecken**
- **1 EL Palmzucker**
- **100 g Champignons, in Scheiben geschnitten**
- **50 g Austernpilze, in Scheiben geschnitten**
- **1 EL frisch gepresster Zitronensaft**
- **1 Handvoll frische Korianderblätter**

1. Die Kokosraspel in einer Schüssel mit 1,2 l kochendem Wasser übergießen und abkühlen lassen. Die Mischung im Mixer oder mit dem Pürierstab pürieren, dann durch ein Sieb streichen, dabei möglichst viel Flüssigkeit aus den Resten herausdrücken, damit entsteht ca. 1 l Kokosmilch.

2. Galgant oder Ingwer und Zitronengras in Scheiben schneiden. Mit der Kokosmilch, Sojasauce und Palmzucker in einen Topf geben. Alles aufkochen und 10 Minuten unter gelegentlichem Rühren köcheln lassen.

3. Pilze hinzufügen. Wieder aufkochen und 3 Minuten köcheln lassen. Den Palmzucker, und nach Geschmack noch etwas Sojasauce, zufügen. Suppe in Portionsschalen schöpfen. Etwas Zitronensaft in jede Schale geben und Korianderblätter aufstreuen. Sofort servieren.

Achtung: Galgant und Ingwer werden nicht mitgegessen!

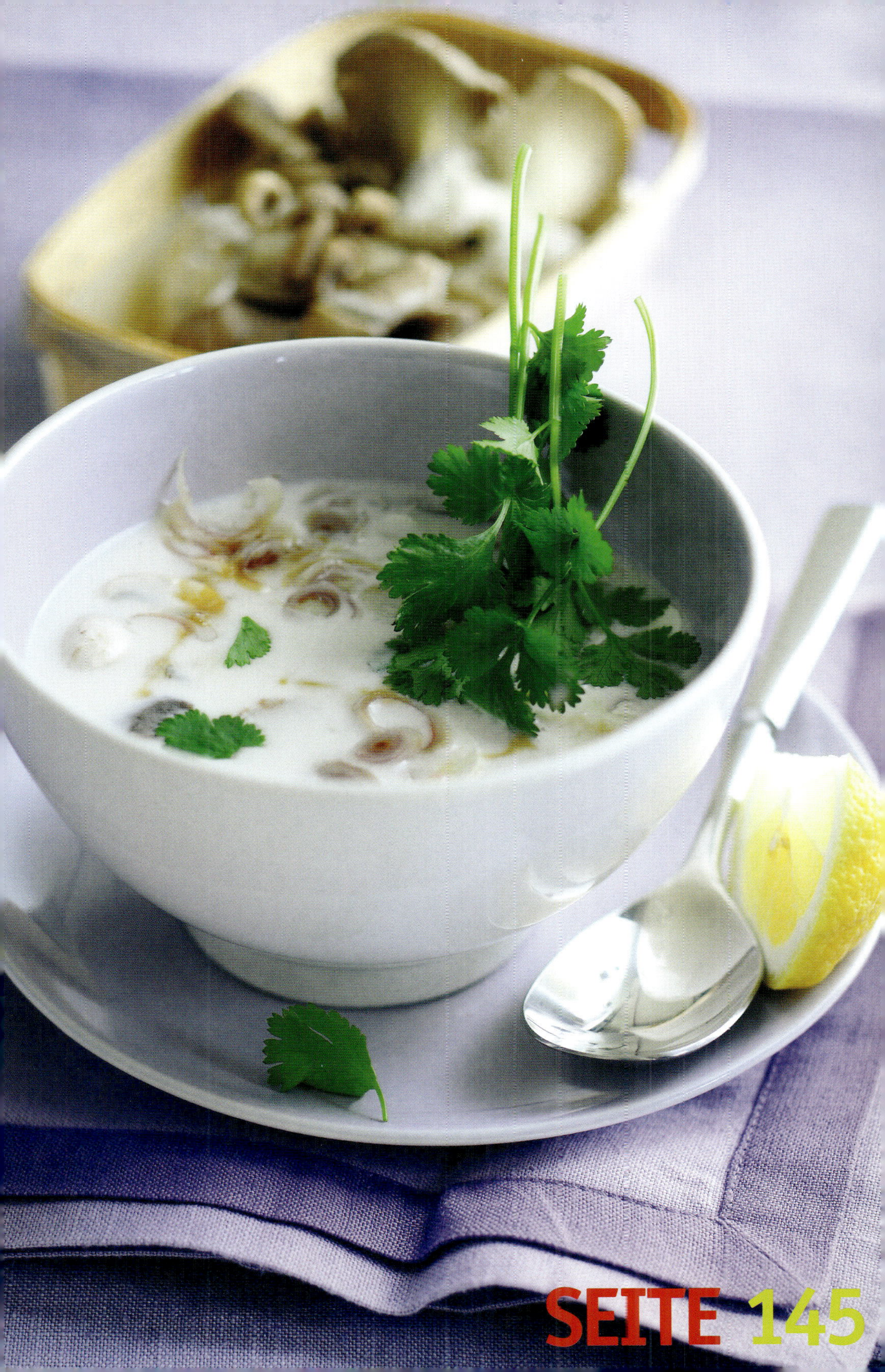

SEITE 145

Gemüsecremesuppe

EIFREI

Irgendwie seltsam, dass die meisten Kinder pürierte Gemüsesuppen gerne mögen, diese aber ablehnen, sobald Gemüsestücke sichtbar drin herumschwimmen. Der Trick: möglichst fein pürieren. Das kann einige Minuten dauern, lohnt sich aber.

- **2 Schalotten**
- **300 g Gemüse** (z. B. Petersilienwurzeln, Knollensellerie, rote Bete, Karotten, Pastinaken, Topinambur – siehe Tipp)
- **80 g Butter**
- **100 ml Weißwein**
- **1 l Gemüsebrühe**
- **20 g Sahne**
- **1 Bund Petersilie, fein gehackt**
- **Salz, Pfeffer**
- **etwas Zitronensaft**

1. Schalotten und Gemüse schälen und klein würfeln. 40 g Butter in einer Pfanne zergehen lassen und die Schalotten sowie das Gemüse andünsten, mit Wein, Gemüsebrühe und Sahne ablöschen. Bei mittlerer Hitze 20–30 Minuten leise köcheln lassen.

2. Die Suppe mit dem Stabmixer ca. 10 Minuten sehr fein pürieren, dabei nach und nach die Petersilie und die restliche Butter dazugeben. Mit Salz, Pfeffer und Zitronensaft abschmecken.

Tipp: Verwenden Sie entweder nur eine Gemüsesorte oder mischen Sie mehrere Sorten nach Belieben. Figurbewusste lassen die Butter bis auf einen Esslöffel zum Andünsten des Gemüses weg, ebenso die Sahne.

Gemüse und sein Wert

Harntreibende Gemüsesorten und Kräuter wirken leicht entwässernd, zum Beispiel Lauch, Zwiebeln, Fenchel, Tomaten, Zucchini, Kohl, Petersilie. Gleichzeitig liefert die Suppe sehr viel Wasser. Dies trägt zusammen mit den im Gemüse reichlich vorhandenen Ballaststoffe dazu bei, dass Abfallstoffe aus dem Körper ausgeschieden werden können. Je farbiger die für die Suppe verwendeten Gemüse sind, desto reichhaltiger sind sie an sekundären Pflanzeninhaltsstoffen. Davon gibt es etwa 20.000 verschiedene, viele sind als natürliche Farben im Gemüse zu finden, zum Beispiel orangefarbene Karotine in Karotten, rotes Lykopen in Tomaten, dunkelrot-violette Anthocyane in Auberginen oder Rotkohl.

Salate

Kinder gesund und ohne Esstheater am Familientisch zu ernähren, ist nicht einfach. Die größten Knackpunkte für die meisten Eltern sind diesbezüglich Salate und Gemüse, sie werden am häufigsten Diskussionen und Ablehnung auslösen. Wie Sie als Eltern damit umgehen, erfahren Sie auf Seite 98.

Damit der gemeinsame Familientisch Freude bereitet, gilt es aber, noch andere Dinge zu beachten. Hier eine Zusammenstellung der wichtigsten Fehler, welche Eltern rund ums Essen begehen – und Tipps, wie sie die häufigsten Klippen sicher umschiffen.

Eltern haben zu wenig Geduld

Kinder müssen neue Lebensmittel etwa 10- bis 15-mal probieren, bis sie diese mögen. Je häufiger sie ein Lebensmittel zu sehen bekommen, umso besser gewöhnen sie sich daran und umso lieber essen sie es in der Regel später. Studien haben jedoch gezeigt, dass Eltern nach ein bis zwei, höchstens drei Versuchen aufgeben und das neue Lebensmittel ganz vom Speiseplan streichen, wenn es ein Kind nicht mag.

> **So geht's besser:** Bieten Sie Ihrem Kind ein neues Lebensmittel immer und immer wieder an, im Abstand weniger Wochen. Es soll nur einen Bissen davon probieren und darf ihn diskret wieder ausspucken. Herunterschlucken ist fürs Training des Geschmacks nicht notwendig. Einem größeren Kind kann man ruhig sagen, dass es ein neues Lebensmittel erst dann ablehnen darf, wenn es dies mindestens zehnmal probiert hat (Strichliste einführen).

Eltern lassen sich am Familientisch auf Machtkämpfe ein

Und verlieren diese oft. Denn Kinder wollen von ihren Eltern vor allem eines: Aufmerksamkeit. Erhalten sie diese nicht auf positive Art in Form von Zuwendung oder Lob, fallen sie mit unangenehmem Verhalten auf. Ignoriert zu werden schätzen Kinder gar nicht. Alle Eltern wissen wohl, was passiert, wenn ihr Kind mitten im Tischgespräch schreit: »Wähhhh, grausig, das esse ich nicht!« Sofort wenden die Eltern und größeren Geschwister ihre Aufmerksamkeit ganz dem Kind zu. Das Kind hat sein Ziel, Aufmerksamkeit zu erhalten, voll erreicht.

> **So geht's besser:** Wenden Sie sich Ihrem Kind zu, wenn es sich am Esstisch gut verhält. Loben Sie seinen geschickten Umgang mit dem Besteck, reden Sie mit ihm, sagen Sie ihm, dass Sie es genießen, mit ihm zu essen. Verhält es sich schlecht, ignorieren Sie dies so gut wie möglich oder weisen es auf die bei Ihnen geltenden Tischregeln hin und ziehen entsprechende Konsequenzen. Je weniger Aufmerksamkeit ein Kind erhält, das sich unangemessen verhält, umso eher verleidet es ihm und umso weniger Machtkämpfe entstehen.

Mutter und Vater ziehen am Esstisch nicht am selben Strick

Da das Essverhalten sowie Ernährungsvorlieben und -abneigungen viel stärker vorgelebt als anerzogen werden, sind beide Elternteile wichtige Vorbilder, die gnadenlos kopiert werden. Dabei übernehmen Kinder schlechte Gewohnheiten rascher als gute. Isst ein Elternteil keinen Salat, der andere aber schon, wird das Kind mit großer Wahrscheinlichkeit auch keinen Salat mögen. Motzt der eine Elternteil an den schlechten Kochkünsten des anderen herum, müssen sich Eltern nicht fragen, warum auch das Kind nur noch herummäkelt.

> **So geht's besser:** Einigen Sie sich als Eltern auf Tischregeln, die Ihnen beiden wichtig sind. Zeigen Sie einander auf, wie wichtig es ist, dass Sie beide gute Vorbilder für Ihre Kinder abgeben und versuchen Sie, auf Verbesserungsvorschläge des Partners, der Partnerin einzugehen. Mag ein Elternteil etwas nicht, sollte keinesfalls gemotzt werden.

Eltern trösten oder belohnen ihr Kind mit Esswaren

Es ist naheliegend und praktisch, einem Kind als Belohnung oder zum Trost etwas Süßes zu geben. Andererseits gewöhnt sich ein Kind rasch daran, sich immer mit etwas Essbarem zu belohnen oder wenn es Trost sucht, noch schnell in der Bäckerei vorbeizugehen. Solche Verhaltensmechanismen sind auch bei Erwachsenen häufig, vor allem bei Übergewichtigen.

> **So geht's besser:** Trösten und belohnen Sie Ihr Kind nur in Ausnahmefällen mit etwas Essbarem. Zeigen Sie ihm auf, dass es weit Schöneres gibt als Essen: beispielsweise umarmt zu werden, Zeit miteinander zu verbringen, ins Kino zu gehen, miteinander zu spielen oder ein Gespräch, das zum Lösen des Problems führen kann.

Eltern zwingen ihr Kind dazu, den Teller leer zu essen

Früher, als Lebensmittel während des Krieges Mangelware waren, machte diese Regel Sinn. Außerdem ist es verständlich, dass man teure Lebensmittel und Essensreste nicht fortwerfen möchte. Eltern sind zudem oft mit Sätzen ihrer eigenen Eltern groß geworden wie: »Wenn du nicht aufisst, scheint morgen nicht die Sonne!« oder »In Afrika verhungern Kinder und du willst nicht aufessen!« Allerdings erreichen Sie damit nur eines: Ihr Kind verliert über kurz oder lang das Sättigungsgefühl und wird langfristig sogar dick.

> **So geht's besser:** Schöpfen Sie Ihrem Kind jeweils nur kleine Portionen auf, achten Sie darauf, dass die ganze Familie langsam isst. So ist die Chance größer, dass sich das Sättigungsgefühl rechtzeitig entwickeln kann. Es ist ein Irrglaube, anzunehmen, dass Kinder, die selber schöpfen dürfen, ihren Appetit richtig einschätzen können. Sie müssen dies erst üben und sollten deshalb auch eine selbst geschöpfte Portion nicht aufessen müssen. Essensreste anlässlich von Buffets zeigen ja, dass auch Erwachsene ihren Appetit oft schlecht einschätzen können, wie sollten sie dies erst von Kindern verlangen?

LOGI FOR FAMILY: SALATE.

Eltern passen ihren Menüplan ganz an die Wünsche der Kinder an

Montags gibt's Fischstäbchen, dienstags Spaghetti mit Tomatensauce, mittwochs Chickennuggets ... Viele Eltern getrauen sich nicht, neue Gerichte auf den Tisch zu bringen und verzichten gar auf eigene Lieblingsgerichte. Doch der Geschmackssinn von Kindern wird in den ersten zehn bis zwölf Lebensjahren trainiert und passt sich an denjenigen erwachsener Personen an, damit sie später im Leben nicht als am Essen herummäkelnde Zeitgenossen anecken. Das geht nur, wenn Kinder normal und möglichst vielseitig zu essen lernen.

> So geht's besser: Halten Sie sich an die Regel wer kocht, bestimmt, was auf den Tisch kommt. Je abwechslungsreicher gekocht wird, umso eher werden Kinder später zu Allesessern, weil sie sich an viele neue Geschmacksnoten gewöhnen. Bringen Eltern ein neues Gericht selbstbewusst auf den Tisch, wird es eher akzeptiert. Außerdem dürfen Kinder bestimmen, wovon sie wie viel essen möchten. Hier ist eine bestimmte Auswahl auf dem Tisch besser als ein Eintopfgericht: Wenn Kinder gerne Karotten essen, den Brokkoli aber nur probieren, ist das in Ordnung.

Eltern haben Angst, ihr Kind sei zu dünn

Diese Angst ist nur selten wirklich begründet, denn gemäß Studien sind nur gerade 3 von 100 Kindern untergewichtig. Eltern scheinen das Gewicht ihres Kindes nur schlecht korrekt einschätzen zu können. Solange ein Kind auf »seiner« Größe-Gewichts-Kurve weiter wächst, gedeiht es gut. Bei einem gesunden Kind dürfen Eltern davon ausgehen, dass es nicht freiwillig verhungert, auch wenn es mal ein Gericht ablehnt und mal weniger Appetit hat. Erst wenn weitere Symptome wie Müdigkeit, Blässe, Krankheitsanfälligkeit oder andere dazukommen, sollte ihr Kind vom Kinderarzt untersucht werden.

> So geht's besser: Wenn ein gesundes Kind nicht essen mag, was Sie gekocht haben, muss es ein Stück weit die daraus resultierenden Konsequenzen tragen. Es hat dann vielleicht etwas früher wieder Hunger und überlegt sich, ob es das nächste Mal nicht doch essen soll, was auf dem Tisch steht. Vielleicht bieten Sie Ihrem Kind in solchen Situationen an, noch etwas Brot oder einen Apfel zu essen. Je weniger attraktiv die Alternative zum von Ihnen gekochten und abgelehnten Gericht ist, umso eher sind die Kinder bereit dazu, doch zu probieren und zu essen. Ein Besuch bei der Kinderärztin kann Sie beruhigen, wenn Sie sich Sorgen um das Gewicht des Kindes machen.

Eltern füttern ihr Kind lange, anstatt es selber mit Besteck essen zu lassen

Wohl keine Mutter putzt gerne. Dennoch sollten Kleinkinder die Chance bekommen, selber mit dem Löffel zu essen, später auch mit Gabel und Messer. Das Hantieren mit Besteck muss ebenso geübt und trainiert werden wie das Gehen, das Sprechen oder das Fahrradfahren. Zudem gehört das Anfassen und buchstäbliche Erfahren der Nahrung mit allen Sinnen dazu, damit ein Kind zu einem guten Esser wird.

> **So geht's besser:** Bei motorisch schlechteren Kindern dürfen die Eltern beim Essen mithelfen, wenn diese nach den ersten Bissen aufgeben, obwohl sie noch hungrig sind. Alle anderen sollten mit Esslatz und unzerbrechlichem Geschirr nach Lust und Laune hantieren dürfen. Erst, wenn Eltern den Eindruck haben, dass Ihr Kind mit dem Essen wirklich nur noch spielt, sollte der Teller entfernt werden.

Eltern kochen nur, was sie selber mögen

Es ist nicht fair, wenn der kochende Elternteil nur das zubereitet, was er selber mag. Schließlich ist es gut möglich, dass die Kinder etwas gerne essen, was die Eltern nicht mögen, Sushi beispielsweise, obwohl es ihrer Mutter vor rohem Fisch ekelt.

> **So geht's besser:** Was auch immer Sie nicht mögen: Kochen Sie es für die anderen Familienmitglieder gelegentlich trotzdem. Schreiben Sie für jedes Familienmitglied eine Liste mit fünf Lebensmitteln, die nicht probiert und gegessen werden müssen, auch für sich selbst. Wenn Sie etwas kochen, das auf Ihrer Liste steht, müssen Sie dies auch nicht essen. Sie dürfen Ihren Kindern sagen, dass Sie diesmal auch das Recht haben, nichts zu probieren. Dies ergibt mitunter lustige Situationen, wenn Ihre Kinder Sie dann doch mit guten Argumenten davon überzeugen möchten, etwas zu probieren.

LOGI FOR FAMILY: SALATE.

Eltern verbieten ihren Kindern Süßigkeiten oder McDonalds-Besuche

Verschiedene Studien zeigten, dass Kinder diejenigen Lebensmittel besonders spannend finden, die ihnen vorenthalten oder verboten werden. Keine Frage, Fast Food ist auf Dauer ungesund und zu viel Zucker ebenfalls. In verschiedenen wissenschaftlichen Studien konnte aber festgestellt werden, dass genau diejenigen Kinder am liebsten und am meisten Süßigkeiten naschen, welche daheim am wenigsten davon erhalten. Ähnliches gilt für McDonalds. Dieser Mechanismus wird »Käseglockenprinzip« genannt. Was unter der Käseglocke ist, von Kindern also angeschaut, aber nicht gegessen werden kann, wird später auf Anhieb lieber, häufiger und in größeren Mengen verzehrt.

> **So geht's besser:** Möchten Sie Ihre Kinder gesund ernähren, bleibt Ihnen nichts anderes übrig, als ihnen einen maß- und sinnvollen Umgang mit ungesunden Lebensmitteln vorzuleben. Ganz nach dem Motto: Etwas Süßes pro Tag oder ein McDonalds-Besuch pro sechs Monate sind okay, zu viel davon ist ungesund. Das Umkehrprinzip funktioniert aber ebenfalls. Probieren Sie einmal aus, wie Ihre Kinder reagieren, wenn Sie Gemüse für sich kochen und den Kindern nichts davon abgeben (»Der Blumenkohl ist momentan sooo teuer, dass ich ihn nur für uns Erwachsene gekauft habe, du darfst davon noch nichts haben.«).

Eltern machen sich rund um die Ernährung zu viele Sorgen

Eine ausgewogene Ernährung ist wichtig, aber nicht das Einzige, was Eltern für ihre Kinder tun können. Genügend Bewegung zum Beispiel ist genauso notwendig. Es ist völlig normal, dass Kinder manchmal besser, manchmal schlechter essen. Bis sich Ernährungsfehler gesundheitlich auswirken, dauert es lange.

> **So geht's besser:** Bleiben Sie gelassen, haben Sie Geduld. Behalten Sie selber die Freude am Essen und Genießen, denn auch diese wird vorgelebt. In der Regel kochen Sie spätestens in 20 Jahren nicht mehr regelmäßig für Ihre Kinder, auch schlimme Phasen gehen vorbei und können sich mit zunehmendem Alter von allein verbessern. Außerdem ist es nicht wirklich relevant, wenn ein Kind viele Früchte, dafür weniger Salat isst. Oder Käse und Joghurt bevorzugt, aber keine Milch trinkt. Es entwickelt sich trotzdem gesund.

Paprikasalat

GLUTENFREI

Dieser Salat ist so gehaltvoll, dass er als Hauptgang serviert werden kann.

- je 1 rote und 1 gelbe Paprikaschote, halbiert und entkernt
- 1 große frische grüne Chilischote, entkernt
- 2 große reife Tomaten, halbiert
- ½ mittelgroße Zwiebel, in dünne Scheiben geschnitten
- 20 aromatische grüne Oliven
- 3 hart gekochte Eier, geschält und geviertelt
- 100 g Feta, zerkrümelt

Für das Dressing

- 2 frische Knoblauchzehen (bei älterem Knoblauch Keim entfernen)
- grobes Meersalz
- 1 TL Koriandersamen
- 3 EL frisch gepresster Zitronensaft
- ½ TL getrocknete Minze (z. B. aus einem Teebeutel)
- 3 EL Olivenöl

1. Den Grill auf höchster Stufe vorheizen. Ein Backblech mit Alufolie auslegen. Paprikahälften, Chilischoten und Tomatenhälften mit der Hautseite nach oben auf das Blech legen und unter den Grill setzen. Die Haut der Tomaten löst sich zuerst. Tomaten auf einen Teller heben und abkühlen lassen, dann die Haut abziehen. Die Tomaten in dicke Scheiben schneiden.

2. Als nächstes die Chilis herausnehmen, sobald die Haut rundum schwarz und schrumpelig geworden ist. Chilis (am besten mit einer Küchenzange) in einen sauberen Folienbeutel geben und den Beutel verschließen. Paprika grillen, bis die Haut schwarz wird und Blasen wirft. Dann in den Beutel mit den Chilis legen und abkühlen lassen. Die Haut der Paprika und Chilis (mit Handschuhen) abziehen, das Fruchtfleisch in dünne Streifen schneiden.

3. Für das Dressing den Knoblauch abziehen, mit einer großen Prise Meersalz und den Koriandersamen im Mörser zu einer glatten Paste zerreiben. Zitronensaft, Minze und Öl unterschlagen. Das Dressing abschmecken, dabei die Salzigkeit des Käses im Salat berücksichtigen.

4. Paprika, Chili und Tomaten auf einer Servierplatte anrichten. Zwiebeln, Oliven, Eier und Käse darauf verteilen. Das Dressing über die Zutaten träufeln und den Salat servieren.

Hähnchen-Sesam-Salat

* wenn glutenfreie Sojasauce verwendet wird

GLUTENFREI* MILCHFREI

Ein wirklich guter, asiatisch angehauchter Salat, der als Hauptgericht serviert wird.

- 4 Hähnchenbrustfilets
- 1 Eiweiß
- 3/4 Tasse Sesam
- 1 EL Olivenöl
- 1–2 Kopfsalate, gewaschen
- 4 Frühlingszwiebeln, gehackt

Für das Dressing

- 1 EL Honig
- 100 ml Sojasauce
- 50 ml Wasser

1. Die Hähnchenbrustfilets dünn mit verschlagenem Eiweiß bestreichen und anschließend rundum im Sesam wälzen. Eine Pfanne bei mittlerer Hitze erwärmen, das Öl hineingeben und die Hähnchenbrustfilets auf jeder Seite 2 Minuten goldbraun braten. Die Hitze reduzieren und das Fleisch ganz durchbraten.

2. Für das Dressing Honig und Sojasauce verrühren. Vor dem Servieren jedes Hähnchenbrustfilet vierteln und auf dem zerzupften Kopfsalat anrichten. Mit den Frühlingszwiebeln bestreuen und mit dem Dressing beträufeln.

Caesar Salad

Eine tolle Hauptspeise für heiße Sommertage.

Für das Dressing

- 2 Eigelb
- 2 Knoblauchzehen, abgezogen
- 2 EL Senf
- 1 EL Zitronensaft
- 4 EL Weißweinessig
- 100 ml Olivenöl
- Salz, Pfeffer

Für den Salat

- 8 Scheiben Bratspeck
- 2 Scheiben Vollkorntoastbrot
- Salz
- 300 g Romanasalat
- 100 g Parmesan

1. Für das Dressing Eigelbe, Knoblauchzehen, Senf und Zitronensaft mit dem Stabmixer fein pürieren. Essig beigeben, Olivenöl langsam dazugießen und weitermixen, bis eine leicht dickflüssige Sauce entsteht. Sauce mit Salz und Pfeffer abschmecken und kühl stellen.

2. Speck in einer beschichteten Pfanne knusprig braten, herausnehmen, auf einem Haushaltpapier abtropfen lassen. Toastbrot in Würfel schneiden und in derselben Pfanne goldbraun braten. Mit Salz würzen und beiseitestellen. Romanasalat waschen, trocken tupfen, in breite Streifen schneiden. Lattich und Dressing in einer Schüssel mischen und anrichten. Parmesan darüber hobeln und Toastbrotwürfel darüber streuen.

* wenn glutenfreier Senf verwendet wird

Pilzsalat »Nora«

GLUTENFREI EIFREI

Nicht alle Kinder mögen Pilze. Probieren Sie es mal mit diesem Rezept.

- **10 g Steinpilze, getrocknet**
- **600 g Champignons**
- **100 g Petersilienwurzel, ersatzweise Knollensellerie**
- **1 Bund Petersilie**
- **2 TL Butterschmalz**
- **Salz, Pfeffer**
- **100 ml Gemüsebrühe**
- **1 TL Senf**
- **3 EL Weißweinessig**
- **3 EL Oliven- oder Rapsöl**
- **150 g gehobelter Parmesan** (oder anderer gehobelter Hartkäse)

1. Die Steinpilze in reichlich warmem Wasser 10 Minuten einweichen lassen. Dann abschütten, ausdrücken und fein hacken. Die Champignons putzen und in Scheiben schneiden. Die Petersilienwurzel oder den Sellerie schälen und klein würfeln. Die Petersilie waschen, trocken schütteln und fein hacken. In einer beschichteten Bratpfanne 1 TL Butterschmalz kräftig erhitzen.

2. Steinpilze und Champignons beifügen und unter Wenden braten; ziehen die Pilze Saft, diesen auf großem Feuer vollständig verdampfen lassen. Am Schluss die Petersilie untermischen und die Pilze mit Salz sowie Pfeffer würzen. Auf 4 Teller verteilen.

3. Im Bratensatz das restliche Butterschmalz erhitzen und die Petersilienwurzel- oder Selleriewürfelchen darin andünsten. Die Gemüsebrühe dazugießen und auf großem Feuer auf ca. 2 Esslöffel einkochen. Abkühlen lassen. Senf, Essig, Salz, Pfeffer und Öl zu einer Sauce verrühren. Die Gemüsewürfelchen mit der eingekochten Gemüsebrühe beifügen. Die Sauce über die Pilze verteilen. Mit dem Käse garnieren.

Salat mit Thousand-Island-Dressing

* wenn glutenfreie Mayonnaise verwendet wird

GLUTENFREI* EIFREI

Wahrscheinlich die Lieblingssalatsauce der allermeisten Kinder. Passt zu den meisten Salaten – jedenfalls aus Sicht der Kinder.

- **ca. 500 g Salat nach Wahl** (z. B. Chicorée, Kopfsalat, Feldsalat, geraspelte Karotten)
- **½ Zwiebel**
- **½ kleine rote Paprikaschote**
- **30 g Mayonnaise**
- **50 g saure Sahne**
- **1 EL Tomatenketchup**
- **1 TL Tabascosauce**
- **1 EL Zitronensaft**
- **Salz, Pfeffer**

1. Salat waschen und putzen bzw. verlesen. Zwiebel schälen, Paprika waschen und beides sehr fein hacken. Mayonnaise, saure Sahne und Ketchup in einer Schüssel verrühren. Zwiebeln und Paprika unterrühren.

2. Mit Tabascosauce und Zitronensaft sowie Salz und Pfeffer abschmecken. Falls das Dressing zu dickflüssig ist, etwas saure Sahne und etwas Wasser zusätzlich beigeben.

Achtung: Dieser Salat eignet sich nur als Vorspeise, für eine Hauptmahlzeit enthält er zu wenig Eiweiß.

Marinierte Birnen auf Hobelfleisch

GLUTENFREI MILCHFREI EIFREI

Statt Brot Birnen und Tomaten, kombiniert mit hochwertigem Eiweiß aus Rindfleisch, welches zudem viel Eisen liefert. Eine feine, kleine Hauptmahlzeit.

- **4 EL Rapsöl**
- **2 EL Sherryessig**
- **Salz, Pfeffer**
- **2 Birnen**
- **200 g Bündnerfleisch, fein geschnitten**
- **90 g Sprossen** (z. B. Kresse, Alfalfa)
- **10 Cherrytomaten**
- **etwas Petersilie**

1. Für die Marinade Öl und Essig mischen, mit Salz und Pfeffer abschmecken. Birnen waschen oder schälen, in sehr dünne Spalten schneiden und marinieren. Hobelfleisch auf Teller verteilen. Birnenspalten und Sprossen darauflegen.

2. Cherrytomaten waschen, halbieren und neben die Birnen legen. Restliche Marinade darüber träufeln und mit Petersilie garnieren.

Knuspriger Apfelsalat

GLUTENFREI MILCHFREI EIFREI

Viele Kinder mögen süße Aromen im Salat. Es lohnt sich, diesen Salat als Hauptgericht auszuprobieren, er sättigt gut und bietet ein ganz neues Geschmackserlebnis.

- 3 Äpfel
- 1 Banane
- 3 kleine Stangen Sellerie
- 2 Frühlingszwiebeln
- 200 g Frühstücksschinken
- 1 EL Zitronensaft
- 1 TL abgeriebene Zitronenschale
- ½ Bund Schnittlauch
- ½ Bund Petersilie
- 2 EL Apfelessig
- 4 EL Rapsöl
- Salz, Pfeffer
- 50 g gehackte Haselnüsse

1. Äpfel waschen, halbieren, das Kerngehäuse entfernen und in Stücke schneiden. Bananen schälen, in Scheiben schneiden. Sellerie und Frühlingszwiebeln putzen, waschen. Sellerie in Stücke, Zwiebeln in Ringe schneiden.

2. Den Schinken fein würfeln, in einer Pfanne ohne zusätzliches Fett knusprig braten. Äpfel, Bananen, Sellerie und Zwiebeln in eine Schüssel geben und mit dem Zitronensaft und der -schale vermischen. Den Schnittlauch und die Petersilie waschen, trocken tupfen, fein hacken, mit den Schinkenwürfeln unter die Salatzutaten geben.

3. Zum Schluss den Essig mit dem Öl verrühren, alles mit Salz und Pfeffer abschmecken und über den Salat geben. Vor dem Servieren mit den gehackten Haselnüssen bestreuen.

Tipp: Besonders gut schmeckt das Dressing, wenn man es mit 3 EL Rapsöl und 1 EL Nussöl wie Haselnussöl oder Walnussöl zubereitet.

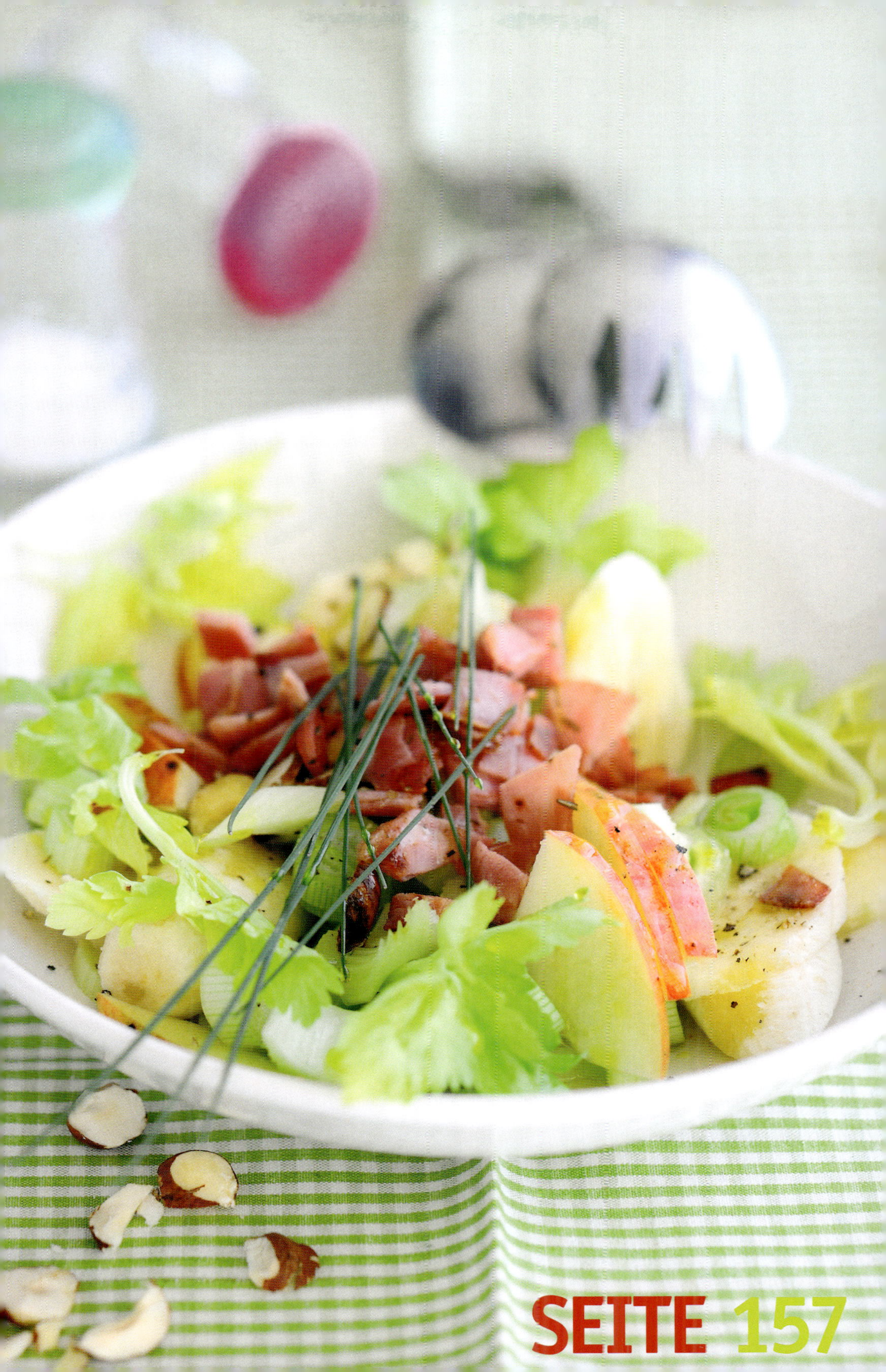

SEITE 157

Spargelsalat mit Avocado

GLUTENFREI MILCHFREI EIFREI

Ein typischer Frühlingssalat, der entweder als Vorspeise gegessen wird oder, mit je einem pochierten Ei pro Person garniert, eine sättigende und gesunde Hauptmahlzeit ergibt.

- 500 g Spargel, großzügig und gut geschält
- 1 TL Zucker
- 1 reife Avocado
- ½ rote und ½ gelbe Paprikaschote
- 2 EL Zitronensaft
- 3 EL Olivenöl
- 1 EL frischer Oregano
- Salz

1. Spargel in leicht gezuckertem Wasser kochen, Avocado der Länge nach in der Mitte auseinanderschneiden, vom Kern befreien, schälen und in Scheiben schneiden. Die Schoten waschen, entkernen, vierteln und dünn schneiden.

2. Zitronensaft mit Olivenöl mischen, Oregano abbrausen, trocken schütteln, hacken und hinzufügen. Die Marinade ein wenig salzen. Auf den Tellern zuerst die Avocadoscheiben anrichten, dann den Spargel in 5 cm langen, schräg geschnittenen Stücken darüber legen, Paprika daraufstreuen und zum Schluss mit Marinade begießen.

Tipp: Für pochierte Eier 1 l Wasser mit 1 EL Salz und 100 ml Essig zum Kochen bringen. 4 sehr frische Eier in kleine Schüsselchen schlagen. Sobald das Wasser zu köcheln beginnt, ein Ei nach dem anderen ins Wasser geben, dann die Temperatur erhöhen, bis das Wasser kocht (damit die Eier nicht am Boden kleben) und dann wieder auf kleines Feuer zurückstellen. Die Eier 4–5 Minuten pochieren (damit sie in der Mitte noch flüssig sind). Die Eier herausnehmen, kurz auf Küchenpapier legen und vorsichtig auf den Spargelsalat gleiten lassen.

Kichererbsensalat mit Aïoli

GLUTENFREI MILCHFREI EIFREI

Aïoli, die berühmte Mayonnaise mit dem intensiven Knoblauchgeschmack, dient hier als Dressing für einen südfranzösischen Salat. Nehmen Sie dafür sehr frische Eier. Servieren Sie diesen Salat sofort, da er gekühlt anders schmeckt.

- **200 g Petersilienwurzeln**
- **200 g kleine junge Karotten**
- **300 g grüne Bohnen**
- **1 Dose Kichererbsen** (400 g), abgespült und abgetropft
- **1 Dose Artischockenherzen** (400 g), abgetropft und geviertelt
- **Salz**

Für die Aïoli

- **3 frische Eigelb**
- **2 dicke frische Knoblauchzehen, abgezogen** (bei älterem Knoblauch Keim entfernen)
- **½ TL Salz**
- **125 ml Olivenöl**
- **1 EL Zitronensaft**

1. Petersilienwurzeln und Karotten schälen und würfeln. In etwas Wasser dämpfen, bis sie gerade weich sind, dann grüne Bohnen putzen, in mundgerechte Stücke schneiden, hinzufügen und weiterdämpfen, bis alle Gemüse weich sind. Abgießen, abtropfen und abkühlen lassen.

2. Für die Aïoli Eigelbe, Knoblauch und Salz in die Küchenmaschine geben und das Gerät einschalten. Mit einem Teelöffel tropfenweise Öl hinzufügen, bis die Mischung dick und hell wird. Nun das restliche Öl in einem dünnen Strahl sehr langsam dazugeben, bis es vollkommen untergemischt ist. Den Zitronensaft unterschlagen.

3. Das abgekühlte gegarte Gemüse mit Kichererbsen und Artischocken vermischen und die Aïoli unterheben. Den Salat sofort servieren.

Spinatsalat mit Feta

GLUTENFREI EIFREI

Sehr einfach, aber so gut, dass man kaum genug davon bekommen kann! Als Hauptmahlzeit servieren.

- **250 g junger Blattspinat**
- **2 EL Kürbiskerne**
- **150 g Feta** (griechischer Schafskäse)
- **2 EL Kürbiskernöl**
- **2 EL Olivenöl**
- **Salz**
- **2 EL Balsamicoessig**

1. Blattspinat waschen, von den Stielen befreien, abtropfen lassen. Kürbiskerne in einer Pfanne ohne Zugabe von Fett unter stetigem Rühren anrösten. Feta in kleine Würfel schneiden. In einer großen Schüssel Kürbiskernöl mit Olivenöl, Salz und Balsamicoessig gut zu einer Marinade verrühren.

2. Die Spinatblätter in mundgerechte Stücke reißen, zur Marinade geben, gut durchmischen und auf Tellern anrichten. Zum Schluss die Fetawürfel und die gerösteten Kürbiskerne darüber streuen.

Einfacher Kichererbsensalat

GLUTENFREI MILCHFREI EIFREI

Unkompliziert, sehr gut sättigend.

- 1 Tasse getrocknete Kichererbsen
- 1 Knoblauchzehe
- Olivenöl
- Saft von 1 Zitrone
- 1 kleines Bund Petersilie, gehackt

1. Kichererbsen 4 Stunden, am besten über Nacht, in kaltem Wasser einweichen. Wasser abgießen, Kichererbsen in einen Topf geben, so viel kaltes Wasser zugeben, dass sie mehr als bedeckt sind, zum Kochen bringen (Wasser nicht salzen!).

2. So lange kochen lassen, bis die Kichererbsen weich sind (mindestens 1 Stunde, evtl. auch länger), in ein Sieb abgießen, mit warmem Wasser abbrausen. Kichererbsen in eine Schüssel geben, Knoblauch abziehen, durchpressen und viel Olivenöl, Zitronensaft und Petersilie dazugeben, gut durchrühren. Zudecken und ziehen lassen.

California Cobb Salad

* wenn glutenfreier Senf verwendet wird

GLUTENFREI MILCHFREI

Kalifornischer Spezialsalat mit Avocado und Ei, der als Hauptmahlzeit serviert wird und auch gut als Bürolunch mitgenommen werden kann.

Für den Salat

- 4 Hähnchenbrustfilets
- 2 Eier
- 200 g Speckwürfel
- 1 Tomate
- 2 Avocados
- etwas Zitronensaft
- 1 Kopfsalat

Für die Zitronenvinaigrette

- 2 EL Zitronensaft
- 1 TL Senf
- ½ TL Honig
- Schale von ½ unbehandelten Zitrone
- 2 EL Oliven- oder Rapsöl
- Salz, Pfeffer

1. Hähnchenbrustfilets kochen. Eier hart kochen. Speckwürfel anbraten. Alles auskühlen lassen. Die Tomate waschen und ebenso wie Hähnchenfleisch und Eier in Scheiben schneiden. Avocados schälen, in Spalten schneiden und mit Zitrone beträufeln.

2. Für die Zitronenvinaigrette alle Zutaten verrühren und mit Salz und Pfeffer abschmecken. Grünen Salat putzen, waschen, trocken schütteln und zerpflücken, mit der Vinaigrette marinieren und auf Tellern anrichten. Mit den Hähnchenstreifen, den Eiern, der Tomate, dem Speck und den Avocadospalten garnieren.

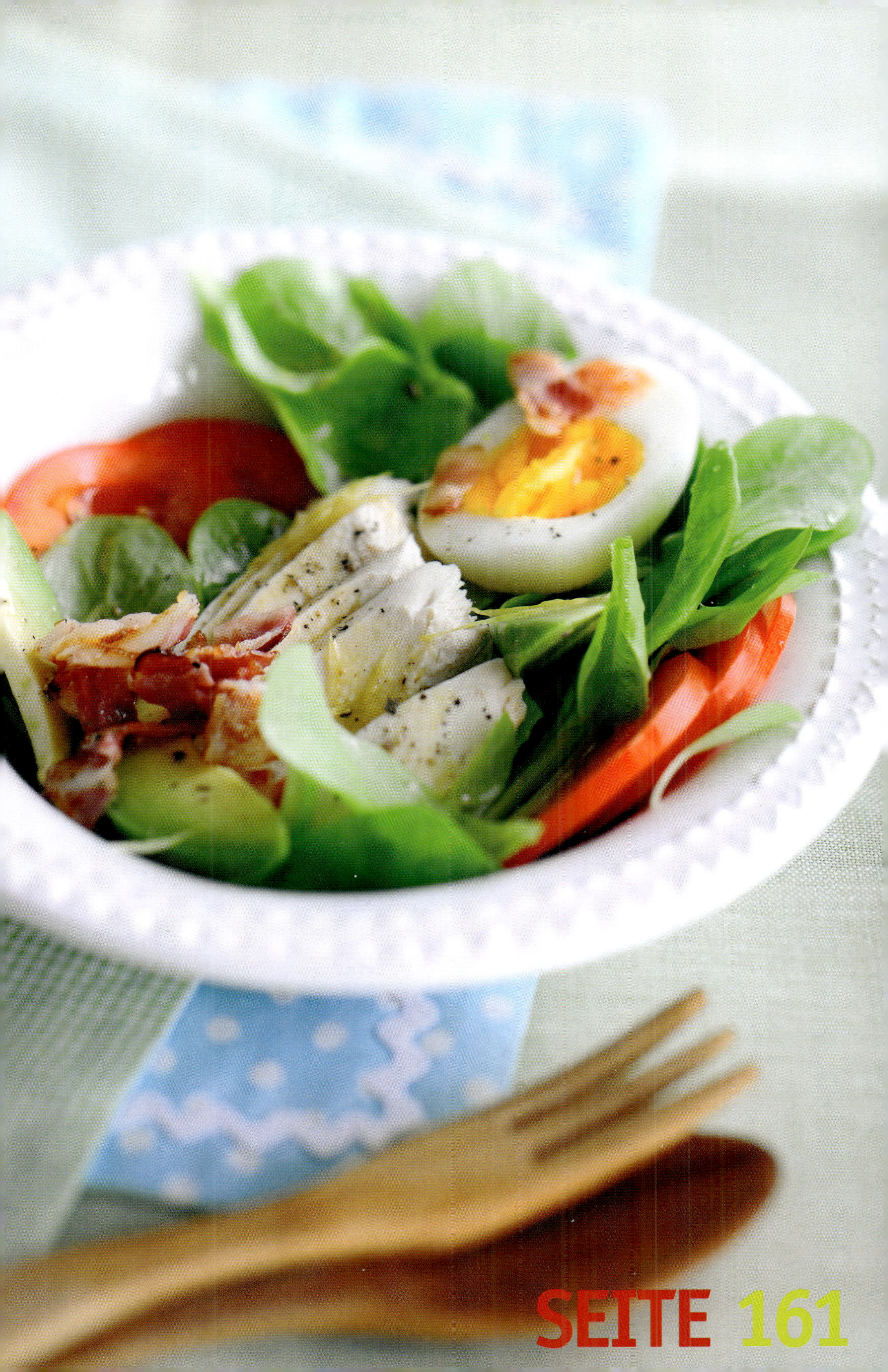
SEITE 161

Hauptgerichte mit Fleisch und Fisch

Fleisch liefert eine Reihe wichtiger Inhaltsstoffe wie hochwertiges Eiweiß, Eisen, Zink und Vitamin B_{12}. Auf diese Nährstoffe sind Kinder im Wachstum angewiesen, weshalb von auf Kinderernährung spezialisierten Fachleuten ganz klar ein mäßiger Fleischkonsum empfohlen wird. Dies entspricht zwei bis drei kleinen Fleischportionen pro Woche.

Müde und lustlos ohne Eisen

Was passiert, wenn das Eisen im Körper knapp wird? Der Mineralstoff ist wichtig für die Bildung von roten Blutkörperchen, welche Sauerstoff zu den Organen und ins Gehirn transportieren, aber auch für die Zellteilung, die Herz- und Hirnfunktion und den Hormonstoffwechsel. Ein Eisenmangel liegt dann vor, wenn der Eisenstoffwechsel aus dem Gleichgewicht gerät. Als Folge werden einzelne Körperfunktionen gedrosselt, es entstehen entsprechende Symptome, die Blutzellen beginnen zu schrumpfen. Patienten klagen über Erschöpfungszustände, Konzentrationsstörungen, depressive Verstimmungen, Schlafstörungen, Schwindel, Kopfschmerzen, Nackenverspannungen, Restless Legs, Haarausfall oder brüchige Nägel. Steht ein Eisenmangel fest, muss nach den Gründen dafür gesucht werden. Gleichzeitig sollte dem Körper das fehlende Eisen zugeführt werden. Ist der Leidensdruck gering, reichen zur Behandlung Eisenpräparate wie Floradix oder Maltofer-Tropfen. Lohnenswert kann auch ein Versuch mit Schüsslersalz Nummer 3, 8 oder 16 sowie 17 sein. Manche Menschen erzielen mit dem Präparat Anemodoron eine Verbesserung. Es steigert die Eisenaufnahme im Darm. Neben diesen natürlichen Produkten gibt es Eisen in Tablettenform, als Tropfen oder Sirup sowie als Infusion, letzteres aber nur selten für Kinder.

Eisen satt dank richtiger Ernährung

Die besten Eisenlieferanten sind Fleisch, Fisch und Eigelb. Am meisten Eisen hat rotes Fleisch. Pflanzliches Eisen ist in Vollkornprodukten, Hirse, Hülsenfrüchten, Nüssen, Dörrfrüchten enthalten. Eisenreiche Gemüse und Früchte sind Bohnen, Wirsing, Topinambur, Schwarzwurzeln, Löwenzahn, Johannisbeeren, Erdbeeren. Daneben können pflanzliche Eisenlieferanten wie Vollkornprodukte oder verschiedene Gemüse mithelfen, einen Mangel zu verhindern. Leider liegt das pflanzliche Eisen häufig gebunden vor: Phytate in Getreide, Oxalate in Spinat oder Rhabarber und Tannine im Schwarztee bilden mit Eisen schwer lösbare Verbindungen, sodass es nur schlecht aufgenommen werden kann. Auch kalziumhaltige Lebensmittel können die Eisenaufnahme hemmen: Ein Birchermüesli mit Milch oder ein Käsebrot sind zwar sehr gesund, aber keine guten Eisenlieferanten. Gut aufgenommen wird Eisen mithilfe von Vitamin C. Es hilft also, zum Essen ein Glas Orangensaft zu trinken und das Essen, zum Beispiel das panierte Schnitzel, mit Zitronensaft zu beträufeln. Auch kann pflanzliches Eisen besser aufgenommen werden, wenn etwas Fleisch dabei ist, zumindest etwas Schinken auf dem Vollkornbrot oder Hackfleisch in der Tomatensauce.

LOGI FOR FAMILY: HAUPTGERICHTE.

LOGIsch kochen mit wenig Geld

Was kochen, wenn am Ende des Geldes noch so viel Monat übrig ist? Auch wenn eine Familie ein kleines Einkommen hat, kann der Betrag für Lebensmittel nicht beliebig nach unten korrigiert werden, ohne dass die Gesundheit leidet. Hingegen brauchen Großfamilien fürs Essen nicht doppelt so viel Geld. Am stärksten zählt nämlich jeweils die erste Person in einem Haushalt. Am teuersten sind meistens alkoholische Getränke, Auswärtsessen und die Bewirtung von Gästen. Insgesamt schlagen diese Posten weit mehr zu Buche als ein Kind mehr am Tisch. Und wo kann sinnvoll gespart werden? Eher teuer sind Fleisch, Milch und Milchprodukte wie Käse, Fisch, aber auch Gemüse und Früchte. Darauf zu verzichten ist nicht drin, da sonst keine gesunde Ernährung mehr gewährleistet werden kann. Immerhin spart man ziemlich viel Geld, wenn man Gemüse, Obst und Salate saisongerecht einkauft, am besten direkt beim Bauern oder auf dem Markt.

Würste sind zwar billig, aber sie stellen weder die Versorgung mit Eisen noch mit wertvollem Eiweiß sicher. Und genau deswegen wird das Essen von Fleisch, drei- bis viermal pro Woche, Kindern und ihren Eltern ja auch empfohlen. Besser und ebenfalls günstig ist Hackfleisch. Auch aus billigen Fleischstücken wie Ragout lassen sich feine Menüs zaubern, vorausgesetzt, sie können lange genug schmoren. Zudem mögen die meisten Kinder relativ preisgünstiges Hähnchenfleisch.

Dies wiederum setzt voraus, dass der kochende Elternteil bereit ist, eine gewisse Zeit in der Küche zu verbringen. Wer auf Fertig- und Halbfertigprodukte zurückgreift, zahlt immer mehr, als derjenige, der die Lebensmittel selber wäscht, putzt, schneidet und kocht. Die Arbeit, welche einem die Lebensmittelindustrie abnimmt, muss schließlich von irgendwem bezahlt werden. Grundsätzlich gilt: je stärker verarbeitet, umso teurer. Auch wer gesunde Lebensmittel in Großpackungen anstatt in kleinen Mengen kaufen kann, spart Geld. So sinkt der Preis pro 100 Gramm meistens entsprechend der verkauften Menge, beispielsweise bei Joghurt.

So können Sie sinnvoll sparen:

- Rechnen Sie den Einkaufsweg mit dem Auto einmal mit. Manchmal ist dann der Dorfladen günstiger als der billigere Supermarkt in 20 Kilometern Entfernung.
- Beachten Sie Aktionen, außer bei Süßigkeiten. Sie brauchen kein Multipack mit Magnum-Eis, Keksen oder Schokolade im Kilogramm-Angebot – denn gesund sind diese garantiert nicht.
- Kaufen Sie kurz vor Ladenschluss ein. Besonders Fleisch, Backwaren, Gemüse, Salate und andere verderbliche Lebensmittel werden dann um 25 bis 50 Prozent preiswerter angeboten.
- Fleisch ist am billigsten in Mischpaketen direkt vom Bauern zu haben. Allerdings enthält es neben den teuren Fleischstücken auch Siedfleisch, Ragout und Hackfleisch. Ein Muss für diese Art von Einkauf: die eigene Kühltruhe.

Schweinefiletgratin

EIFREI

Ein an Filetgulasch Stroganoff erinnerndes Gericht, das gut vorbereitet werden kann und auch Gästen schmeckt.

- 2 EL Olivenöl
- 500 g Schweinefilet, in 1 cm dicke Scheiben geschnitten
- 1 EL Mehl
- Salz
- 20 g Butter
- 1 Zwiebel, fein gehackt
- 300 g Champignons, in Scheiben geschnitten
- 1 EL Mehl
- 1 EL edelsüßes Paprikapulver
- 2 EL Tomatenketchup
- 30 ml Fleischbrühe
- 20 g Sahne
- 1 EL Cognac
- Pfeffer
- 4 kleine Delikatessgurken, in kleine Würfel geschnitten
- 1 EL Petersilie, fein gehackt
- ½ grüne und ½ rote Paprikaschote, in feine Streifen geschnitten
- 2 Tomaten, in Scheiben geschnitten
- 1 EL Petersilie, fein gehackt

Außerdem: Gratinform

1. Olivenöl in der Bratpfanne erhitzen. Die Filetscheiben in Mehl wenden und beidseitig kurz anbraten. In eine Gratinform legen, leicht salzen und warm stellen.

2. Butter in der Pfanne erhitzen. Zwiebeln andünsten, Champignons beigeben, kurz dünsten. Mehl darüber streuen und gut umrühren. Paprika und Ketchup dazugeben. Mit der Fleischbrühe ablöschen und leicht köcheln lassen. Sahne beigeben, sofort vom Herd nehmen. Mit Cognac, Salz und Pfeffer abschmecken.

3. Gurken und Petersilie über das Fleisch verteilen. Sauce ebenfalls über das Fleisch geben. Schweinefiletgratin mit Paprika und Tomaten garnieren. Bei ca. 200 °C ca. 10 Minuten im Ofen gratinieren. Mit frischer Petersilie garnieren. Dazu passt gedünstetes Gemüse.

Hähnchen Teriyaki

* wenn glutenfreie Sojasauce verwendet wird

GLUTENFREI MILCHFREI EIFREI

Kinder mögen Hähnchen – diesmal asiatisch zubereitet.

- 4 Hähnchenbrustfilets mit Haut
- 1 EL Olivenöl
- 125 ml Sake
- 125 ml Mirin
- 125 ml Sojasauce
- 1 EL Birkenzucker oder Agavendicksaft

1. Die Hähnchenbrustfilets mit Küchenpapier trocken tupfen und die Haut mehrfach mit einem Spießchen oder spitzen Messer einstechen (damit das Fett beim Braten austritt und die Haut knusprig wird). Öl in einer Pfanne erhitzen und die Hähnchenbrustfilets auf der Hautseite bei mittlerer Hitze 15–20 Minuten braten, bis sie knusprig und goldbraun sind. Das Fleisch wenden und zugedeckt noch ca. 10 Minuten weitergaren. Aus der Pfanne nehmen und beiseitestellen.

2. Den Bratensatz mit Sake, Mirin und Sojasauce ablöschen, den Birkenzucker hinzufügen und unter Umrühren auflösen. Die Flüssigkeit noch 5 Minuten kochen lassen, bis sie eindickt und goldbraun wird. Nun das Fleisch zurück in die Pfanne legen und nochmals 5 Minuten aufwärmen. Dabei oft wenden, um es von beiden Seiten mit der Sauce zu überziehen. Die Filets in Scheiben schneiden und mit Gemüse nach Wahl anrichten. Sofort servieren.

Schinken-Käse-Strudel

EIFREI

Für die Füllung
- 300 g Lauch, geputzt gewogen
- 1 Knoblauchzehe
- 1 Bund Petersilie
- 1 EL Butter
- Salz, Pfeffer
- 150 g Greyerzer
- 8 dünne Scheiben Schinken
- 150 g Magerquark
- 1 EL mildes Paprikapulver

Zum Fertigstellen
- 50 g Butter
- 1 Paket Strudel-, Yufka- oder Filoteig (4 Blätter)

1. Lauch der Länge nach halbieren, gut waschen, in feine Streifchen schneiden, Knoblauch abziehen und hacken, Petersilie waschen, trocken schütteln, ebenfalls hacken. In einer Pfanne Butter schmelzen, Lauch und Knoblauch darin andünsten, bis das Gemüse zusammenfällt. Mit Salz und Pfeffer würzen, auskühlen lassen. Greyerzer entrinden und fein reiben. Vom Schinken 2 Scheiben klein würfeln, beides mit Petersilie, Quark und Paprika unter den Lauch mischen und wenn nötig nachwürzen.

2. Den Backofen auf 200 °C Umluft vorheizen. Zum Fertigstellen des Strudels Butter schmelzen, das erste Strudelblatt mit flüssiger Butter bestreichen und ein zweites darüber legen. Dieses wiederum mit Butter bestreichen. Das geschichtete Strudelblatt halbieren. Jeweils 1 Scheibe Schinken auf die untere Hälfte jedes Strudelblattes legen und darauf etwas Füllung geben.

4. Das Strudelblatt wie eine Frühlingsrolle an den Seiten einschlagen und aufrollen. Mit der Verschlussseite nach unten auf ein mit Backpapier belegtes Blech geben. Auf die gleiche Weise die restlichen beiden Strudelteigblätter und die Füllung verarbeiten. Zuletzt alle Strudelpakete mit flüssiger Butter bestreichen.

6. Die Schinken-Lauch-Strudel im heißen Ofen auf der zweiten Schiene von unten ca. 20 Minuten backen. Die Strudel mit Salat oder gedünstetem Gemüse servieren.

Teppanyaki-Festival

* wenn glutenfreie Sojasauce verwendet wird

GLUTENFREI* MILCHFREI

Teppanyaki heißt so viel wie Tischgrillen und ist eine gute Stärkung für ein anschließendes Karaoke. In den japanischen Restaurants ist eine Grillplatte meist in den Tischen der Gäste integriert, wo sie ihre bestellten Fleischstücke gleich selber zur gewünschten Bratstufe garen können. Die meisten Haushalte besitzen ein Raclette-Gerät mit integrierter Grillplatte, auf der sich eine japanische Teppanyaki-Party zusammen mit Freunden am Tisch sehr gut zelebrieren lässt.

Zum Grillen

- **8 frische Shiitakepilze, gewaschen und ohne Stiel**
- **2 Stangen Lauch** (weiße Abschnitte oder 1 mittelgroße Zwiebel)
- **2 Paprikaschoten**
- **450 g gemischtes Fleisch** (Kurzbratstücke) in ½ cm dicken Streifen (ca. 2 cm breit und 5 cm lang; z. B. Rind, Kalb, Schwein oder Hähnchen)

Für die scharfe Wasabicremesauce

- **2 Eigelb**
- **1 ganzes Ei**
- **3 EL Sojasauce**
- **300 ml Rapsöl**
- **2 EL Wasabipaste**
- **Zitronensaft**
- **Salz, Pfeffer**

Für die Soja-Sesam-Sauce

- **300 ml Sojasauce**
- **½ TL Honig**
- **1 TL Reisessig**
- **2 EL Sesamöl**
- **1 EL geröstete Sesamkörner**

Außerdem: Holzspießchen bzw. Bambusspießchen

1. Die geputzten Pilzköpfe mit einem Messer rautenförmig einkerben. Die Lauchstangen einschnitzen, waschen, abtropfen lassen und in 3 cm lange Röllchen schneiden (bzw. die Zwiebel 1 cm dick aufschneiden und die Ringe mit einem Holz- oder Bambusspießchen zusammenhalten). Paprika waschen, entkernen und in je 8 Streifen schneiden.

2. Für die Wasabicremesauce die beiden Eigelbe und das ganze Ei in einer Schüssel verquirlen, die Sojasauce beigeben und nach und nach unter kräftigem Rühren mit dem Schneebesen oder dem Stabmixer das Rapsöl in dünnem Faden unterrühren, sodass eine lockere Mayonnaise entsteht. Die Mayonnaise nun mit der Wasabipaste (je nach Geschmack mehr oder weniger), dem Zitronensaft sowie mit Salz und Pfeffer abschmecken.

3. Für die Soja-Sesam-Sauce alle Zutaten gut miteinander verrühren. Besonders aromatisch wird die Sauce, wenn man noch etwas frisch geriebenen Ingwer beigibt.

4. Pilze, Gemüse und Fleisch portionsweise grillen; das Fleisch nach Belieben grillen (Hähnchenfleisch durchbraten), das Gemüse bis es von außen weich ist. Fleisch und Gemüse direkt vom Grill servieren und pro Person je ein Schälchen der Dips dazu reichen.

Tipp: Es kann für die Wasabicremesauce auch 450 g fertige Mayonnaise verwendet werden. Diese mit Sojasauce, Wasabipaste, Zitronensaft sowie etwas Salz und Pfeffer abschmecken.

Chickennuggets »Roppongi«

* wenn glutenfreie Sojasauce verwendet wird

GLUTENFREI MILCHFREI

Roppongi ist ein bekanntes Ausgehviertel in Tokio mit diversen japanischen Fast-Food-Restaurants. Dieses Rezept gefällt vor allem »Manga«-lesenden Teenagern.

- **450 g Hähnchenbrüstchen** (oder ausgelöste Schenkel ohne Knochen)
- **Pflanzenöl zum Frittieren**
- **Maisstärke** (Maizena)
- **4 Zitronenschnitze**
- **Salz**

Für die Würzmischung

- **2 EL Sojasauce**
- **1 TL frisch geriebener Ingwer**

Für die Hülle

- **2 Eiweiß**
- **2–3 EL Maisstärke**
- **2 EL Frühlingszwiebeln, gewaschen und fein gehackt**
- **1 EL frischer geriebener Ingwer**

1. Die Hähnchenbrüstchen oder ausgelösten Schenkel in 3 cm große und knapp 1 cm dicke quadratische Stücke schneiden. Für die Würzmischung die Sojasauce mit dem geriebenen Ingwer vermischen und das Fleisch darin rund 30 Minuten marinieren lassen.

2. In der Zwischenzeit die Eiweiße schaumig, aber nicht zu steif schlagen, die Maisstärke unterziehen und gut durchrühren. Danach die fein gehackte Frühlingszwiebel sowie den frisch geriebenen Ingwer zufügen. Das Öl auf 160–170 °C erhitzen.

3. Die Fleischstücke in Maisstärke wenden, in die Eiweißmasse tauchen und in das Frittieröl einlegen. Langsam frittieren, damit die Nuggets sicher bis zuinnerst gar werden! Die Schenkel brauchen zudem etwas länger als die Brüstchen! Nach dem Frittieren auf Küchenpapier abtropfen lassen und mit Salz würzen. Mit einer Scheibe Zitrone servieren und nie abdecken, denn sonst werden die knusprigen Nuggets wieder weich. Dazu passt ein großer gemischter Salat.

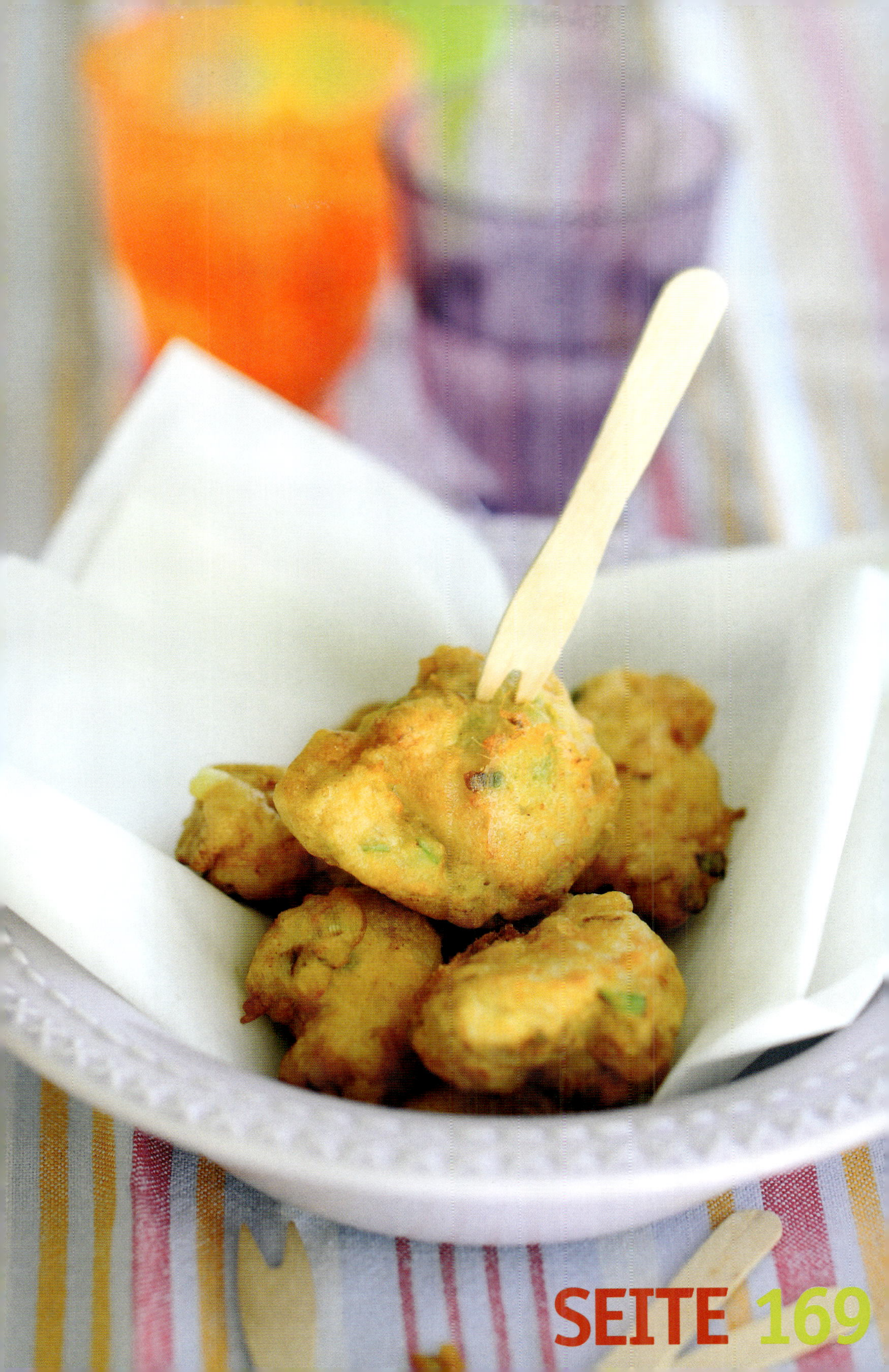

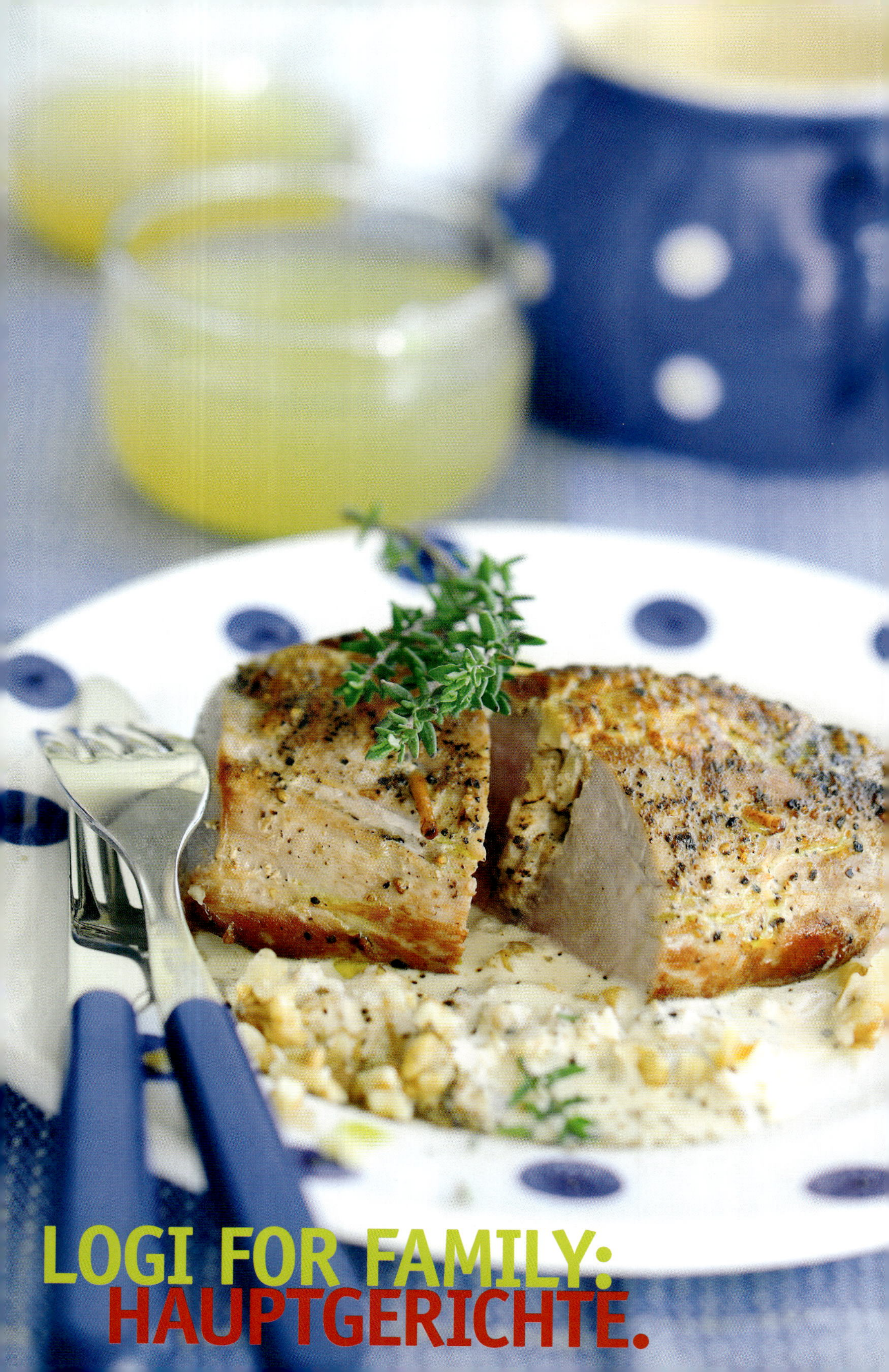

LOGI FOR FAMILY: HAUPTGERICHTE.

Brokkoliauflauf

GLUTENFREI MILCHFREI

Brokkoli ist ein sehr gesundes Gemüse. Kinder versuchen es eher, wenn man ihnen erklärt, dass sie »kleine Bäumchen« essen.

- 500 g Brokkoli
- Salz
- 1 Zwiebel
- 50 g magerer Speck in Würfeln
- 1 Knoblauchzehe, abgezogen
- 200 g frische Champignons
- Pfeffer
- wenig Muskatnuss
- 4 Scheiben gekochter Schinken
- 4 Scheiben Emmentaler
- etwas Fett für die Form

1. Den Brokkoli von Blättern und Stielen befreien und in kochendem Salzwasser 4–6 Minuten blanchieren. In ein Sieb geben und gut abtropfen lassen.

2. Den Backofen auf 220 °C vorheizen. Die Zwiebel schälen, in kleine Würfel schneiden und gemeinsam mit dem Speck anbraten. Die fein gehackte Knoblauchzehe und die geputzten und geschnittenen Champignons dazugeben.

3. Eine Auflaufform leicht fetten, den Brokkoli hineingeben und leicht mit Pfeffer und Muskatnuss würzen. Den Pfanneninhalt über den Brokkoli verteilen, mit gekochtem Schinken und Emmentaler zudecken. Anschließend im heißen Ofen 20 Minuten überbacken, bis der Käse verläuft und goldbraun ist.

Schweinefilet mit Nussfüllung

Ein sehr schmackhaftes Gericht, das sich auch für ein Festessen eignet. Dazu passt gedünstetes Gemüse.

- 100 g Walnusskerne
- 1 Eiweiß
- 2 TL Senf
- Salz, Pfeffer
- 600 g Schweinefilet
- 3 EL Olivenöl
- 200 g Crème fraîche
- 2 EL Saucenbinder

Außerdem: Holzstäbchen/ Zahnstocher

1. Walnüsse hacken. Die Hälfte mit Eiweiß, Senf und Pfeffer verrühren. Das Filet längs einschneiden, die Innenseite mit Salz und Pfeffer würzen und mit der Nusspaste bestreichen.

2. Das Filet mit Holzstäbchen zusammenstecken, pfeffern, salzen und in heißem Öl rundherum braun anbraten. Crème fraîche zugeben und alles unter gelegentlichem Wenden zugedeckt 10–15 Minuten schmoren.

3. Fleisch aus der Pfanne nehmen und zum Warmhalten in Alufolie wickeln. Die Sauce mit Salz und Pfeffer würzen. Die übrigen Walnüsse zugeben, Saucenbinder einstreuen, einmal aufkochen lassen und zu dem in Scheiben geschnittenen Filet servieren.

Putenburger

GLUTENFREI

Diese leicht exotisch gewürzten Burger ergeben zusammen mit einem großen Salat ein kindertaugliches LOGI-Hauptgericht. Sie werden anstatt mit Paniermehl mit eiweißreichen Sojaflocken abgebunden.

Für ca. 12 Stück

- 300–400 g Putenschnitzel
- 2 EL Sultaninen, gehackt
- 3 EL Gemüsebrühe
- 1 TL Butter
- 1 Zwiebel, fein gehackt
- 2 Knoblauchzehen, durchgepresst
- 1 gelbe Paprikaschote, sehr klein gewürfelt
- 1 Bund Schnittlauch, geschnitten
- 3 EL Sojaflocken
- 1 Ei, verschlagen
- 1–2 TL Currypulver
- 3/4 TL Salz
- wenig Pfeffer

1. Putenschnitzel sehr fein hacken, in eine Schüssel geben. Sultaninen und Gemüsebrühe zugeben. Butter in der Bratpfanne warm werden lassen. Zwiebeln, Knoblauch, Paprika und Schnittlauch darin andämpfen, leicht auskühlen lassen. Anschließend alles zum Fleisch geben und gut mischen.

2. Sojaflocken, Ei, Curry, Salz und Pfeffer zugeben und gut mischen. Aus der Masse mit 2 Esslöffeln gleich große Burger formen. Butter in einer Bratpfanne warm werden lassen. Burger beidseitig 3–4 Minuten braten.

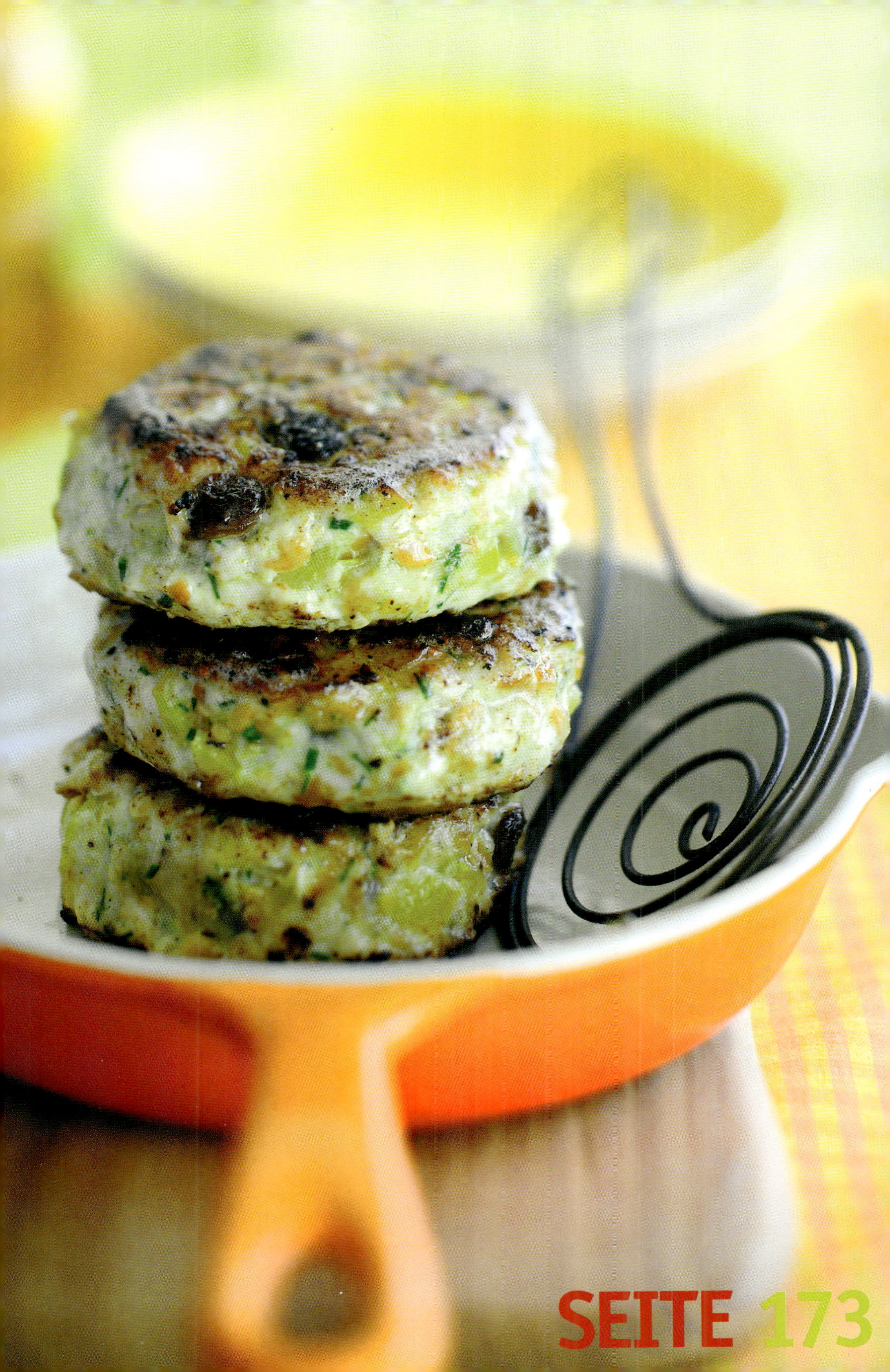

SEITE 173

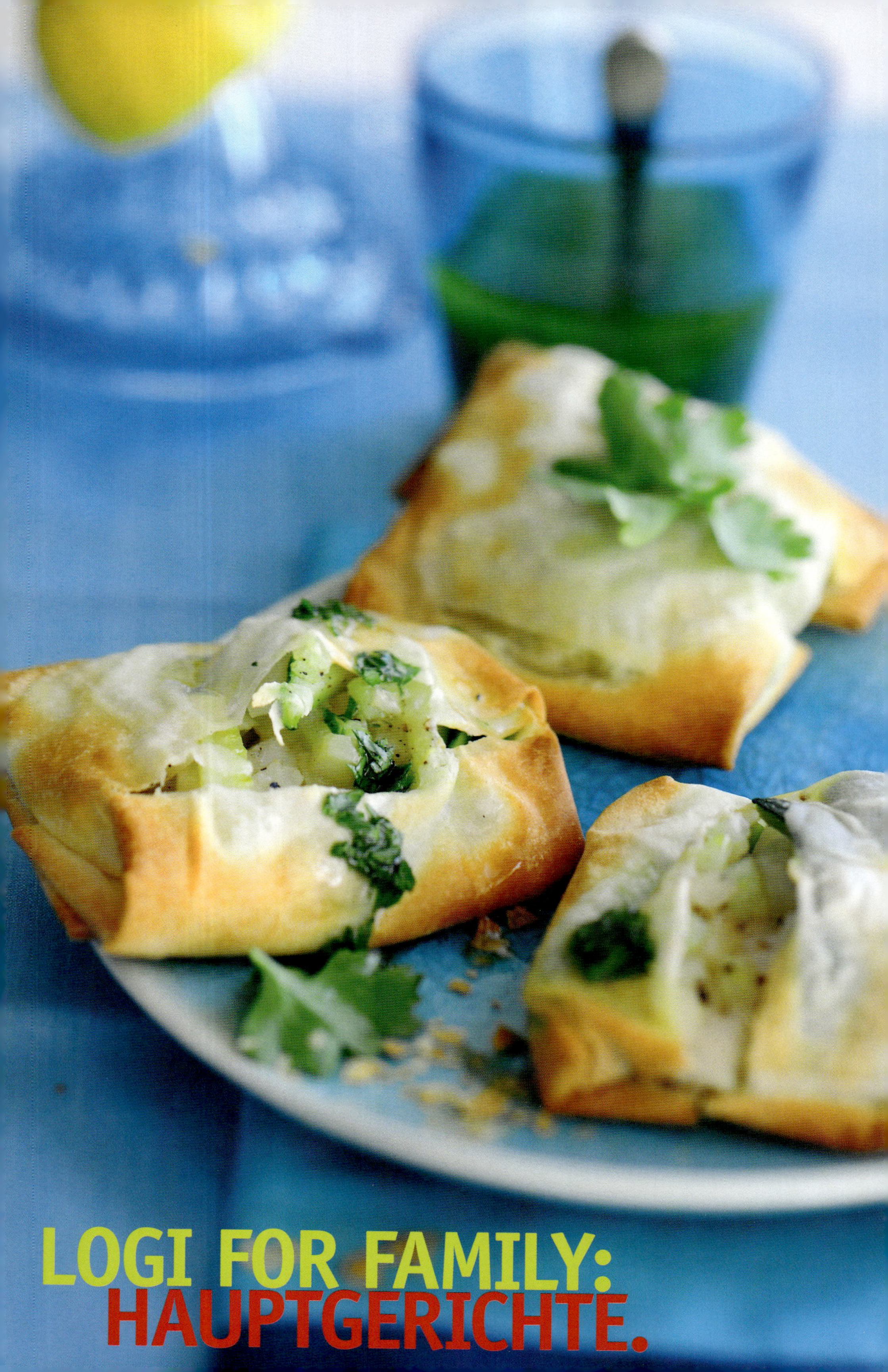

LOGI FOR FAMILY: HAUPTGERICHTE.

Eingepackte Fischfilets mit Zucchinisalat

Knusprig verpackt und mit einem raffinierten Salat aus Zucchini: So mögen Kinder Fisch ganz bestimmt!

- **1 kg kleine Zucchini**
- **1 Knoblauchzehe**
- **1 Frühlingszwiebel**
- **300 g Topinambur** (oder Sellerie)
- **300 g Kohlrabi**
- **Salz, Pfeffer**
- **2 EL Olivenöl zum Dünsten**
- **15 ml Gemüsebrühe**
- **1 Bund Petersilie, glattblättrig**
- **4 EL Olivenöl für die Vinaigrette**
- **abgeriebene Schale und Saft von ½ unbehandelten Zitrone**
- **600 g Fischfilet** (z. B. Egli/Barsch, Felchen/Forelle, Dorsch)
- **Olivenöl zum Bepinseln**
- **1 Paket Strudelteig** (4 Blätter)

1. Die Zucchini waschen und in kleinfingerdicke Stängelchen schneiden. Knoblauch abziehen, Frühlingszwiebel mitsamt schönem Grün waschen und putzen, beides fein hacken. Topinambur und Kohlrabi schälen und klein würfeln. Die Zucchini in wenig kochendem Salzwasser bissfest garen. In ein Sieb abgießen und kurz eiskalt abschrecken.

2. In einer mittleren Pfanne knapp 1 EL Olivenöl erhitzen. Frühlingszwiebel, Knoblauch und Gemüsewürfelchen weich dünsten. Brühe dazugeben und alles ca. 3 Minuten zugedeckt dünsten, sodass das Gemüse noch knackig ist. Mit Salz und Pfeffer abschmecken. Die Garflüssigkeit abgießen und beiseitestellen.

3. Für die Vinaigrette die Petersilie fein hacken. Der beiseitegestellten Garflüssigkeit vom Gemüse Zitronensaft, Zitronenschale, Salz und Pfeffer beifügen und alles mit einem Schneebesen gut verrühren. Das Olivenöl daruntermischen. Die Zucchini in die Sauce geben, mischen und kurz durchziehen lassen.

4. Den Backofen auf 200 °C vorheizen. Die Fischfilets unter kaltem Wasser abspülen und auf Küchenpapier trocken tupfen. Auf Gräten abtasten und diese wenn nötig mit einer Pinzette entfernen. Die Fischfilets mit Salz und Pfeffer würzen. Strudelteig auspacken, jeweils ein Strudelblatt mit Olivenöl bepinseln, ein zweites Strudelteigblatt darüber legen, andrücken. In je 4 Stücke schneiden. Jeweils 1/8 der ausgekühlten Gemüsemischung auf der Mitte eines Teigstückes verteilen und mit je 1/8 der Fischfilets belegen.

5. Strudelteig über die Füllung legen und verschließen, nochmals mit Öl bepinseln. Insgesamt erhält man auf diese Weise 8 Pakete. Diese auf ein mit Backpapier belegtes Blech legen. Die Strudelpäckchen im heißen Ofen auf der mittleren Schiene in 12–15 Minuten knusprig backen. Den Zucchinisalat mit den heißen Teigpäckchen auf Tellern anrichten; sofort servieren.

Hähnchenküchlein mit Kräutersauce GLUTENFREI

Ein Fleischrezept, das schon ganz kleinen Kindern gut schmeckt. Ohne Sauce passen die Küchlein gut zu einem großen Salat und sind deutlich kalorienärmer.

Für die Hähnchenküchlein

- 500 g Hähnchenbrust
- 100 g Sahne
- 2–3 Zweige Basilikum, Estragon und Petersilie
- Pfeffer, Paprikapulver, Cayennepfeffer, Salz
- 1 Ei
- 2 EL Butterschmalz

Für die Kräutersauce

- 2–3 Schalotten
- 1 EL Butter
- 150 ml Apfelwein oder Weißwein
- 2 EL Apfelessig
- 2–4 Zweige Basilikum, Estragon und Petersilie
- 100 g Sahne
- Salz, Pfeffer

1. Hähnchenfleisch mit einem großen Messer fein hacken oder zusammen mit der Sahne im Cutter pürieren, in eine Schüssel geben. Kräuter waschen, trocken tupfen, fein hacken, zusammen mit den Gewürzen, dem Ei und ggf. Sahne zum Fleisch geben, alles gut vermischen, zugedeckt ca. 30 Minuten in den Kühlschrank stellen. Aus je 1–2 EL Masse Küchlein formen und in einer beschichteten Bratpfanne mit wenig Butterschmalz ausbacken (3–4 Minuten pro Seite).

2. Für die Sauce Schalotten schälen, fein hacken, in der Butter kurz andämpfen. Mit Wein und Essig ablöschen und leicht einkochen lassen. Kräuter waschen, trocken tupfen, fein hacken. Die Sahne zufügen, unter Rühren nochmals aufkochen lassen. Am Schluss die Kräuter zugeben und die Sauce würzen.

Hähnchen »Ali Baba«

GLUTENFREI MILCHFREI EIFREI

Ein sehr gut sättigendes, orientalisch schmeckendes Gericht.

- 40 g Kokosfett
- 2 Zwiebeln, in dünne Scheiben geschnitten
- ½ TL gemahlener Ingwer
- ½ TL Pfeffer
- 1 Hähnchen à 1,5 kg, zerteilt
- 1 Messerspitze gemahlener Safran
- 1 Zimtstange
- 1 TL Salz
- 2 Dosen Kichererbsen (à 420 g)
- 1 Bund glatte Petersilie
- Zitronenspalten zum Servieren

1. Die Hälfte des Kokosfetts in einer großen Pfanne zerlassen. Ein Drittel der Zwiebeln hinzufügen und bei mittlerer Hitze ca. 5 Minuten sautieren. Ingwer, Pfeffer und Hähnchenteile zugeben und Fleischstücke unter gelegentlichem Wenden und ohne sie zu bräunen 2–3 Minuten garen. Restliche Zwiebeln, 3 EL Wasser, Safran, Zimtstange und Salz hinzufügen. Zum Kochen bringen, Hitze reduzieren und 45 Minuten köcheln.

2. Danach die Kichererbsen abtropfen lassen. Petersilie hacken, einige Stängel zum Garnieren beiseitelegen. Die übrige Petersilie hacken und mit den Kichererbsen zum Hähnchen geben. Umrühren, Deckel auflegen und das Hähnchen in ca. 15 Minuten weich köcheln.

3. Die Hähnchenteile herausnehmen und über dem Topf abtropfen lassen. Das übrige Kokosfett in der Pfanne erhitzen und die Hähnchenstücke bei starker Hitze rasch anbräunen. In der Zwischenzeit die Sauce aufkochen, um sie ein wenig einzudicken.

4. Das Hähnchen mit den Kichererbsen und der darüber geschöpften Sauce servieren. Mit Petersilie garnieren und mit Zitronenspalten und Salat, z. B. aus Tomaten, servieren.

Tipp: Wird Fleisch erst nach dem Schmoren angebraten, ergibt dies eine sehr appetitliche goldbraune Kruste und schmeckt enorm intensiv.

* wenn glutenfreie gekörnte Gemüsebrühe verwendet w

GLUTENFREI EIFREI

Laucheintopf mit Hackfleisch und Tomaten

Ein typisch winterliches Gericht, das gut sättigt.

- **4 Stangen Lauch** (ca. 1 kg)
- **1 EL Olivenöl**
- **1 EL Butter**
- **700 g Rinderhackfleisch**
- **1 kg Pelatitomaten aus der Dose**
- **2–4 TL gekörnte Gemüsebrühe**
- **2 TL Rosmarin, fein gehackt**
- **2 TL Oregano**
- **4 EL Sahne**

1. Den Lauch putzen, der Länge nach halbieren, gründlich waschen, in dünne Scheiben schneiden. Öl und Butter in einer Pfanne zerlassen und das Hackfleisch darin anbraten. Lauch hinzufügen und bei geringer Hitze kurz schmoren lassen, ab und zu umrühren.

2. Die Tomaten grob hacken und mit dem Saft zum Hackfleisch geben. Nach Bedarf etwas Wasser dazugeben und den Eintopf mit der Brühe und den Gewürzen abschmecken, mit Sahne verfeinern. Zugedeckt bei milder Hitze 15–20 Minuten köcheln lassen. Schlanke, sportliche Menschen dürfen dazu ein Stück Brot essen, die anderen werden satt, wenn sie vorher einen Salat genießen.

Gefüllte Paprika

* wenn glutenfreie gekörnte Gemüsebrühe verwendet wird

GLUTENFREI

Statt Paprika können auch Tomaten ausgehöhlt und mit dem hier vorgestellten Fleischteig gefüllt werden.

- 4 grüne Paprikaschoten
- 4 Karotten
- 2 Zwiebeln
- 600 g Rinderhackfleisch
- 2 Eier
- 2 TL Kräutersalz
- 2 EL Olivenöl
- 4 Tomaten
- 2 rote Paprikaschoten
- 2 TL Rosmarin
- 4 TL gekörnte Gemüsebrühe
- 2 Knoblauchzehen
- 7 EL Sahne

1. Die grünen Paprika waschen, Deckel abschneiden, Paprika entkernen und die Trennwände entfernen. Die Karotten waschen, schälen und reiben. Zwiebeln schälen und würfeln. Das Hackfleisch in eine Schüssel geben und mit Ei, Kräutersalz, Karottenraspeln und Zwiebelwürfeln mischen, die Paprika damit füllen. Öl in einem Schmortopf nicht zu stark erhitzen, die Paprika darin leicht anschmoren. Ca. 125 ml Wasser hinzufügen, das Ganze zugedeckt ca. 15 Minuten köcheln lassen.

2. In der Zwischenzeit die Tomaten über Kreuz einritzen, kurz überbrühen, abschrecken und häuten. Sie dann halbieren, entkernen und die Stielansätze herausschneiden. Das Fruchtfleisch pürieren. Die roten Paprika waschen, halbieren, entkernen und den Stielansatz herausschneiden. Das Fruchtfleisch in feine Streifen schneiden. Das Tomatenpüree und die Paprikastreifen in den Schmortopf zu den gefüllten Paprika geben und vorsichtig umrühren. Nun alles mit Rosmarin und Gemüsebrühe würzen. Knoblauch abziehen und dazupressen. Das Gemüse 20–25 Minuten leicht köcheln lassen. Zum Schluss mit Sahne verfeinern.

Hähnchen mit Gemüse im Römertopf

GLUTENFREI MILCHFREI EIFREI

Ein simples Rezept, das aber rechtzeitig vorbereitet werden muss und einen Römertopf erfordert.

- 3 Karotten
- 1 Stange Lauch
- 2 Zwiebeln
- 2 Kohlrabi
- Salz
- 1 Hähnchen von ca. 1 kg
- Pfeffer, Paprikapulver
- 2 Knoblauchzehen
- 2 Rosmarinzweige
- 2 Thymianzweige

1. Einen Römertopf vorab 10–15 Minuten in Wasser legen. Karotten, Lauch, Zwiebeln und Kohlrabi putzen und waschen bzw. schälen, grob schneiden, in den Römertopf legen und mit Salz würzen. Danach das Hähnchen ausspülen, mit Küchenpapier trocken tupfen. Das Hähnchen mit Salz, Pfeffer und Paprika innen und außen würzen.

2. Knoblauchzehen abziehen, klein schneiden, Kräuter abbrausen. 1 Rosmarinzweig in das Hähnchen geben. Anschließend das Hähnchen auf das Gemüse legen. 1 Rosmarinzweig und die Thymianzweige beifügen. Den Römertopf zugedeckt in den kalten Ofen schieben, in der unteren Ofenhälfte bei 220 °C 80 Minuten braten.

Tipp: Hähnchen durch 600 Gramm Hähnchenstücke ersetzen; Garzeit 60 Minuten.

Cevapcici mit Zucchinigemüse

GLUTENFREI MILCHFREI

Fein gewürzter Hackfleischteig mit einem bunten Sommergemüse.

- 1 kg Rinder- und Kalbshackfleisch
- 5 Knoblauchzehen
- 1 großes Ei
- 2 TL Paprikapulver
- Salz, Pfeffer
- 2 TL Majoran
- 1 rote und 1 gelbe Paprikaschote
- 1 Zucchino
- 1 große Zwiebel
- Olivenöl

1. Hackfleisch mit gepresstem Knoblauch, Ei und Paprikapulver gut verkneten. Mit Salz, Pfeffer und Majoran abschmecken. Kalt stellen.

2. Paprikaschote waschen, putzen und in 2 x 2 cm große Stücke schneiden, Zucchino waschen, putzen und in Scheiben schneiden, Zwiebel schälen und in Ringe schneiden.

3. 2 EL Öl in einer Pfanne erhitzen, das Gemüse unter Rühren anbraten, salzen und pfeffern. Bei mittlerer Hitze in knapp 10 Minuten fertig garen. Das Gemüse soll noch bissfest sein. Inzwischen auch die Cevapcici braten: Dazu aus dem Fleischteig gut daumendicke, ca. 6 cm lange Rollen formen. In die Pfanne etwas Öl geben, erhitzen und die Cevapcici darin von allen Seiten knusprig braun braten. Mit dem Gemüse servieren.

Fischpäckchen

GLUTENFREI MILCHFREI EIFREI

Das Garen in Backpapier oder Alufolienpäckchen hat den Vorteil, dass die Aromen nicht entweichen. So wird das Gericht besonders geschmackvoll.

- 800 g Dorsch-, Zander- oder Barschfilets
- Salz, Pfeffer
- Olivenöl zum Bestreichen des Backpapiers
- 2 Knoblauchzehen
- 6 Salbeiblätter
- 100 g Rohschinken, dünne Scheiben
- 2 EL Olivenöl
- 2 Zitronenscheiben nach Belieben

1. Den Backofen auf 220 °C vorheizen. Dorschfilets unter kaltem Wasser kurz spülen und mit Küchenpapier trocken tupfen. In 4 Stücke schneiden. Mit Salz und Pfeffer würzen.

2. 2 Bogen Backpapier auslegen und in der Mitte mit Olivenöl bestreichen, die Dorschstücke darauf verteilen. Knoblauch abziehen und fein hacken, die Salbeiblätter ebenfalls fein hacken. Rohschinkenscheiben in kleinste Streifchen schneiden. Alles mischen und über den Fisch verteilen, mit Olivenöl beträufeln. Die Backpapierbogen zu Paketen verschließen, dabei die Ränder ganz klein falten, damit keine Luft entweichen kann; sehr gut geht es, wenn das Paket mit Bostitchklammern geheftet wird.

3. Die Fischpakete auf ein Blech legen und im Ofen auf der zweituntersten Schiene 12–15 Minuten backen. Die Pakete auf vorgewärmte Teller geben und erst am Tisch mithilfe von Gabel und Messer aufreißen. Nach Belieben mit etwas Zitronensaft beträufeln.

Tipp: Dazu passt gedünsteter Spinat, mit etwas Knoblauch und Zwiebeln abgeschmeckt.

Können Fische klug machen?

Ja – denn sie liefern Fettsäuren, die für den Aufbau und die Funktion des wachsenden Gehirns unerlässlich sind. Doch viele Kinder lehnen Fisch ab, wenn sie auf ihrem Teller etwas anderes als Fischstäbchen liegen haben. Wenn es vielleicht sogar nach Fisch aussieht, mit Haut oder Gräten dran, oder nach Fisch anstatt nach Knusperpanade und Mayonnaise schmeckt. Doch für Kinder wäre eine Lachsscheibe oder eine Forelle blau wesentlich besser als Fischstäbchen. Nicht wegen der Haut oder den Gräten, sondern wegen der darin enthaltenen Fischfette. Diese bestehen zu einem großen Teil aus Omega-3-Fettsäuren. Über 9.000 Studien zeigten, dass einige dieser Fettsäuren (DHA und EPA) nötig für Gehirn und Sehkraft heranwachsender Babys und Kinder sind. Kinder, welche ausreichend DHA erhalten, sind geistig etwas leistungsfähiger als solche mit einem Mangel.

Keftakebabs

GLUTENFREI MILCHFREI EIFREI

Wer je in Marokko war, konnte es sicher feststellen: Da ist kaum jemand übergewichtig, schon gar kein Kind. Warum also nicht einen Blick in marokkanische Kochtöpfe werfen? In Marokko formen die Verkäufer die Keftamischung geschickt um flache Metallspieße.

- 1 kleine Zwiebel
- 1 Bund glatte Petersilie
- ½ Bund Koriander
- 500 g Lamm- oder Rinderhackfleisch
- 1 TL gemahlener Kreuzkümmel
- 1 TL Paprikapulver
- 1 Prise Cayennepfeffer
- 1 Prise Pfeffer
- 1 TL Salz

Außerdem: Zitronenspalten, 4 große Tomaten und Salatblätter zum Servieren, Koriander und Salz zum Nachwürzen, 8 flache Metallspieße

1. Zwiebel schälen. Petersilie und Koriander abbrausen, trocken tupfen und alles fein hacken. Hackfleisch, Kreuzkümmel, Paprika, Cayennepfeffer, Pfeffer und 1 TL Salz hinzufügen. Alles gut verkneten, bis eine homogene Masse entstanden ist. Die Mischung in 8 Portionen teilen, jede mit angefeuchteten Händen zu einer ca. 9 cm langen »Wurst« formen. Einen flachen Metallspieß längs durch jede Wurst stechen. Auf ein Blech legen, mit Klarsichtfolie abdecken und 1 Stunde kühl stellen.

2. Auf einem Holzkohle- oder Elektrogrill bei großer Hitze grillen. Häufig wenden, damit die Fleischspieße gleichmäßig bräunen. Sie sind nach ca. 10 Minuten gar, wenn sie sich beim Druck mit der Grillzange fest anfühlen. Die Kebabs mit Zitronenspalten, Tomatenschnitzen und Salatblättern servieren. Nach Belieben Schälchen mit gemahlenem Koriander und Salz zum Nachwürzen dazustellen.

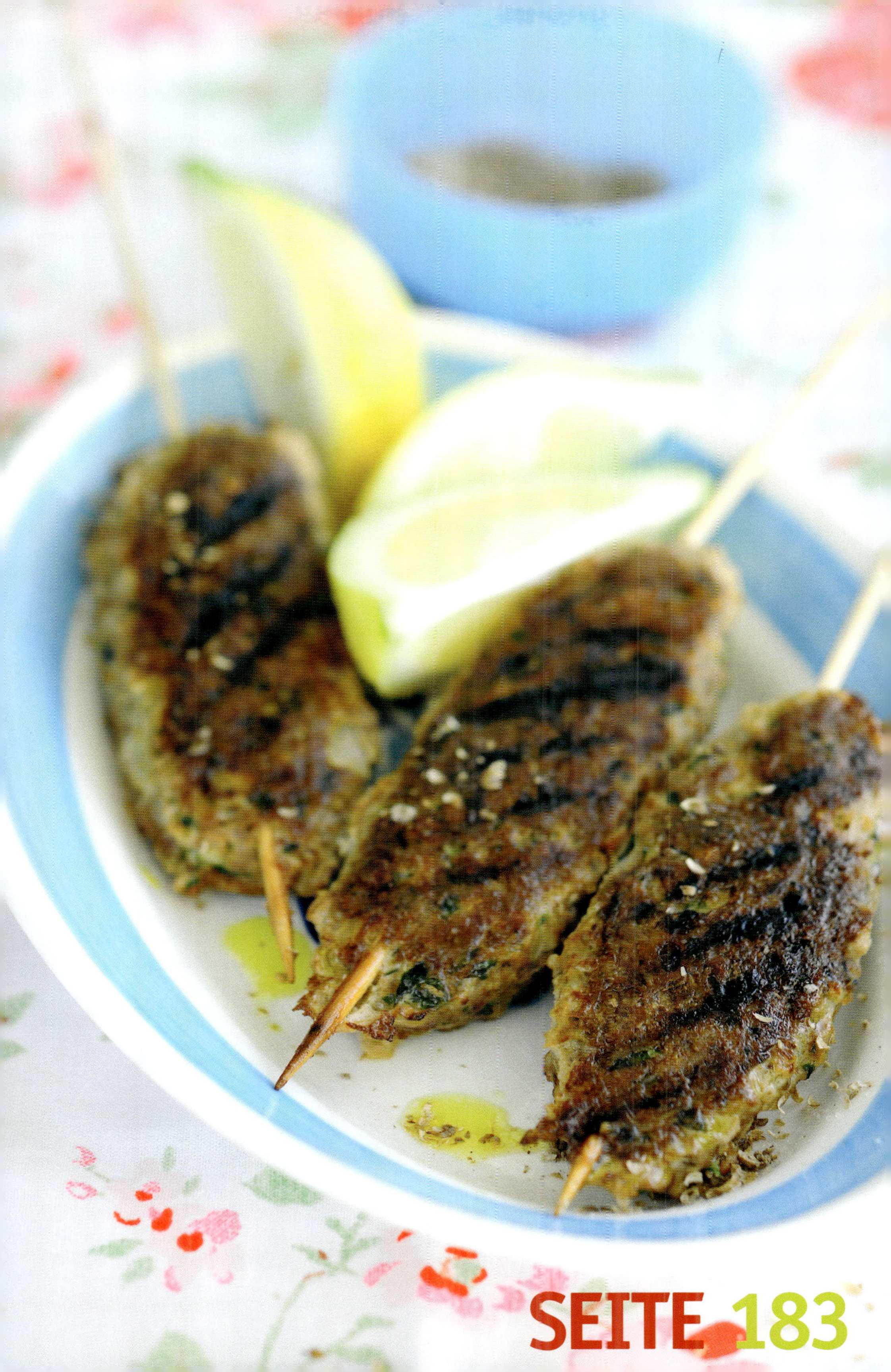

SEITE 183

Safranfischbällchen in Tomatensauce

MILCHFREI

Fisch ist gesund, aber Kinder haben manchmal so ihre liebe Mühe damit. Am besten klappt es, wenn keine Gräten spürbar sind, wie in diesem Rezept, und der Fisch nicht nach Fisch aussieht.

- **500 g feste weiße Fischfilets, entgrätet**
- **1 Ei**
- **2 Frühlingszwiebeln, gehackt**
- **2 EL gehackte glatte Petersilie**
- **30 g frische Semmelbrösel**
- **1 Prise Safranfäden**
- **1 TL Salz**
- **Pfeffer**

Für die Tomatensauce

- **600 g stückige Tomaten** (aus der Dose)
- **1 Zwiebel, grob geraspelt**
- **3 EL Olivenöl**
- **2 Knoblauchzehen, fein gehackt**
- **1 TL mildes Paprikapulver**
- **½ TL Harissa** (Achtung: scharf, evtl. weniger!)
- **½ TL gemahlener Kreuzkümmel**
- **1 TL Agavendicksaft**
- **Meersalz, Pfeffer**

1. Die Fischfilets in grobe Stücke schneiden und mit dem Ei, Frühlingszwiebeln, Petersilie und Semmelbröseln in die Schüssel einer Küchenmaschine geben. Safran in 1 EL warmem Wasser 5 Minuten einweichen und mit 1 TL Salz und etwas Pfeffer zu den anderen Zutaten geben. Zu einer dicken Paste pürieren, dabei die Masse ab und zu von den Schüsselwänden schaben. Die Fischmasse mit feuchten Händen zu walnussgroßen Kugeln formen. Auf ein Tablett legen, mit Frischhaltefolie zudecken und in den Kühlschrank stellen.

2. Für die Tomatensauce Zwiebeln und Olivenöl in einen Topf geben und bei mittlerer Hitze 5 Minuten garen. Knoblauch, Paprika, Harissa und Kreuzkümmel zugeben. Kurz umrühren, dann die grob gehackten Tomaten mit dem Tomatensaft, Agavendicksaft, 200 ml Wasser, Salz und Pfeffer nach Geschmack hinzufügen. Zum Kochen bringen, Deckel auflegen, Hitze reduzieren und 15 Minuten sanft köcheln.

3. Die Fischbällchen in die Sauce geben, den Topf zwischendurch rütteln, sodass sie ihren Platz in der Sauce finden. Bei mittlerer Hitze zugedeckt ca. 15 Minuten garen, bis die Fischbällchen durch und durch gar sind.

Tunesischer Auflauf

GLUTENFREI

Dieser reichhaltige Auflauf kann kalt oder warm gegessen werden. Dazu passt Salat. Dieses Gericht eignet sich übrigens perfekt, zur Arbeit mitgenommen und dort gegessen zu werden.

- 400 g Hähnchen- oder Kalbfleisch
- Salz, Pfeffer
- 1 Zwiebel, gehackt
- 2 Knoblauchzehen
- 1 EL Olivenöl
- 2 Petersilienwurzeln
- 6 Eier
- 350 g geriebener Käse
- 1 Bund Petersilie
- etwas Kurkuma
- Fett für die Form

1. Das Fleisch in kleine Würfel schneiden, salzen, pfeffern und mit der Zwiebel und dem zerdrückten Knoblauch in Öl anbraten, bis es goldbraun ist, anschließend mit 300 ml lauwarmem Wasser ablöschen und 20–40 Minuten (je nach Fleisch) auf mittlerer Stufe garen, damit es zart und weich wird. Dies dauert bei Hähnchenfleisch ca. 20 Minuten, bei Kalbfleisch bis zu 40 Minuten. In der Zwischenzeit die Petersilienwurzeln schälen und würfeln. Zum Fleisch geben und ca. 15 Minuten mitkochen, bis sie weich sind. Falls nötig, noch etwas Wasser zugeben, am Schluss sollte eine kleine Menge Brühe übrig bleiben.

2. Backofen auf 180 °C vorheizen. Eier in einer Schüssel aufschlagen und mit dem geriebenen Käse, der fein gehackten Petersilie sowie etwas Salz, Pfeffer und Kurkuma verrühren. Fleisch und Petersilienwurzeln zugeben, mischen. In eine eingefettete Auflaufform geben und im heißen Ofen 30–35 Minuten garen, bis die Masse fest wird. Der Auflauf ist fertig, wenn er goldbraun ist und eine hineingesteckte Messerspitze sauber bleibt, weil nichts daran haftet.

Brokkoli-Schinken-Schaumgratin

GLUTENFREI EIFREI

Ein raffiniertes Ofenrezept, das bestimmt allen schmeckt.

- 250 ml Milch
- 2 EL Vollkornmehl
- ½ TL Salz
- Pfeffer
- Muskatnuss
- 1 EL gemahlene Mandeln
- 1,2 kg TK-Brokkoli
- 120 g Schinken, in Scheiben geschnitten
- 1 Bund Petersilie
- 1 Bund Schnittlauch
- 4 Eier

Außerdem: 2 mittelgroße Gratinformen, 30 g Butter für die Formen

1. 100 ml Milch mit dem Mehl glatt rühren. Restliche Milch mit Salz, Pfeffer und Muskat in eine kleine Pfanne geben und aufkochen. Dann die Mehlmilch beifügen und alles unter Rühren nochmals gut aufkochen, bis eine dicke Sauce entstanden ist. Mandeln daruntermischen. Abkühlen lassen.

2. Den Ofen auf 200 °C vorheizen. Boden und Ränder von 2 mittleren Gratinformen sehr großzügig mit der Butter ausstreichen. Reichlich Wasser aufkochen und Brokkoliröschen (gefroren) 3–4 Minuten kochen lassen. Abschütten, kalt abschrecken und gut abtropfen lassen. Den Fettrand des Schinkens entfernen und die Scheiben in Streifen schneiden. Petersilie und Schnittlauch abbrausen, trocken tupfen und fein schneiden. Die Eier trennen. Die Eigelbe unter die Milchsauce rühren, ebenso die Hälfte des Brokkolis sowie Petersilie und Schnittlauch. Die Eiweiße mit 1 Prise Salz steif schlagen und mit dem Schneebesen sorgfältig unterziehen. Die Masse, wenn nötig, mit Salz und Pfeffer nachwürzen.

3. In die beiden vorbereiteten Formen füllen. Je die Hälfte des restlichen Brokkolis sowie den Schinken darüber verteilen. Die Schaumgratins im heißen Ofen auf der zweiten Schiene von unten ca. 15 Minuten backen. Heiß in der Form servieren. Dazu passt Salat.

Putenrouladen »Venezia«

GLUTENFREI MILCHFREI

Putenschnitzel sind relativ preisgünstig und Kinder mögen sie. Hier ein effektvolles Rezept mit einer italienischen Füllung.

- 4–6 Putenschnitzel
- Salz, Pfeffer
- 1 Bund Basilikum, gehackt
- 4–6 Scheiben Parmaschinken
- 150 g Mozzarella
- 2 EL Olivenöl
- 3 EL Tomatenmark

Außerdem: Holzspießchen

1. Putenschnitzel unter kaltem Wasser abspülen, mit Küchenpapier trocken tupfen und mit Salz, Pfeffer und Basilikum würzen. Jedes Schnitzel mit 1 Scheibe Parmaschinken belegen. Den Mozzarella in feine Scheiben schneiden, diese auf die Schnitzel verteilen. Schnitzel aufrollen und mit Holzspießchen feststecken.

2. Das Öl in einer Pfanne erhitzen und die Putenrouladen darin von allen Seiten braun anbraten. Mit 125 ml Wasser ablöschen. Die Rouladen zugedeckt ca. 30 Minuten bei mittlerer Hitze schmoren lassen. Dann aus dem Fond nehmen und warm stellen. Den Fond mit Tomatenmark binden und nochmals mit den Gewürzen abschmecken. Evtl. noch etwas einkochen lassen. Die Sauce zu den Rouladen servieren. Dazu passt gedünstetes Gemüse.

Variationen: Bereiten Sie die Füllung mit gekochtem Schinken und Käse oder auch mal mit Blattspinat, Mozzarella und gehackten Walnüssen zu.

Orientalische Fleischbällchen mit Zitronensauce

Ich hasse es, nach dem Kochen den Herd zu putzen. Zum Glück ist das bei diesem Fleischgericht nicht nötig: Die Fleischbällchen werden nicht angebraten, sondern garen in einer leckeren Sauce.

- 1 Frühlingszwiebel
- ½ Bund glatte Petersilie
- 1 Scheibe Vollkornbrot, ohne Kruste
- 1 Ei
- 500 g Lamm- oder Rinderhackfleisch
- ½ TL gemahlener Kreuzkümmel
- ½ TL mildes Paprikapulver
- ½ TL Pfeffer
- 1 TL Salz
- abgeriebene Schale von ½ unbehandelten Zitrone

Für die Zitronensauce

- 1 EL Butter
- ½ Frühlingszwiebel
- ½ TL Paprikapulver
- ½ TL Kurkuma
- 1 Prise Kreuzkümmel
- 1 Prise Cayennepfeffer
- 40 ml Geflügelfond oder Wasser
- ½ Bund glatte Petersilie
- ½ Bund Koriander
- Saft von ½ Zitrone
- Meersalz
- Schale von ½ eingelegten Salzzitrone oder von ½ unbehandelten Zitrone

1. Zwiebel schälen, Petersilie waschen und trocken schütteln, beides fein hacken, Brot fein zerkrümeln, mit Ei, Fleisch, Gewürzen, Salz und Zitronenschale gut kneten. Mit angefeuchteten Händen walnussgroße Kugeln formen und auf ein Blech legen. Kühl stellen.

2. Für die Zitronensauce Butter in eine Pfanne geben und erhitzen. Zwiebel hacken und in der Butter weich dünsten. Paprika, Kurkuma, Kreuzkümmel und Cayennepfeffer hinzufügen und unter Rühren 1 Minute weiterbraten. Den Fond dazugeben, erhitzen.

3. Die Fleischbällchen in die Sauce geben und den Topf schütteln, sodass sie nach unten sinken. Abdecken und 45 Minuten köcheln. Petersilie und Koriander waschen und hacken, Kräuter in die Sauce geben, Zitronensaft daruntermischen. Das Gericht, wenn nötig, salzen. Erneut erhitzen und 2 Minuten köcheln lassen. Eingelegte Zitrone unter fließendem Wasser abspülen, Fruchtfleisch und Scheidewände entfernen und die Schale in Streifen schneiden. Unter die Fleischbällchen rühren. Sofort servieren. Dazu passt Backpulverbrot (z. B. die Quarkbrötchen von Seite 133) und Salat.

Schlanke Schärfe

Scharfe Gewürze wie Cayennepfeffer enthalten Capsaicin. Dieses kurbelt gemäß Studienresultaten den Stoffwechsel an, der Energieverbrauch ist circa drei Stunden lang um bis zu einem Viertel höher, als wenn man dieselbe Mahlzeit ohne Pfeffer gegessen hätte. Wer durch die Schärfe ins Schwitzen kommt, verbrennt nachweislich mehr Fett. Doch auch wer friert, nimmt rascher ab. Je kälter es ist, umso mehr braunes Fett wird aktiviert. Braune Fettzellen sitzen vorwiegend am Hals und am Rücken. Sie verbrennen Fettdepots und machen daraus Wärme. Die Folge: Leichtes Frösteln erhöht nachweislich den Kalorienverbrauch. Gehen Sie bei Kälte draußen spazieren und reduzieren Sie die Wohnungstemperatur um zwei bis drei Grad Celsius. Dafür essen Sie möglichst scharf. Nehmen Sie aber bitte Rücksicht auf Ihre Kinder: Diese mögen Schärfe noch lange nicht, da sie viel mehr Geschmacksknospen auf der Zunge haben als Erwachsene. Sie gehen mit zunehmendem Alter verloren.

Veggie-Gerichte

Vegetarische Ernährung und Kinder? Tageweise ja, das passt, schließlich empfiehlt auch das Forschungsinstitut für Kinderernährung in Dortmund, pro Woche drei bis vier fleischlose Tage einzulegen. Werden Kinder dauernd fleisch- und fischlos ernährt, könnten gewisse Mangelerscheinungen auftreten, zum Beispiel ein Eisenmangel (siehe Seite 112). Im Klartext bedeutet das: Man kann Kinder vegetarisch ernähren, wenn man Eier, Milch und Milchprodukte nicht auch noch weglässt und gewisse Dinge – sprich Regeln – beachtet. Oder anders ausgedrückt: Man muss wissen wie. Andererseits ist sicher, dass Kinder infolge der LOGI-Ernährung schon weniger Kohlenhydrate verzehren sollten. Dann auch noch Fleisch und Fisch wegzulassen, bedeutet eine weitere drastische Ernährungsumstellung.

Sinnvoller ist es also, an drei bis vier Tagen pro Woche auf Fleisch zu verzichten, an den übrigen Tagen Fleisch zu servieren. So drohen garantiert keine Mängel, übrigens auch keinem anderen Familienmitglied. Denn Vorurteile und Falschinformationen wie die, lediglich Fleisch decke den Eiweißbedarf, stimmen schlicht nicht. Zwar sind die Zeiten, als nur der Vater Fleisch zu essen bekam, während sich seine Frau und die Kinder an Gemüse und Kartoffeln satt essen mussten, längst vorbei. Das ist auch gut so. Denn Proteine sind für den Aufbau der Muskel- und Knochenmasse sowie für ein gut funktionierendes Immunsystem nötig. Alle, die wachsen müssen, die schwanger sind oder eiweißhaltige Muttermilch produzieren, brauchen mehr davon. Und das sind nicht die Männer!

Wer zu wenig Protein konsumiert, ist krankheitsanfälliger und verliert Muskelmasse. Das sollten besonders Bodybuilder bedenken, die entgegen der landläufigen Meinung zwar etwas mehr Proteine brauchen als ein Couchpotatoe, aber auch nicht mit 20 Hähnchenbrüsten pro Tag ihr Muskelwachstum beliebig steigern können. Denn dieses ist, Ernährung hin oder her, sowieso begrenzt. Übrigens haben Ausdauersportler einen deutlich höheren Proteinbedarf als Bodybuilder.

Betrachtet man die Lebensmittel isoliert, liefert das Hühnerei das hochwertigste Protein. Schlechter schneidet Schweinefleisch ab, noch schlechter Soja, gefolgt von Geflügel, Rindfleisch, Kartoffeln, Mais, Milch und Weizen. Weder Kartoffeln noch Milch noch Käse sind, für sich betrachtet, besonders gute Proteinquellen. Kombiniert man sie jedoch innerhalb einer Mahlzeit, ergänzen sie sich zu einer Top-Proteinqualität, die weit höher ist als diejenige von Eiern oder Fleisch. Auch mit folgenden Kombinationen kann man den Eiweißbedarf optimal decken: Ei mit Kartoffeln (Rösti, Spiegelei), Ei mit Soja (Tofupiccata), Ei mit Milch (Rührei, Pfannkuchen, Quiches), Ei mit Weizen (hart gekochtes Ei, Brot), Milch mit Weizen (Fondue) oder Milch mit Roggen (Walliser Brot mit Käse). Diese Kombinationen sind in puncto Proteinqualität jedem Steak überlegen.

LOGI FOR FAMILY: VEGETARISCH.

Die wichtigsten Proteinlieferanten für Vegetarier

Eier: Eigelb liefert viel Fett und Eisen. Eiweiß dafür mehr Protein. Übrigens erhöhen Eier den Cholesterinspiegel weit weniger als früher angenommen.

Milch und Milchprodukte: Sie liefern neben Proteinen wertvolles Kalzium, das sehr gut vom Körper aufgenommen werden kann. Für Menschen mit einer Laktoseintoleranz sind mittlerweile viele geeignete milchzuckerfreie Produkte auf dem Markt. Wer auf Milcheiweiß allergisch ist, sollte den Kalziumbedarf mit einem geeigneten Präparat decken und andere Eiweißquellen auswählen.

Tofu/Seitan/Quorn: Daraus hergestellte Produkte sind oft stark industriell verarbeitet (panierte Plätzchen, Nuggets etc.) und enthalten eine ganze Reihe an Zusatzstoffen und Bindemitteln. Auch sind sie oft vorfrittiert und es lohnt sich, den Kohlenhydratanteil anzuschauen. Er ist durch die Panade oft sehr hoch. Tofu besteht aus Sojaeiweiß und liefert viele gesunde Inhaltsstoffe, beispielsweise Phytoöstrogene, welche gegen Wechseljahresbeschwerden helfen und der Hautalterung vorbeugen können.

Wäääähhhh, Gemüse?

So wie das eine Kind schneller sprechen oder laufen lernt als das andere, isst das eine schneller Gemüse als das andere. Die Antwort auf die Frage, warum Kinder gerade mit Gemüse so oft ihre liebe Mühe bekunden, liefert die Evolution. Mit allem, was süß schmeckte, zum Beispiel mit Beeren, waren unsere Vorfahren auf der sicheren Seite, weil süße Pflanzen grundsätzlich nie giftig sind. Es lohnte sich hingegen, bei herbbitter schmeckenden Gemüsesorten erst mal vorsichtig zu sein und nur kleine Mengen zu essen. Zudem bevorzugen Kinder kalorien- und fettreiche Lebensmittel. Damit konnten sie in grauer Vorzeit in kürzester Zeit ihren Hunger stillen, bevor sie von ebenfalls hungrigen Tieren verjagt wurden. Ein paar Bissen Hamburger oder Pommes frites sättigen auch heute noch viel schneller als fett- und kalorienarmes Gemüse.

Trotz der scheinbar angeborenen Abneigung gegen Gemüse sollten sich Kinder an dessen Genuss gewöhnen. Gemüse liefert nämlich unzählige Vitamine, Mineralstoffe, Ballaststoffe und bioaktive, zellschützende Pflanzeninhaltsstoffe. Um Kindern Gemüse schmackhaft zu machen, haben Eltern zehn bis zwölf Jahre Zeit. In dieser Altersspanne findet die Geschmacksbildung statt, die übrigens viel stärker vorgelebt als anerzogen wird. Essen Mama oder Papa kein Gemüse, wird es schwierig, den Kleinen das Grünzeug schmackhaft zu machen. Doch auch wenn die Eltern Gemüse über alles lieben, können sie mäkelnden Nachwuchs haben. Vor allem zwei- bis fünfjährige Kinder sind oft schwierige Esser. Sie leiden an der sogenannten Neophobie, lehnen also neue Speisen aus Prinzip erst mal ab. Vor allem Gemüse. Jetzt hilft den Eltern nur Geduld, denn ein Kleinkind muss erfahrungsgemäß ein neues Lebensmittel 10- bis 15-mal probieren, bis es sich daran gewöhnt hat und es mag.

Leider streichen viele Eltern einzelne Gemüsesorten bereits nach dem ersten »wääääähhhh, mag ich nicht« vom Menüplan. Oder sie lassen sich auf Machtkämpfe ein, indem sie vom Kind verlangen, dass es den ganzen Berg Gemüse wegputzen soll, der auf seinem Teller liegt. Daraus entsteht eine für alle mühsame Situation, aus der man kaum mehr herausfindet. Dabei werden Kinder mit etwas Geduld, Zeit und den besten Gemüserezepten automatisch zu (Fast-)Alles-Essern.

Die besten Tricks und Rezepte für Gemüsemuffel

- Auswahl anbieten: Bereiten Sie verschiedene Gemüse zu. Kein Kind lehnt alles ab. Vielleicht isst es eine Zeitlang nur Karotten und Gurken. Das ist immerhin ein Anfang.
- Kochvielfalt nutzen: Vielen Kindern schmeckt rohes Gemüse besser als gekochtes, zum Beispiel in Stängelchen geschnitten und mit Dips serviert. Probieren Sie rund um Gemüse verschiedene Rezepte aus, zum Beispiel Spinatquiche, rohen Spinat-Champignon-Salat, Spinatstrudel, Spinatküchlein mit Joghurtsauce. Irgendetwas schmeckt Ihrem Kind bestimmt.
- In und auf dem Teig: Viele Kinder mögen Gemüse im Strudelteig verpackt. Oder in die Lasagne geschichtet. Kinder helfen zudem gerne beim Belegen selbst gemachter Pizzas. Natürlich gehört auch frisches Gemüse darauf. Achtung: Am LOGIschsten ist Strudelteig. Pizzateig, Blätterteig oder Lasagneblätter enthalten große Kohlenhydratmengen und eignen sich für schlanke, sportliche Kinder. Für die anderen gibt es geeigneterer Rezepte!
- Mit Käse oder Panade: Gemüse mit Käse überbacken oder paniert, zu LOGI passend mit Eiern und gemahlenen Nüssen, schmeckt dem Nachwuchs oft besonders gut.
- Das Auge isst mit: Bei Kindern, die noch viel stärker mit allen fünf Sinnen essen, lohnt sich ein schönes Anrichten der Speisen sehr. Oder das Erfinden von Spielen. Brokkoliröschen sind kleine Bäume, Karottenstängel Fußballspieler und Erbsen Fußbälle – damit kann ein Kind ganz schön viel anfangen!
- Als Suppe oder Saft: Gemüsesuppen kommen, ganz fein püriert, sehr gut an bei Kindern. Oder pressen Sie verschiedene Gemüse, gemischt mit Früchten, zu frischem Saft, zum Beispiel Äpfel und Fenchel. Oder Karotten und Orangen. Moderne Saftzentrifugen verarbeiten bis zu 90 Prozent der Früchte und Gemüse zu Saft.

LOGI FOR FAMILY: VEGETARISCH.

Kichererbsenpfanne mit Joghurt

EIFREI

Dieses leicht orientalisch angehauchte Gericht schmeckt Kindern meistens besser, wenn Sie den Kümmel weglassen.

- **300 g Mangold**
- **Salz**
- **50 ml Olivenöl**
- **4 Karotten, geschält und in 1 cm große Würfel geschnitten**
- **1 TL Kümmelsamen** (nach Belieben)
- **250 g frisch gekochte Kichererbsen** (oder Kichererbsen aus der Dose)
- **1 Knoblauchzehe, zerdrückt**
- **1 EL gehackte Minze**
- **1 EL gehacktes Koriandergrün**
- **1 EL Zitronensaft**
- **Pfeffer**

Für die Sauce

- **100 g griechischer Naturjoghurt**
- **1 EL Olivenöl**
- **Salz, Pfeffer**

1. Mangold in Stiele und Blätter trennen. Die Stiele 3 Minuten in reichlich kochendem Salzwasser garen. Die Blätter zugeben und weitere 2 Minuten garen, dann alles in ein Sieb abgießen. Unter fließendem kaltem Wasser abschrecken, gründlich ausdrücken und grob hacken. Olivenöl in einer großen Pfanne mit schwerem Boden erhitzen. Karotten und Kümmelsamen hineingeben und 5 Minuten bei mittlerer Temperatur anbraten. Mangold und Kichererbsen hinzufügen und weitere 6 Minuten erhitzen.

2. Danach Knoblauch, Kräuter, Zitronensaft und etwas Salz und Pfeffer zugeben. Das Gemüse vom Herd nehmen, kurz abkühlen lassen und abschmecken.

3. Zum Servieren Joghurt mit Olivenöl sowie etwas Salz und Pfeffer verrühren. Das Gemüse hügelförmig auf Tellern anrichten und in die Mitte einen Klecks Joghurtsauce setzen. Mit Pfeffer übermahlen und mit wenig Olivenöl beträufeln.

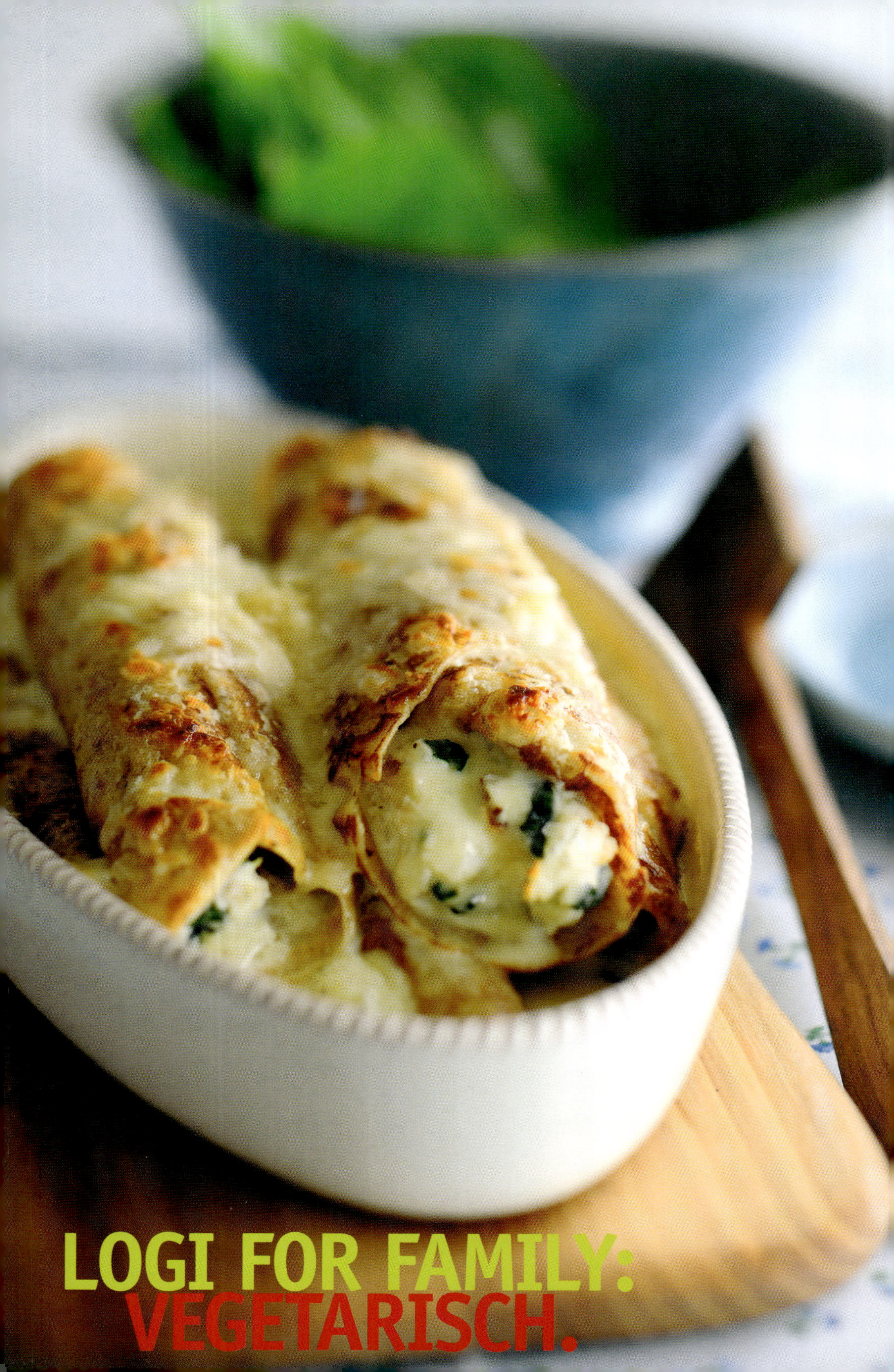

LOGI FOR FAMILY: VEGETARISCH.

Cannelloni mit Spinat-Ricotta-Füllung

Kinder lieben Pasta, keine Frage. Doch diese liefern große Kohlenhydratmengen. Hier werden statt fertigen Lasagneteigblättern selbst gemachte Crêpes verwendet. Dies führt sofort zu einer Reduktion der Kohlenhydrate im Gericht. Wer noch weniger Kohlenhydrate möchte, kann 50 Gramm des Vollkornmehls durch Mandelmehl ersetzen. Dieses wird aus den Pressrückständen bei der Mandelölproduktion gewonnen und ist sehr reich an Ballaststoffen.

Für die Crêpes

- 100 g Vollkornmehl
- ½ TL Salz
- 250 ml Milch
- 3 frische Eier
- 30 g Butter

Für die Spinat-Ricotta-Füllung

- ½ Zwiebel
- 1 Knoblauchzehe
- 300 g Blattspinat
- 1 EL Olivenöl
- 300 g Ricotta
- 120 g geriebener Parmesan
- Salz, Pfeffer, Muskatnuss
- 200 g Sahne

1. Für die Crêpes Mehl in eine Schüssel geben und Salz beifügen. Milch und Eier im Messbecher gut mischen. Mehl mit der Flüssigkeit von der Mitte aus anrühren. Butter erwärmen, auskühlen lassen, zugeben und mischen. Die Masse soll bei Zimmertemperatur zugedeckt ca. 30 Minuten ruhen.

2. Inzwischen für die Füllung Zwiebel schälen und Knoblauchzehe abziehen, beides fein schneiden und mit Blattspinat unter Rühren 10 Minuten dämpfen. Anschließend auskühlen lassen und mit Ricotta und 50 g geriebenem Parmesan glatt rühren und würzen.

3. Die Crêpes in einer beschichtete Bratpfanne gleichmäßig dünn ausstreichen und auf mittlerer Stufe beidseitig goldgelb backen. Füllung auf die Crêpes verteilen, diese aufrollen und in eine ausgebutterte Gratinform geben.

4. Sahne mit 50 g geriebenem Käse mischen und über die Cannelloni verteilen. Restlichen Parmesan darüber streuen und in der Ofenmitte bei 220 °C 20 Minuten gratinieren.

Dürfen Spinat und damit zubereitete Gerichte nochmals aufgewärmt werden?

Das ist problemlos möglich, sofern der Spinat im Kühlschrank aufbewahrt wird. Spinat enthält Nitrat, welches durch bestimmte Bakterien zum gesundheitsschädlichen Nitrit umgewandelt werden kann. Diese Bakterien sind bei Kühlschranktemperatur allerdings kaum aktiv.

Spinat-Ricotta-Gnocchi mit Tomatensauce

Ein Lieblingsrezept meiner Kinder. Der LOGI-Pastaersatz.

- 600 g Spinat
- 2 Schalotten, gehackt
- 2 Knoblauchzehen, gehackt
- 1 EL Olivenöl + etwas Öl für die Form
- 400 g Ricotta
- 1 Ei
- 4 EL Roggenvollkornmehl
- 150 g geriebener Parmesan
- Salz, Pfeffer, Muskatnuss

Für die Tomatensauce

- 1 EL Olivenöl
- 1 Zwiebel, fein gehackt
- 800 g stückige Tomaten (aus der Dose)
- 1 Thymianzweig
- Salz, Pfeffer
- Basilikum, grob gehackt

1. Spinat waschen, gut trocknen. Schalotten und Knoblauch in Olivenöl dünsten. Spinat dazugeben, ebenfalls dünsten. Alles in ein Sieb geben und abtropfen lassen. Ricotta mit Ei, 100 g Parmesan und Roggenmehl vermengen, mit Salz, Pfeffer und Muskat würzen. Spinat hacken, unterziehen.

2. Backofen auf 180 °C vorheizen. Eine Gratinform mit Olivenöl auspinseln. Spinat-Ricotta-Gnocchi formen und in die Gratinform setzen. Restlichen Parmesan darüber streuen. Im vorgeheizten Ofen 20–25 Minuten backen.

3. In der Zwischenzeit für die Tomatensauce das Olivenöl erhitzen, Zwiebel darin andünsten. Tomaten, Thymian, Salz und Pfeffer zugeben. Sauce ca. 15 Minuten köcheln lassen, über die Spinat-Ricotta-Gnocchi gießen, mit Basilikum bestreuen.

Tipp: Wenn es statt der Gnocchi zur Tomatensauce wirklich mal Spaghetti sein sollen – Kinder lieben Pasta: Dann nehmen Sie Spaghetti aus Sojamehl. Sie liefern weit mehr Proteine und weniger Kohlenhydrate als solche aus Weizenmehl.

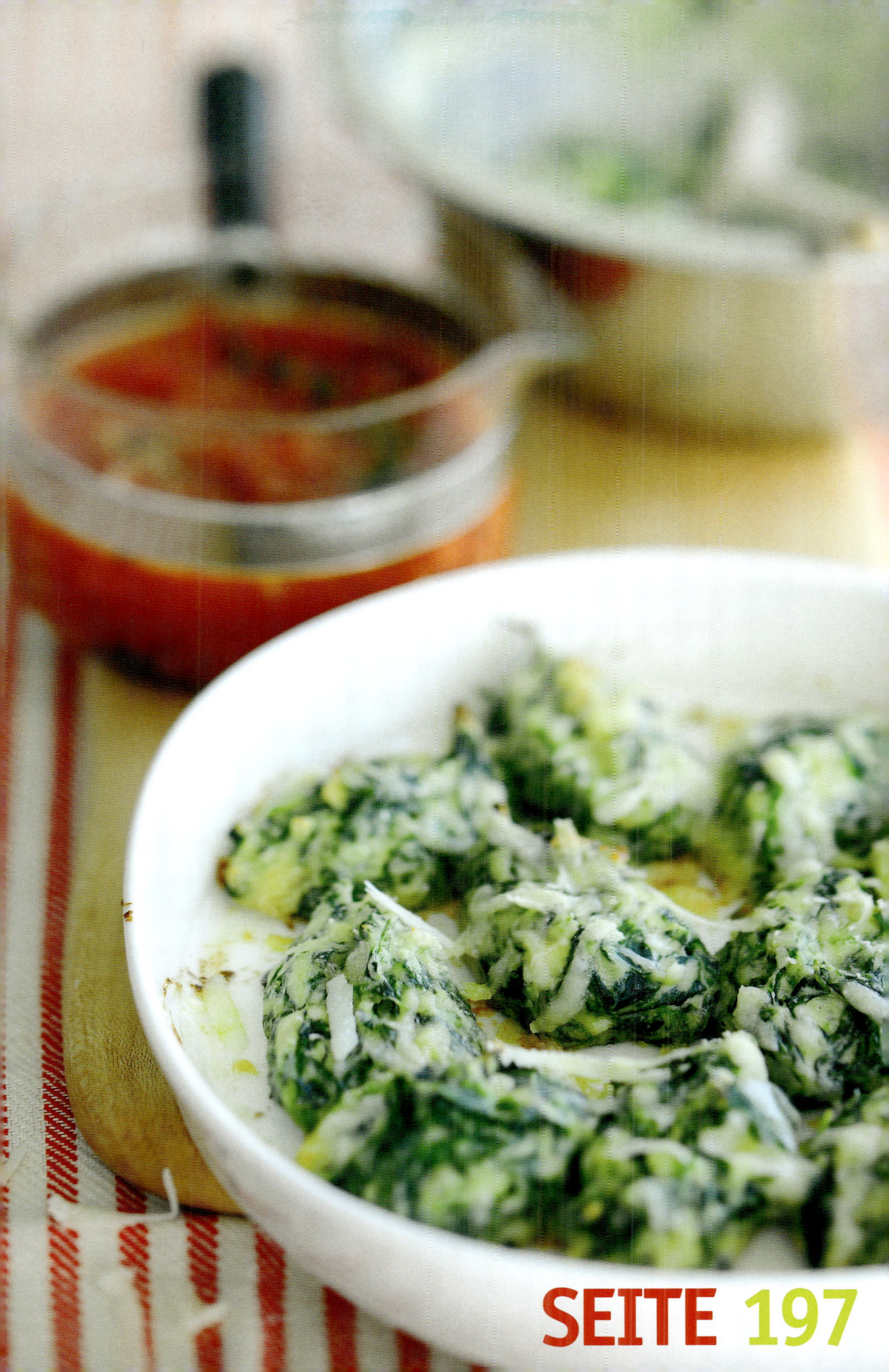
SEITE 197

* wenn glutenfreie gekörnte Brühe verwendet wird

Spinat mit Spiegeleiern

GLUTENFREI

Wussten Sie, dass viele Kinder Spinat mögen – im Gegensatz zu Rosenkohl und Fenchel, welche europaweit zu den am häufigsten verschmähten Gemüsesorten bei Kindern gehören? Hier gibt's den Spinat in Form eines sehr einfachen, rasch zubereiteten Rezepts.

- **1,5 kg Spinat** (frisch oder TK und aufgetaut)
- **2 Zwiebeln**
- **2 Knoblauchzehen**
- **2 EL Olivenöl**
- **4 TL gekörnte Brühe**
- **6 EL Sahne**
- **2 EL Butterschmalz**
- **8 frische Eier**
- **Salz, Pfeffer**

1. Frischen Spinat sorgfältig putzen und gut waschen. Zwiebeln schälen und Knoblauch abziehen, beides fein würfeln. Das Öl in einem großen Topf nicht zu stark erhitzen, Zwiebeln und Knoblauch darin glasig dünsten. Den gut abgetropften Spinat hinzufügen und unter Rühren zusammenfallen lassen. Das Gemüse mit Gemüsebrühe abschmecken und mit Sahne verfeinern. Zum Schluss nach Belieben den Spinat nur grob hacken oder mit dem Pürierstab zerkleinern.

2. Für die Spiegeleier das Butterschmalz in einer Pfanne erhitzen und die Eier einzeln vorsichtig hineinschlagen. Kurz braten und mit Salz und Pfeffer leicht würzen.

Gemüsegratin mit Guss

GLUTENFREI

Dieses Gratin schmeckt je nach verwendetem Gemüse immer wieder anders. Finden Sie so nach und nach heraus, welches Familienmitglied welches Gemüse am liebsten mag.

- **1,2 kg Gemüse, z. B. Sellerie, Lauch, Fenchel, Karotten, Blumenkohl, Brokkoli**
- **1 TL Salz**
- **1 dl Milch**
- **200 g Quark**
- **1 Ei**
- **Salz, Pfeffer, wenig Muskatnuss**
- **100 g Käse** (z. B. Greyerzer, Parmesan oder Mozzarella)

1. Backofen auf 200 °C vorheizen. Gemüse putzen und klein schneiden. Im Siebeinsatz oder wenig siedenden Salzwasser knapp weich kochen, abtropfen und in einer Gratinform verteilen.

2. Milch, Quark und Ei in einer Schüssel mit dem Schneebesen gut verrühren, mit Salz, Pfeffer und wenig Muskat würzen, über das Gemüse gießen und mit Käse belegen. In der Mitte des vorgeheizten Ofens ca. 40 Minuten gratinieren.

Tipp: Dieses Gratin ist leicht zu variieren. Sie können zum Beispiel frischen Ingwer feinst geschnitten unter den Guss mischen, mit Curry oder Paprika würzen oder Gorgonzola zum Belegen verwenden.

Quarkspätzle

Jedes Kind mag Pasta. Doch diese enthalten viele Kohlenhydrate. Hier eine leckere Alternative, die dank Quark und Eiern sehr gut sättigt. Dazu passt übrigens fast jede Pastasauce.

- 500 g Quark
- 5 Eier
- 150 g Mehl
- 50 g gemahlene Mandeln
- 50 g geriebener Parmesan
- Salz, Pfeffer, Muskatnuss

Zum Servieren

- Tomatensauce oder Pesto
- 150 g Reibkäse

1. Quark und Eier gut mischen, Mehl, Mandeln und Parmesan darunterrühren, gut mischen, mit Salz, Pfeffer und Muskatnuss mischen. 30 Minuten ruhen lassen.

2. Wasser aufkochen, salzen, dann der Teig über einen Spätzlehobel ins leicht kochende Salzwasser schaben. So lange ziehen lassen, bis sie an die Oberfläche steigen. Herausheben und sofort mit der Sauce nach Wahl servieren und den Käse darüber streuen. Dazu passt ein gemischter Salat mit gerösteten Kernen.

Zeitsparende Familienmahlzeiten – gut geplant, gut gelaunt

Schon wieder ist es halb zwölf, die Kinder kommen bald von der Schule nach Hause und Sie wissen noch nicht, was Sie kochen sollen? Die Schulzeit fordert von Ihnen eine exakte Terminplanung und pünktliche Essenszeiten. Beginnen Sie wieder zu arbeiten? Mütter, die einer Erwerbstätigkeit nachgehen, sind meist in einen noch strengeren Fahrplan eingebunden – eine gute Planung beim Einkauf und in der Küche ist jetzt unerlässlich. Übrigens: Schon manche Mutter hatte die Nase voll von mäkelnden Kindern am Esstisch und beschränkte sich am Montag auf Hamburger, am Dienstag auf Spaghetti, am Mittwoch auf Fischstäbchen etc. – nicht gerade ein gesunder Feinschmecker-Menüplan. Da dürfen Mütter ruhig etwas egoistischer sein! Viel Salat, Fisch, mal Hülsenfrüchte? Nur zu, kochen Sie es! Diese Lebensmittel sind gesund und tun allen gut, auch wenn Ihre Kinder sie wahrscheinlich zuerst eher ablehnen. Es ist wichtig, dass Kinder möglichst viel verschiedene Dinge zu essen lernen. Deshalb bestimmen Sie, was auf den Tisch kommt, die Kinder bestimmen dafür, wie viel sie wovon essen möchten. Schon Vierjährige sind in der Lage, Konsequenzen zu tragen. Sie bemühen sich, etwas Feines zu kochen und das Kind kann davon essen, wenn es mag, dann ist es nicht mehr hungrig. Wenn nicht: Genießen Sie selbst das Essen. Lassen Sie sich vom Kind nicht beeindrucken und schon gar nicht den Genuss verderben.

* wenn glutenfreie Gemüsebrühe verwendet wird

Gefüllte Kräuterchampignons

GLUTENFREI EIFREI

Ein köstliches Pilzgericht, das wunderbar zu einem großen Salat oder zu Gemüse passt.

- 24 Champignons, möglichst groß
- 80 g zimmerwarme Butter
- Salz, Pfeffer
- 2 Bund Petersilie
- 1 Bund Schnittlauch
- 3 Knoblauchzehen
- 60 g Pinienkerne
- 130 g geriebener Parmesan
- 100 ml Gemüsebrühe
- 100 g Sahne

1. Champignons putzen und den Stiel sorgfältig herausdrehen oder herausschneiden, sodass eine Höhlung zum Füllen entsteht. In einer kleinen Schüssel weiche Butter mit Salz und Pfeffer würzen und so lange durchrühren, bis sich kleine Spitzchen bilden.

2. Backofen auf 200 °C vorheizen. Kräuter waschen und trocken schütteln, Knoblauch abziehen. Petersilie, Knoblauch und Pinienkerne fein hacken. Ein Drittel dieser Mischung sowie 50 g Parmesan für die Sauce beiseitestellen. Restliche Kräuter und Parmesan zur Butter geben und gut untermischen. Dann in die vorbereiteten Champignonhüte füllen. Diese in eine ausgebutterte Gratinform setzen.

3. Beiseitegestellte Kräuter und Parmesan mit Gemüsebrühe und Sahne verrühren und um die Champignons herum verteilen. Die Kräuterchampignons im vorgeheizten Ofen auf der zweiten Schiene von unten ca. 25 Minuten backen. Sehr heiß servieren.

Mit Frischkäse gefüllte Champignons

Bereiten Sie die Champignons wie links beschrieben zu.

Für die Füllung

- 500 ml Gemüsebrühe
- 1 kleiner Zucchino
- 1 Bund Petersilie
- 1 Zwiebel
- 1 Knoblauchzehe
- 1 EL Butter
- ½ Bund Basilikum
- 150 g Quark
- 200 g Frischkäse mit Kräutern
- 2 Eigelb
- Salz, Pfeffer
- 2 EL Semmelbrösel
- Butter zum Überbacken und für die Form

1. Die Gemüsebrühe aufkochen, Pilze hineingeben und nur gerade 2 Minuten kochen. Abschütten und gut abtropfen lassen. Zucchino waschen, ungeschält klein würfeln, Petersilie waschen, trocken schütteln und hacken. Zwiebel schälen und Knoblauch abziehen, beides hacken. Alle Zutaten in der heißen Butter 3 Minuten andünsten. Etwas abkühlen lassen.

2. Backofen auf 220 °C vorheizen. Basilikum fein hacken. Mit Quark, Frischkäse und Eigelben mischen. Die Zucchinimasse beifügen und alles mit Salz und Pfeffer würzen. Die Pilzköpfe mit der Höhlung nach oben in eine ausgebutterte Gratinform setzen. Bergartig mit der Frischkäsemasse füllen. Mit Paniermehl bestreuen und jeden Pilz mit einer Butterflocke belegen. Die Pilze im vorgeheizten Ofen auf zweiter Schiene von unten ca. 15 Minuten backen. Heiß servieren.

Omelett mit Spinat-Käse-Füllung

GLUTENFREI

Ein einfaches Gericht, das rasch zubereitet ist.

- **8 Eier**
- **2 EL Milch**
- **Salz**
- **2 EL Butter**
- **600 g geputzter Blattspinat** (oder TK)
- **1 Zwiebel**
- **1 Knoblauchzehe**
- **1 EL Öl**
- **150 g Kräuterfrischkäse**
- **Pfeffer**

1. Eier mit Milch und Salz schaumig schlagen. ½ EL Butter in einer Pfanne zerlassen, ein Viertel der Eimasse hineingeben und den Herd auf milde Hitze schalten. Die Eimasse stocken lassen, dabei die Pfanne ab und zu leicht hin- und herbewegen, damit die Unterseite des Omeletts bräunt, ohne anzusetzen. Nach 8–10 Minuten das Omelett auf einen Teller gleiten lassen und im Ofen warm halten. Auf dieselbe Weise die drei restlichen Omeletts backen.

2. In der Zwischenzeit den Spinat waschen und gut abtropfen lassen. Tiefgefrorenen Spinat nach Vorschrift auftauen lassen. Zwiebel schälen und Knoblauch abziehen, beides würfeln. Öl erhitzen und Zwiebel- und Knoblauchwürfel darin glasig dünsten. Spinat zugeben und 10–15 Minuten garen. Dann Frischkäse unterrühren. Alles mit Salz und Pfeffer würzen. Je ein Omelett mit etwas Spinatfüllung bedecken, zusammenklappen und sofort servieren.

Variation: Statt des Blattspinats können auch Wirsingstreifen oder frischer Mangold verwendet werden.

Tajineomelett mit Tomaten

GLUTENFREI MILCHFREI

Das Originalrezept aus Nordafrika wird mit reifen Tomaten zubereitet, die entkernt und gehackt werden müssen. Tomaten aus der Dose sind jedoch ebenfalls gut geeignet.

- **2 EL Olivenöl**
- **1 Zwiebel**
- **1 TL gemahlener Koriander**
- **1 TL Paprikapulver**
- **1 Prise Cayennepfeffer**
- **1 Bund glatte Petersilie**
- **½ Bund Koriander**
- **800 g stückige Tomaten** (aus der Dose)
- **Salz, Pfeffer**
- **8 Eier**

1. Eine beschichtete Pfanne von 26–28 cm Durchmesser mit Deckel verwenden. Öl hineingeben, Zwiebel schälen, fein hacken und bei mittlerer Hitze in ca. 5 Minuten glasig braten. Koriander, Paprika und Cayennepfeffer dazugeben und weitere 2 Minuten braten.

2. Kräuter waschen, hacken und zusammen mit den Tomaten und dem Tomatensaft aus der Dose zugeben. Mit Salz und Pfeffer abschmecken und ohne Deckel ca. 10 Minuten köcheln, bis die Sauce eindickt.

3. Die Eier in eine Schüssel schlagen und 2 EL Wasser hinzufügen. Abschmecken und mit der Gabel leicht verschlagen. Eimasse über den Rücken eines Löffels gießen, sodass sie die Sauce gleichmäßig bedeckt. Deckel auflegen und bei mittlerer Hitze 25 Minuten garen, bis das Ei gestockt und etwas aufgegangen ist. Sofort servieren. Wer mag, isst Backpulverbrötchen dazu (Rezepte siehe Seite 133).

* wenn glutenfreie Sojasauce verwendet wird

Nussbraten

GLUTENFREI

Nussbraten ist ein Schlager der klassischen vegetarischen Küche. Dieses Gericht ist gehaltvoll, sättigend und proteinreich. Man serviert es mit gedämpftem Gemüse oder Salat und einer selbst gemachten Tomatensauce.

- **250 g gemischte Nüsse und Samen** (Walnüsse, Haselnüsse, Macadamianüsse, Mandeln, Cashewkerne, Sesam, Sonnenblumenkerne, Kürbiskerne, Mohn)
- **100 g Schalotten, fein gehackt**
- **400 g geschälte Tomaten** (aus der Dose), abgetropft
- **3 Eier**
- **150 g geriebener Geyerzer**
- **½ TL getrockneter Thymian**
- **einige Blätter Salbei, frisch gehackt**
- **½ TL getrocknete Minze** (z. B. aus einem Teebeutel)
- **½ Bund Petersilie, gehackt**
- **1 EL Sojasauce**
- **1 TL Zitronensaft, frisch gepresst**
- **Salz, Pfeffer**
- **Butter zum Einfetten der Form**

1. Die Nüsse in einer Pfanne ohne Fett bei mittlerer Hitze rösten, bis sie goldbraun sind und duften, dabei behutsam rühren und darauf achten, dass sie nicht verbrennen. In eine Schüssel geben und abkühlen lassen. Anschließend in der Küchenmaschine sehr fein hacken (die Mischung sollte locker und nicht klebrig sein.) Den Backofen auf 180 °C vorheizen. Eine Kastenform mit Butter einfetten und mit Backpapier auslegen, dann das Papier einfetten.

2. In einer großen Schüssel Nüsse, Schalotten, Tomaten, Eier, Käse, Kräuter, Sojasauce, Zitronensaft, Salz und Pfeffer sorgfältig vermischen. Die Mischung in die vorbereitete Form füllen und 45–60 Minuten backen, bis sie fest und goldbraun ist. Etwas abkühlen lassen, auf einen Servierteller stürzen und das Papier abziehen. Den Nussbraten in Scheiben schneiden und mit Tomatensauce und Salat oder Gemüse servieren.

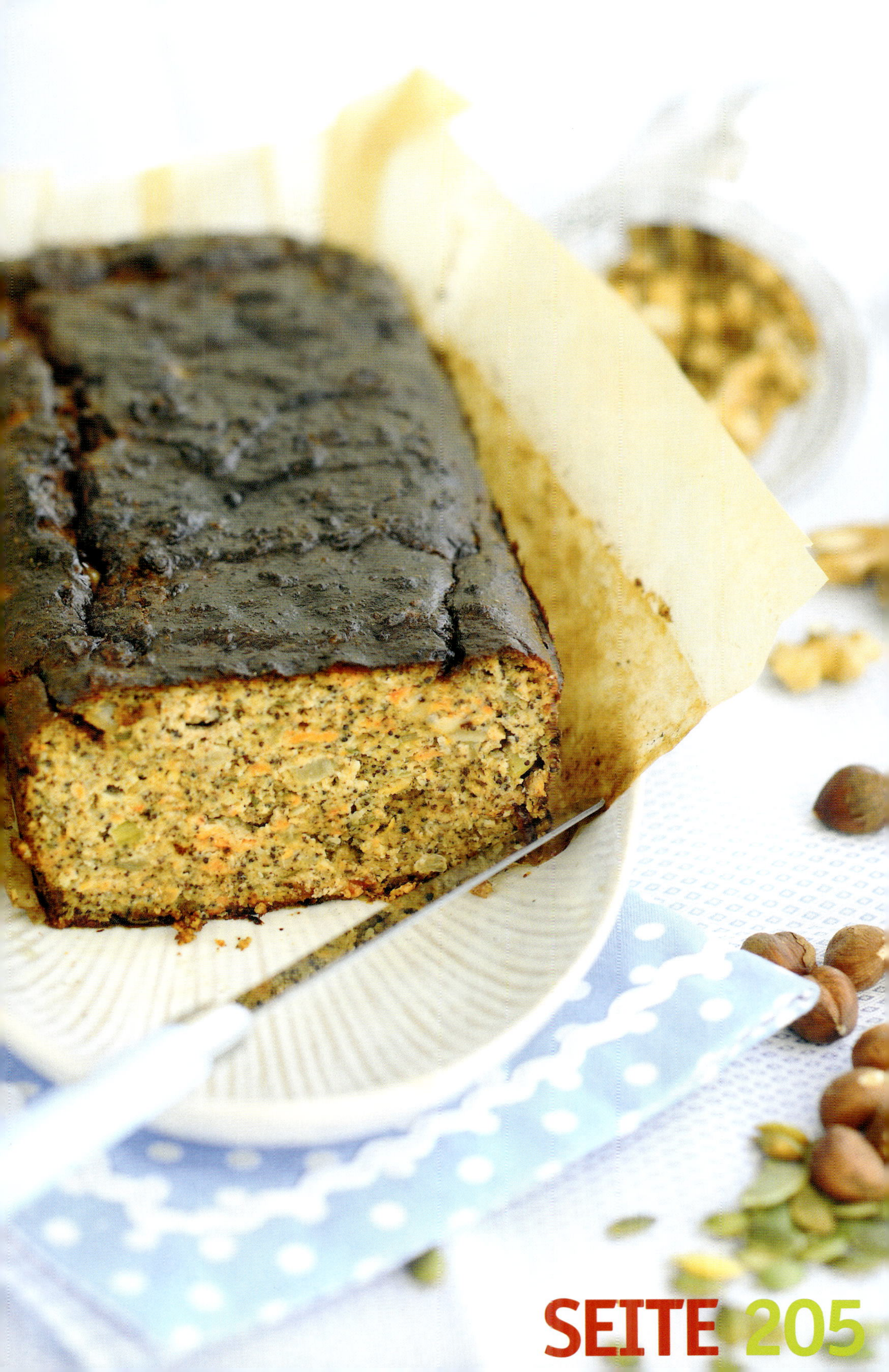

Zucchinipuffer

Wer mag, kann statt Frischkäse auch zerbröckelten Feta verwenden: Fast so etwas wie Pfannkuchen, aber kohlenhydratärmer und gemüsereicher. Dazu passen eine Joghurtsauce aus Naturjoghurt, Salz, Pfeffer und fein gehacktem Dill sowie ein großer Salat.

- 1 kg Zucchini
- ½ TL Salz
- 250 g Frischkäse mit Kräutern und Knoblauch
- 3 Eier
- 3 gehäufte EL Mehl
- Pfeffer
- Kokosfett oder Butterschmalz zum Braten

1. Die Zucchini auf einer groben Reibe in eine Schüssel reiben. Gut mit Salz mischen. Die Zucchini 30 Minuten ziehen lassen. Frischkäse, Eier und Mehl zu einer dicken Masse verrühren. Die Zucchini in ein Haushaltstuch geben und darin gut auspressen. Zur Frischkäsemasse geben und gut mischen.

2. Mit Pfeffer und nach Belieben mit Salz würzen. Gehäufte Esslöffel der Zucchinimasse in eine mit etwas Kokosfett oder Butterschmalz erhitzte beschichtete Bratpfanne geben und die Häufchen flach drücken. Die Puffer auf beiden Seiten goldbraun braten.

Wie sollten Reste aufbewahrt werden?

Wichtig ist, sie zuunterst im Kühlschrank, direkt über dem Gemüsefach zu lagern. Dort ist der Kühlschrank am kältesten. Die Temperatur sollte dort höchstens 5 °C betragen. Reste müssen immer gut abgedeckt und verschlossen gelagert werden. Sicherheitshalber sollten Reste nicht länger als drei Tage aufbewahrt und vor dem Essen nochmals aufgekocht werden.

---

* wenn glutenfreie Gemüsebrühe und glutenfreier Senf verwendet werden

Spargel unter Folie mit Kräutersauce

GLUTENFREI EIFREI

Das einfachste Spargelrezept überhaupt, das mir kürzlich ein Koch aus Salzburg verraten hat.

- 500 g weißer Spargel
- ½ TL Salz
- ½ TL Zucker
- Pfeffer
- 50 g Butter
- 500 ml Gemüsebrühe

Für die Kräutersauce

- 200 g Crème fraîche
- 1 TL Senf
- 1 Handvoll gemischte Kräuter
- Salz, Pfeffer

1. Den Backofen auf 200 °C vorheizen. Spargel waschen, schälen und in eine Gratinform geben. Mit Salz, Zucker und Pfeffer bestreuen. Butter in Flocken darüber geben, Gemüsebrühe darüber gießen. Die Form mit einem großen Stück Alufolie verschließen und in den heißen Ofen (Mitte) schieben. Ca. 30 Minuten garen.

2. Inzwischen für die Sauce Crème fraîche in eine Schüssel geben, Senf dazugeben. Kräuter waschen, hacken und untermischen. Die Sauce mit Salz und Pfeffer abschmecken.

3. Den Spargel direkt in der Form auf den Tisch bringen und die Alufolie vor den Gästen entfernen, denn in dem Augenblick schmeckt es einfach nur himmlisch! Servieren Sie dazu die Kräutersauce.

Variante: Servieren Sie 150 g Parmaschinken zu dem Gericht.

Ideale Frühlingskost

Spargel reift wohl nicht umsonst im Frühling aus, gerade dann, wenn viele Menschen mit lästigem Winterspeck zu kämpfen haben. Er ist ein ausgesprochenes Leichtgewicht und liefert pro 100 Gramm nur gerade 24 Kalorien/100 Kilojoule. Der Gehalt an Ballaststoffen ist mit fast 2 Gramm pro 100 Gramm dagegen recht beachtlich, vor allem dann, wenn man bedenkt, dass bei einer Mahlzeit locker 200 bis 300 Gramm verzehrt werden. Die dünnen Stangen sind mit Abstand das folsäurereichste Gemüse. Eine Portion Spargel à 250 Gramm deckt zudem ein Drittel des Vitamin-E-Tagesbedarfs. Spargel liefert aber auch andere B-Vitamine, daneben Kalium, Magnesium, Eisen, Kupfer und Mangan. Auch Wasser enthalten die Stangen viel: ganze 92 Prozent!

In der Küche: Stangen immer vom Kopf zum Schnittende hin schälen, bei Grünspargel reicht es, wenn die untere Hälfte geschält wird. Darauf achten, dass keine Stelle vergessen wird. Vielfach wird nach unten hin etwas dicker geschält. Die hölzernen Enden erst nach dem Schälen wegschneiden. So prüfen Sie gleichzeitig, wie gut Sie geschält haben. Bei sehr frischem Spargel schneiden Sie ein bis zwei Zentimeter ab, bei älterem lieber vier bis fünf Zentimeter.

Gebratene Paprika mit Eiern

GLUTENFREI MILCHFREI

Ein nordafrikanisches Gericht, das aufgewärmt noch viel besser schmeckt. Deshalb reicht die Menge ausnahmsweise für 8 Personen.

- **3 EL Olivenöl**
- **2 große Zwiebeln**
- **6 rote Paprikaschoten, entkernt und in Streifen geschnitten**
- **1,2 kg stückige Tomaten** (aus der Dose)
- **Salz, Pfeffer**
- **1 EL Sherryessig**
- **1 EL Birkenzucker oder Vollrohrzucker**
- **2 TL getrocknete Minze** (z. B. aus einem Teebeutel)
- **½ TL Piment**
- **etwas Cayennepfeffer**
- **8 frische Eier**

1. Eine große Pfanne bei mittlerer Temperatur erhitzen und das Öl hineingeben. Zwiebeln schälen, in Scheiben schneiden und in die Pfanne geben. Glasig dünsten. Paprika waschen, halbieren, entkernen und in Streifen schneiden. Beigeben. Alles ca. 5 Minuten dünsten, bis die Paprika weich zu werden beginnt.

2. Tomaten, Salz, Pfeffer, Essig, Birkenzucker, Minze und Gewürze dazugeben. Alles unter häufigem Rühren 30–40 Minuten köcheln lassen, bis ein über den Topfboden gezogener Holzlöffel eine Rinne hinterlässt.

3. Backofen auf 180 °C vorheizen. Paprikamischung in eine große Gratinform füllen. Mit einem Löffelrücken acht Mulden hineindrücken und die Eier hineingeben. Die Form für 10–15 Minuten in den Backofen schieben, bis das Eiweiß gestockt ist.

Schaumomelett

GLUTENFREI

Einfach und rasch zubereitet, aber sehr luftig und sättigend. Mögen Kinder ganz bestimmt!

- 6 sehr frische Eier
- 100 g Sahne
- 130 g geriebener Parmesan
- Salz, Pfeffer, wenig Muskatnuss
- 20 g Butter

1. Den Backofen auf 120 °C vorheizen. Eier sorgfältig trennen. Eigelbe mit Sahne und Käse verrühren. Mit Salz, Pfeffer und Muskat würzen. Eiweiße steif schlagen. Sorgfältig unter die Ei-Käse-Masse ziehen: Achtung – es ist normal, dass die Masse etwas zusammenfällt. In einer beschichteten Bratpfanne von ca. 25 cm Durchmesser Butter schmelzen. Die Omelettmasse hineingeben und zugedeckt auf der allerkleinsten Stufe ca. 8 Minuten backen.

2. Dann die Pfanne in den heißen Ofen in die Mitte stellen und das Omelett in weiteren 8–10 Minuten fertig garen; es soll innen noch sehr feucht sein. Das Omelett zum Servieren auf einen großen Teller stürzen, die untere, leicht gebräunte Seite nach oben. In Stücke schneiden und sofort servieren. Dazu passt ein großer gemischter Salat.

So behalten Sie die Freude am Kochen für die Familie:

- Tauschen Sie sich aus, probieren Sie neue Rezepte, besuchen Sie einen Kochkurs.
- Haben Sie morgens früh Zeit und müssen dann außer Haus, können Sie sich für ein Gericht entscheiden, das Sie nach dem Aufsetzen getrost sich selbst überlassen dürfen. So haben Sie den Hauptteil der Kocherei bald hinter sich gebracht. Suppen lassen sich optimal vorbereiten.
- Machen Sie einen Menüplan, damit Sie die benötigten Zutaten daheim haben. Viele frische Gerichte sind innerhalb von höchstens 30 Minuten servierbereit. Dazu servieren Sie einen Salat aus dem Beutel mit einer vorbereiteten Salatsauce oder Karotten zum Knabbern.
- Motzen Sie Fertig- und Halbfertigprodukte auf: fertig gewaschene Salate im Beutel, schnell zubereitet mit einer Salatsauce auf Vorrat, TK-Gemüse, schnell zubereitet als Gratin mit einem Eier-Milch-Käse-Guss.
- Dosengemüse sind besser als ihr Ruf. Bohnen oder Kichererbsen aus der Dose lassen sich vielfältig zubereiten. Sauerkraut ist ein Toplieferant von Vitamin C. Dazu einen in dicke Tranchen geschnittenen, geräucherten Schinken, fertig.

---

* wenn glutenfreie Sojasauce verwendet wird

GLUTENFREI* MILCHFREI

Schwiegersohn-Eier

Ein ganz spezielles Eierrezept. Ausprobieren lohnt sich!

- 4–6 frische Eier
- 4 Schalotten
- 4 Knoblauchzehen
- Pflanzenöl zum Frittieren
- 1 Kopfsalat

Für die Sauce

- 100 g Tamarinde (siehe Tipp)
- 1 TL frischer Ingwer
- 1 kleine frische rote Chilischote, in Ringe geschnitten
- 1 TL gemahlener Kreuzkümmel
- 1 EL brauner Zucker
- helle Sojasauce nach Belieben

1. Für die Sauce 250 ml Wasser zum Kochen bringen, Tamarinde hineinlegen, 10–15 Minuten köcheln lassen, bis sich das Fruchtfleisch von den Samen löst. Die Mischung durch ein Sieb in eine Schüssel streichen, den Tamarindensaft wieder in die Pfanne geben.

2. Ingwer fein reiben, Chilischote entkernen und in dünne Scheibchen schneiden. Ingwer, Kreuzkümmel, Chilischote und Zucker unterrühren. Zum Kochen bringen und 10–15 Minuten köcheln lassen, bis die Sauce dick wird. Dann, falls nötig, mit Sojasauce nachwürzen. Sauce beiseitestellen.

3. Inzwischen die Eier 8 Minuten in kochendem Wasser hart kochen, kalt abschrecken und schälen. Zwiebeln schälen, Knoblauch abziehen und beides in feine Ringe schneiden. In einer hohen Pfanne 5 cm hoch Öl eingießen und erhitzen. Es hat die richtige Temperatur, wenn ein Stück Schalotte im Öl sofort zu brutzeln beginnt – das Öl sollte aber nicht rauchen. Schalotten im Öl goldbraun frittieren. Mit dem Schaumlöffel herausheben und auf einem mit Küchenpapier ausgelegten Teller entfetten. Knoblauch auf die gleiche Weise frittieren.

4. Danach die Eier im Öl ca. 5 Minuten frittieren, dabei behutsam mit dem Schaumlöffel drehen, damit sie gleichmäßig bräunen. Die Eier herausheben, wenn sie tief goldbraun sind. Auf Küchenpapier entfetten.

5. Salat waschen und die Blätter auf einem Teller anrichten. Die lauwarme Tamarindensauce darüber geben. Jeweils 1 Ei daraufsetzen und frittierte Schalotten und Knoblauch darüber streuen.

Tipp: Anstatt die Tamarinde selbst weich zu kochen und zur Paste zu verarbeiten können Sie auch fertige Tamarindenpaste verwenden.

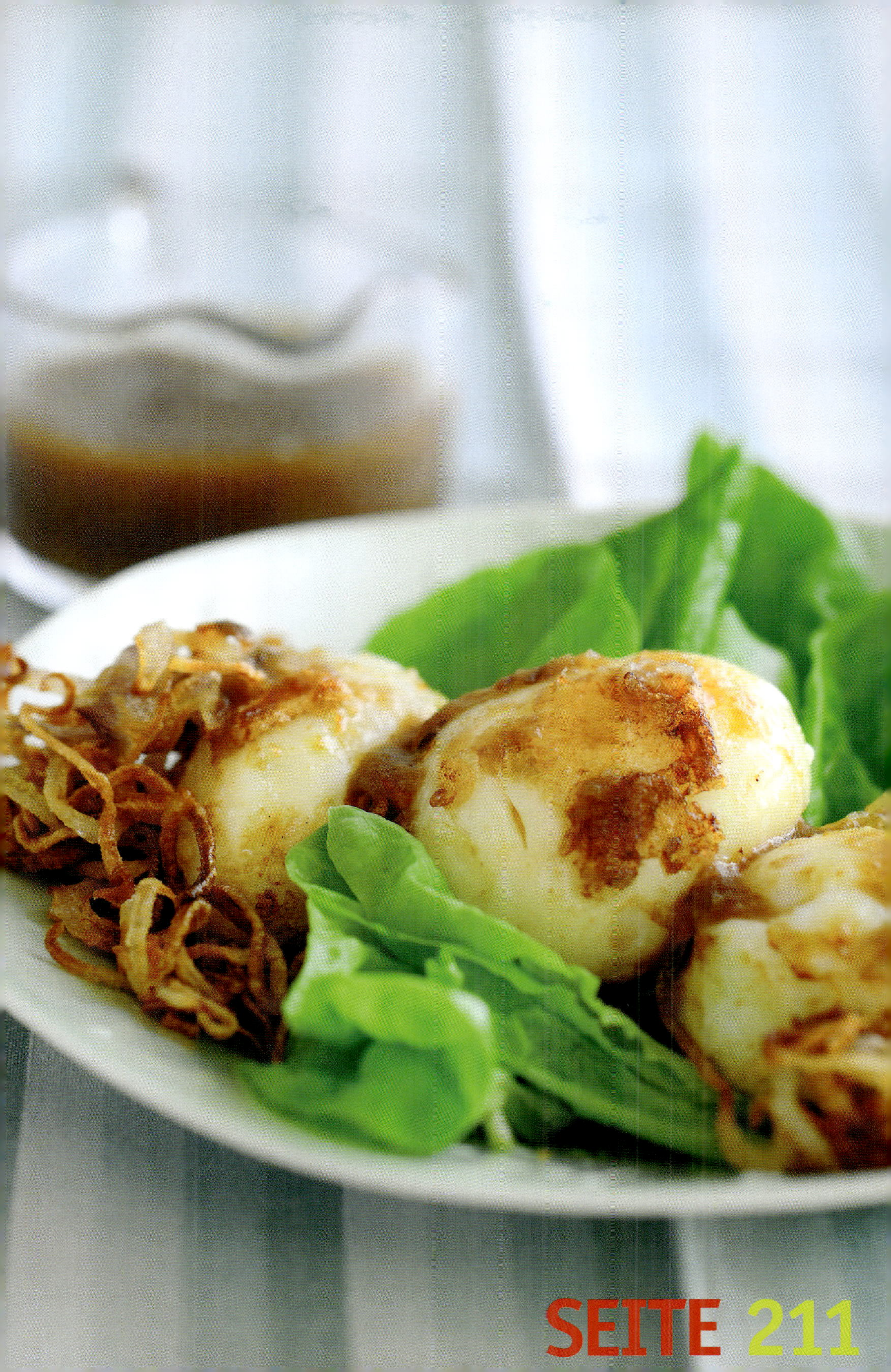

SEITE 211

Auberginenauflauf

EIFREI

Zusammen mit dem Käse und der reichhaltigen Tomatensauce entsteht ein wunderbar leckeres klassisch italienisches Gericht, das warm oder lauwarm schmeckt.

- **1 kg Auberginen, längs in 5 mm dicke Scheiben geschnitten**
- **wenig Mehl zum Wenden**
- **Olivenöl zum Braten und Einfetten der Form**
- **300 g Mozzarella, in dünne Scheiben geschnitten**
- **80 g geriebener Parmesan**
- **1 Bund Basilikum**
- **Salz**

Für die Tomatensauce

- **1 Dose geschälte Tomaten** (400 g), abgetropft und grob gehackt
- **1 EL Olivenöl**
- **Salz, Pfeffer**
- **Blattsalat zum Servieren**

1. Auberginenscheiben in ein Sieb legen und gleichmäßig mit etwas Salz bestreuen. 30–60 Minuten zum Abtropfen in die Küchenspüle stellen, danach auf Küchenpapier geben und abtupfen. Etwas Mehl auf einem großen Teller verteilen und die Scheiben darin wenden. Überschüssiges Mehl abschütteln. Eine große Bratpfanne bei mittlerer Temperatur erhitzen. 1 cm hoch Öl hineingießen und das Öl sehr heiß werden lassen.

2. Auberginen portionsweise hineinlegen und braten, bis sie auf beiden Seiten goldbraun sind, zwischendurch einmal wenden. Auf frischem Küchenpapier abtropfen und abkühlen lassen. Backofen auf 200 °C vorheizen.

3. Für die Sauce die Tomaten mit Olivenöl, Salz und Pfeffer in eine kleine Pfanne geben. Bei mittlerer Hitze unter gelegentlichem Rühren auf die Hälfte einkochen. In eine leicht eingeölte Gratinform eine Schicht Auberginenscheiben legen. Etwas Tomatensauce daraufstreichen. Einige Scheiben Mozzarella, etwas Parmesan und ein wenig grob geschnittenes Basilikum darauf verteilen, dann wieder Auberginen einschichten und so weiter, bis alles aufgebraucht ist. Mit einer Schicht Auberginen und Parmesan abschließen.

4. Die Gratinform für 30 Minuten in den Backofen schieben, bis der Auflauf goldbraun ist. Den Auberginenauflauf in Stücke schneiden und mit Blattsalat servieren.

Kichererbsenbällchen

GLUTENFREI MILCHFREI EIFREI

Traditionell werden Falafel zusammen mit verschiedenen Gemüsen und Saucen in Pittabrot serviert. Sie schmecken aber auch auf einem Teller, mit denselben Gemüsen und Saucen serviert. Normalgewichtige, sportliche Familienmitglieder bekommen natürlich ein Pittabrot.

Für 40–60 Bällchen
(6–8 Personen)

- **400 g getrocknete Kichererbsen**
- **1 Bund Petersilie**
- **3 frische Knoblauchzehen** (bei älterem Knoblauch Keim entfernen)
- **1 mittelgroße Zwiebel**
- **1 TL Salz**
- **1 EL gemahlener Kreuzkümmel**
- **1 EL gemahlener Koriander**
- **½ TL Kurkuma**
- **¼ TL Cayennepfeffer**
- **½ TL Weinsteinbackpulver**
- **Olivenöl, Erdnussöl oder Kokosfett zum Frittieren**

Zum Servieren

- **gehobelter Kohl**
- **gemischter Blattsalat**
- **Hummus** (Fertigprodukt)
- **Tahin** (Sesampaste)
- **Chilisauce** (Fertigprodukt oder selbst gemachte Sauce)

1. Kichererbsen in einer großen Schüssel mit reichlich kaltem Wasser übergießen und mindestens 6 Stunden einweichen, am besten über Nacht. Kichererbsen abgießen, gut abtropfen lassen und in die Küchenmaschine geben.

2. Petersilie waschen, grob hacken, Knoblauch abziehen und die Zwiebel schälen, beides ebenfalls grob hacken. Alles zusammen mit den Gewürzen zu den Kichererbsen geben und auf hoher Stufe pürieren, dabei zwischendurch die Masse von den Wänden abstreichen, damit die Zutaten gleichmäßig zerkleinert werden. Nötigenfalls bis zu 3 EL Wasser hinzufügen, bis ein glattes, sehr dickes Püree entstanden ist. Zum Schluss das Backpulver untermischen. Für 30 Minuten in den Kühlschrank stellen. Einen schweren Topf mit 3–5 cm Öl füllen. Mit feuchten Händen aus der Kichererbsenmasse feste Bällchen formen. Bis zum Frittieren kühl stellen.

3. Nun alle Beilagen bereitstellen und den Tisch decken, da die Falafel frisch frittiert am besten schmecken. Öl erhitzen. Die Temperatur des Öls mit einem kleinen Brotwürfel testen: Er sollte nach 20–30 Sekunden gebräunt sein. Falafel portionsweise frittieren, bis sie rundum goldbraun sind. Auf Küchenpapier abtropfen lassen. Sofort mit den vorgeschlagenen Beilagen servieren, entweder pur oder – für schlanke, sportliche Familienmitglieder – in Brot.

Tipp: Die fertig geformten Falafel können auch tiefgefroren werden. Frittieren Sie sie leicht angetaut.

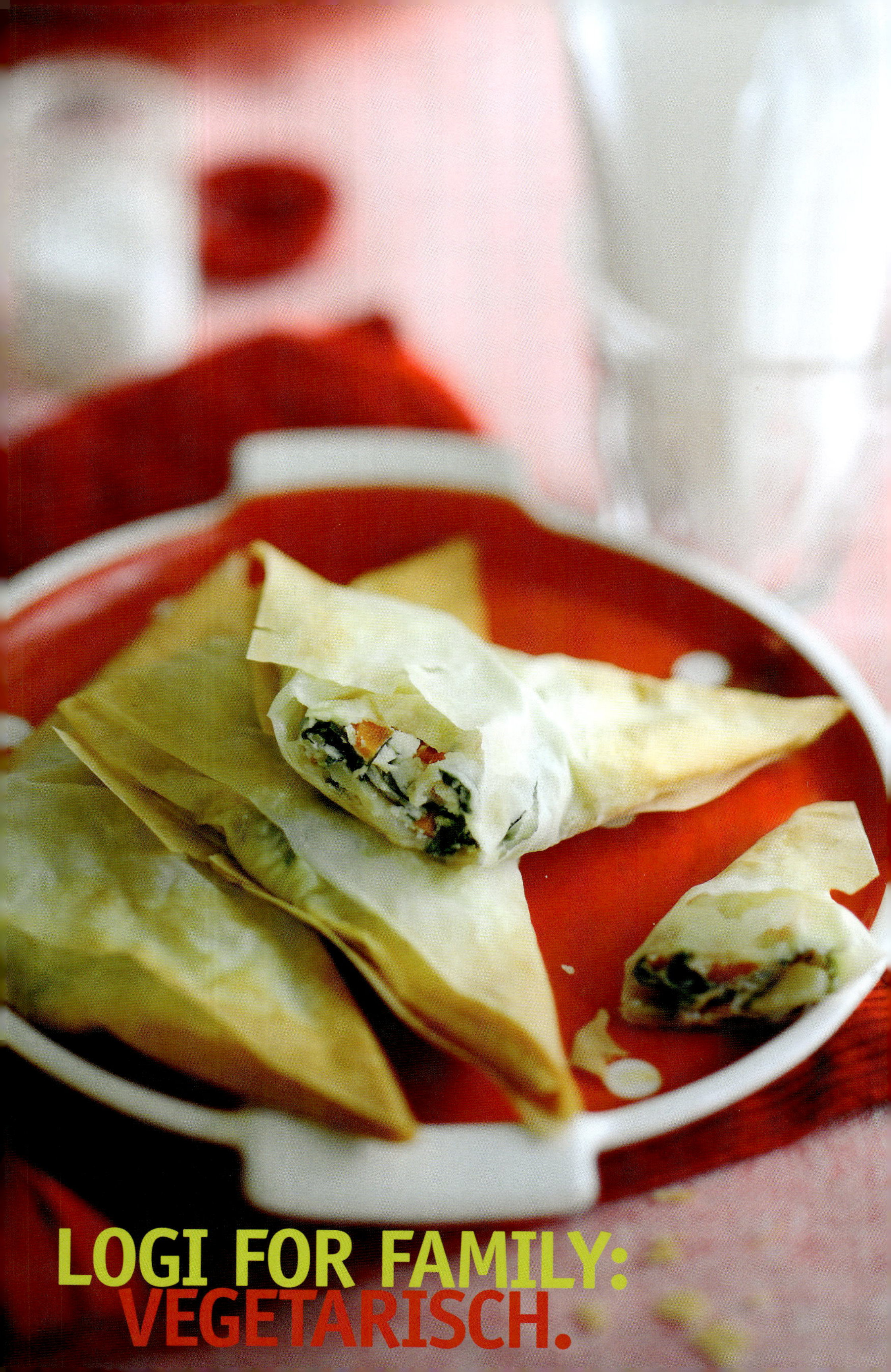

LOGI FOR FAMILY: VEGETARISCH.

»Verstecktes« Gemüse in Strudelteig

EIFREI

Kinder mögen Gemüse, das in knusprigem Teig verpackt wird. Strudelteig liefert viel weniger Kohlenhydrate als Blätterteig.

Für ca. 30 Stück

- 150 g TK-Blattspinat, aufgetaut
- 250 g Champignons
- 2 Karotten
- 1 Zwiebel
- 1 Bund Petersilie
- 2 EL Olivenöl
- Salz, Pfeffer
- 250 g Ricotta
- 2 Pakete Strudelteig, (insgesamt 8 Blätter); ersatzweise 8 Yufkateigblätter
- Olivenöl zum Bestreichen

1. Den Spinat gut ausdrücken, Champignons putzen und in feine Scheiben schneiden. Karotten schälen, der Länge nach in Scheiben, diese in Streifen und dann in Würfelchen schneiden. Zwiebel schälen und fein hacken, Petersilie waschen, trocken schütteln, ebenfalls hacken.

2. In einer großen Pfanne Olivenöl erhitzen, Zwiebeln und Karotten darin unter gelegentlichem Wenden gut 2 Minuten andünsten. Dann die Hitze höher stellen, Champignons beifügen und mitdünsten: ziehen die Pilze Saft, diesen vollständig verdampfen lassen. Zuletzt Spinat und Petersilie untermischen und die Gemüsefüllung mit Salz sowie Pfeffer würzen. Abkühlen lassen. Ricotta unter die Gemüsefüllung mischen und diese, wenn nötig, nachwürzen. Backofen auf 200 °C vorheizen.

3. Jedes Teigblatt mit Öl bestreichen und längs in 3 Streifen schneiden. Je 1 EL Gemüsefüllung auf die untere rechte Seite eines Teigstreifens geben. Den unteren Teigrand als Dreieck von links über die Füllung schlagen, sodass er am rechten Rand des Streifens bündig aufliegt. Den Teigstreifen weiter zu Dreiecken übereinanderlegen, bis man am Ende angelangt ist. Die Teigtäschchen auf ein mit Backpapier belegtes Blech geben und nochmals mit Olivenöl bestreichen. Die Teigtäschchen im heißen Ofen 12–15 Minuten goldbraun backen. Heiß, lauwarm oder abgekühlt servieren. Nach Belieben eine Joghurtsauce (aus Naturjoghurt, gehackter Petersilie, wenig Senf, Salz, Pfeffer) zum Dippen dazu servieren.

Pilzgerichte und wiederaufwärmen

Früher durften Pilzgerichte nicht nochmals aufgewärmt werden. Was gilt heute? Für Pilze gilt heute dasselbe wie für alle anderen Gemüse. Sofern sie sauber zubereitet und Reste sofort in den Kühlschrank gestellt werden, darf man sie nochmals aufwärmen und bedenkenlos essen. Früher mussten solche Reste weggeworfen werden, weil es keine Kühlschränke gab. Bei höherer Lagertemperatur als ca. 5 °C können gefährliche Bakterien auskeimen und zu lebensgefährlichen Vergiftungen führen. Pilze enthalten diese Bakterien leider besonders häufig.

Frittiertes Gemüse im würzigen Teigmantel

GLUTENFREI EIFREI

Pakoras werden in Indien heiß geliebt. Der Teig hat so viel Geschmack, dass eigentlich kein Dip erforderlich ist. Für Pakora können verschiedenste gehackte oder in Streifen geschnittene Gemüse verwendet werden.

Für den Teig

- 100 g Kichererbsenmehl
- ¼ TL Kurkuma
- ¼ TL Cayennepfeffer
- ½ TL gemahlener Kreuzkümmel
- ½ TL Salz
- 1 große Knoblauchzehe, zerdrückt
- 300 g Naturjoghurt
- Oliven-, Erdnussöl oder Kokosfett zum Frittieren

Gemüse zum Frittieren

- Blumenkohlröschen
- frische Spinatblätter
- Zwiebelringe
- Auberginenscheiben
- Brokkoliröschen in Ringe oder Streifen geschnitten
- rote und grüne Paprikaschoten
- Zucchinischeiben
- entkernte Tomatenscheiben
- halbierte große oder ganze kleine, geputzte Champignons

1. Mehl mit Gewürzen und Salz in eine Schüssel sieben, mischen. In einer zweiten Schüssel Knoblauch, Joghurt und 180 ml Wasser verrühren und diese Mischung in das Mehl rühren, bis ein glatter Teig entstanden ist. Der Teig sollte dickflüssig sein, sodass er das Gemüse mit einer Hülle überziehen kann. Nötigenfalls mehr Wasser oder Mehl hinzufügen. Den Teig 30 Minuten quellen lassen.

2. Öl in einem großen Topf oder der Fritteuse auf 160 °C erhitzen. Es ist heiß genug, wenn ein kleines Stück Brot innerhalb von 10 Sekunden im Öl gebräunt ist. Die vorbereiteten Gemüse in den Teig tauchen. Portionsweise frittieren, bis sie goldbraun und knusprig sind. Auf Küchenpapier abtropfen lassen und sofort servieren. Dazu passt Salat.

Tofuburger

MILCHFREI

Ein aromatisches, vegetarisches Rezept, das gut sättigt und viel hochwertiges Eiweiß liefert. Dazu passt ein großer gemischter Salat. Schlanke, sportliche Familienmitglieder – und nur die! – können sich damit aber auch Burger zubereiten: Einfach in ein Brötchen klemmen und dazu Zwiebelringe und Salatblätter. Diese Burger lassen sich auch gut ins Büro mitnehmen und zusammen mit einem Salat (Salatsauce separat mitnehmen) genießen.

- 3 Frühlingszwiebeln
- 600 g Tofu natur
- 3 Eier
- 2 EL mildes Currypulver
- ca. 3/4 TL Salz
- 6 EL Vollkornmehl
- 4 EL Kokosfett oder Butterschmalz
- Sojasauce zum Würzen bei Tisch

1. Zwiebeln putzen und waschen, mitsamt Grün fein hacken. Tofu in Stücke schneiden und mit den Fingern zerbröseln oder mit der Gabel zerdrücken. Eier verquirlen und mit dem Tofu, den Frühlingszwiebeln, dem Curry und dem Salz in eine Schüssel geben. Nach Geschmack mehr Salz oder Curry zugeben. 3 EL Mehl dazugeben und zu einer homogenen Masse mischen. Daraus 10 Burger (ca. 1 cm dick) formen und mit etwas Mehl bestäuben.

2. Kokosfett oder Butterschmalz erhitzen und die Burger bei kleiner bis mittlerer Hitze auf beiden Seiten insgesamt ca. 10 Minuten braten. Mit Sojasauce und Salat servieren.

Tipp: Dazu passt Gemüse-, Blatt- oder Rohkostsalat.

Kichererbsenpfannkuchen

GLUTENFREI

Statt mit Mehl werden diese Pfannkuchen mit Kichererbsenmehl oder mit einer Kichererbsen-Weizenmehl-Mischung (im Verhältnis 2 : 1) zubereitet. So sättigen sie besser und liefern weniger Kohlenhydrate. Nur mit Kichererbsenmehl zubereitet sind sie zudem glutenfrei.

- 300 g Kichererbsenmehl
- 400 ml Milch
- 2 Eier
- 1 TL Salz
- 1 TL Kurkuma
- 2 EL Olivenöl

1. Die Zutaten sehr gut vermischen, evtl. mit dem Mixer, damit keine Mehlklümpchen entstehen. Dann in sehr heißem Öl Pfannkuchen beidseitig braten.

Tipp: Diese Pfannkuchen können nach Belieben gefüllt werden, zum Beispiel mit Sauce bolognese oder gedünstetem Spinat oder geriebenem Käse, und sie eignen sich auch zu Fleisch- oder Salatspeisen als Brotersatz.

Falsche Calamaresringe

GLUTENFREI EIFREI

Zwiebelringe mit indischen Gewürzen in Kichererbsenteig gebacken. Schmecken der ganzen Familie.

- 300 g Kichererbsenmehl
- ½ TL Weinsteinbackpulver
- 1 TL Kurkuma
- 1 TL gemahlener Koriander
- ½ TL gemahlener Kreuzkümmel
- ½ TL Salz
- 5 EL Olivenöl
- Kokosfett oder Erdnussöl zum Frittieren
- 400 g Zwiebeln
- 400 g Joghurt
- 150 g Sauerrahm
- Pfeffer
- ½ Bund Petersilie

1. Aus Mehl, Backpulver, Gewürzen, Salz, Öl und 150–200 ml Wasser einen dickflüssigen Teig mischen, der an einem Zwiebelring kleben bleibt. Zwiebeln schälen und in feine Ringe schneiden. Zwiebelringe in den Teig geben, mischen.

2. Mit einer Gabel portionenweise herausnehmen und im heißen Öl (170 °C) goldgelb frittieren. Auf Küchenpapier abtropfen lassen. Mit Joghurtsauce servieren: Joghurt mit Sauerrahm verrühren, mit Salz, Pfeffer, Kurkuma und der gewaschenen, gehackten Petersilie mischen. Dazu passt Salat.

Spinatstrudel mit Tomatenvinaigrette

EIFREI

Viele Kinder mögen Spinat. Als Strudel erst recht. Statt Tomatensauce passt auch eine Joghurtsauce aus Naturjoghurt, gewürzt mit gehackten Kräutern, Salz und Pfeffer.

Für die Füllung

- 500 g junger zarter Spinat
- 2 Frühlingszwiebeln
- 1 kleine Knoblauchzehe
- 4 EL Olivenöl
- 1 Bund Petersilie
- Salz, Pfeffer
- 300 g Mozzarella
- 1–2 TL Senf
- 40 g Butter

Zum Fertigstellen

- 4 EL Olivenöl
- 1 Pckch. Strudelteig (4 Blätter)
- 2 EL Paniermehl

Für die Tomatenvinaigrette

- 4 Strauchtomaten
- 1 EL Balsamicoessig
- Salz, Pfeffer
- 4 EL natives Olivenöl

1. Für die Füllung den Spinat waschen. Die Frühlingszwiebeln mitsamt schönem Grün sowie dem abgezogenen Knoblauch hacken. In eine mittlere Pfanne 50 ml Wasser geben und erhitzen. Spinat beifügen und nur so lange dünsten, bis er zusammengefallen ist. Sofort in ein Sieb abschütten, kurz kalt abschrecken und gut ausdrücken.

2. In einer Pfanne Öl erhitzen. Frühlingszwiebeln und Knoblauch darin andünsten, Petersilie waschen, hacken und beigeben, kurz mitdünsten. Den Spinat beifügen und kurz mitdünsten. Mit Salz und Pfeffer würzen. Auskühlen lassen. Mozzarella klein würfeln, in eine Schüssel geben und mit Senf sowie etwas Salz und Pfeffer würzen und gut mischen. Dann das Spinatgemüse beifügen. Den Backofen auf 200 °C vorheizen. In einem kleinen Pfännchen die Butter schmelzen.

3. Das erste Strudelblatt auf einem Küchentuch auslegen und mit Olivenöl bestreichen. Ein zweites Blatt daraufgeben und ebenfalls mit Öl bestreichen. Die untere Teighälfte mit 1 EL Paniermehl bestreuen und mit der Hälfte des Spinats belegen, dabei seitlich je einen Rand von ca. 4 cm frei lassen. Ränder einklappen und den Strudel mithilfe des Küchentuches aufrollen. Mit der Nahtseite nach unten auf ein mit Backpapier belegtes Blech geben. Dann mit den restlichen Zutaten auf die gleiche Weise einen zweiten Strudel zubereiten. Am Schluss die Strudel nochmals mit etwas Olivenöl bestreichen. Die Strudel im heißen Ofen auf der zweiten Schiene von unten ca. 25 Minuten backen.

4. Inzwischen die Tomaten waagerecht halbieren und die Kerne mit einem kleinen Löffel herausnehmen. Dann die Tomaten klein würfeln. Balsamicoessig, Salz, Pfeffer und Olivenöl verrühren. Die Tomaten beifügen und alles sorgfältig mischen. Die Tomatenvinaigrette separat zum aufgeschnittenen Strudel servieren.

Tomatentarte

Beim Teig wird durch die Verwendung von geriebenem Käse Mehl eingespart. Ein wunderbares Sommerrezept für die ganze Familie – dazu einen großen Salat servieren.

Für den Teig

- 150 g Mehl
- 3/4 TL Salz
- 80 g kalte Butter
- 50 g geriebener Parmesan

Für den Belag

- 1 Bund Basilikum
- 1 Bund glatte Petersilie
- 1 Knoblauchzehe
- 200 ml Milch
- 100 g Sahne
- 60 g geriebener Parmesan
- 3 Eier
- Salz, Pfeffer
- 6–8 Tomaten
- 2 EL Olivenöl

1. Ein Quicheblech von ca. 30 cm Durchmesser dem Rand entlang mit einigen Tupfern Butter versehen, dann mit Backpapier auslegen; auf diese Weise verrutscht das Papier nicht.

2. Für den Teig Mehl in eine Schüssel geben und mit Salz mischen. Die kalte Butter an einer groben Reibe dazureiben. Dann alles zwischen den Fingern rasch zu einer bröseligen Masse reiben. Parmesan untermischen, 50 ml Wasser dazugießen und alles rasch zu einem glatten Teig verkneten. Den Teig auf wenig Mehl dünn und deutlich größer als der Durchmesser des Quicheblechs auswallen. Den Teig locker zu einem Viertel zusammenfalten, damit er sich besser transportieren lässt, und das Blech damit auslegen. Den Rand auf Blechhöhe zurückschneiden. Den Boden mit einer Gabel regelmäßig einstechen. Das Blech mit dem Teig kühl stellen.

3. Die Kräuter waschen, ohne Stiele in Streifen schneiden. Die Knoblauchzehe abziehen und hacken. Alles in einen hohen Becher geben. Milch, Sahne und Parmesan beifügen und alles fein pürieren. Dann die Eier dazuschlagen und alles nochmals kurz mixen. Mit Salz und Pfeffer würzen. Backofen auf 200 °C vorheizen.

4. In einer mittleren Pfanne reichlich Wasser aufkochen. Die Tomaten ca. 20 Sekunden ins kochende Wasser tauchen, herausheben, kalt abschrecken und häuten. Die Tomaten der Länge nach in 2–3 cm dicke Scheiben schneiden. Die Schnittflächen der Tomaten mit Olivenöl bestreichen und mit Salz sowie Pfeffer würzen. Den Kräuter-Eier-Guss auf dem Teigboden verteilen. Mit den Tomatenscheiben belegen. Die Tarte im heißen Ofen auf der zweiten Schiene von unten ca. 35 Minuten backen. Herausnehmen, 5 Minuten stehen lassen, in 8 Stücke schneiden und mit Salat servieren.

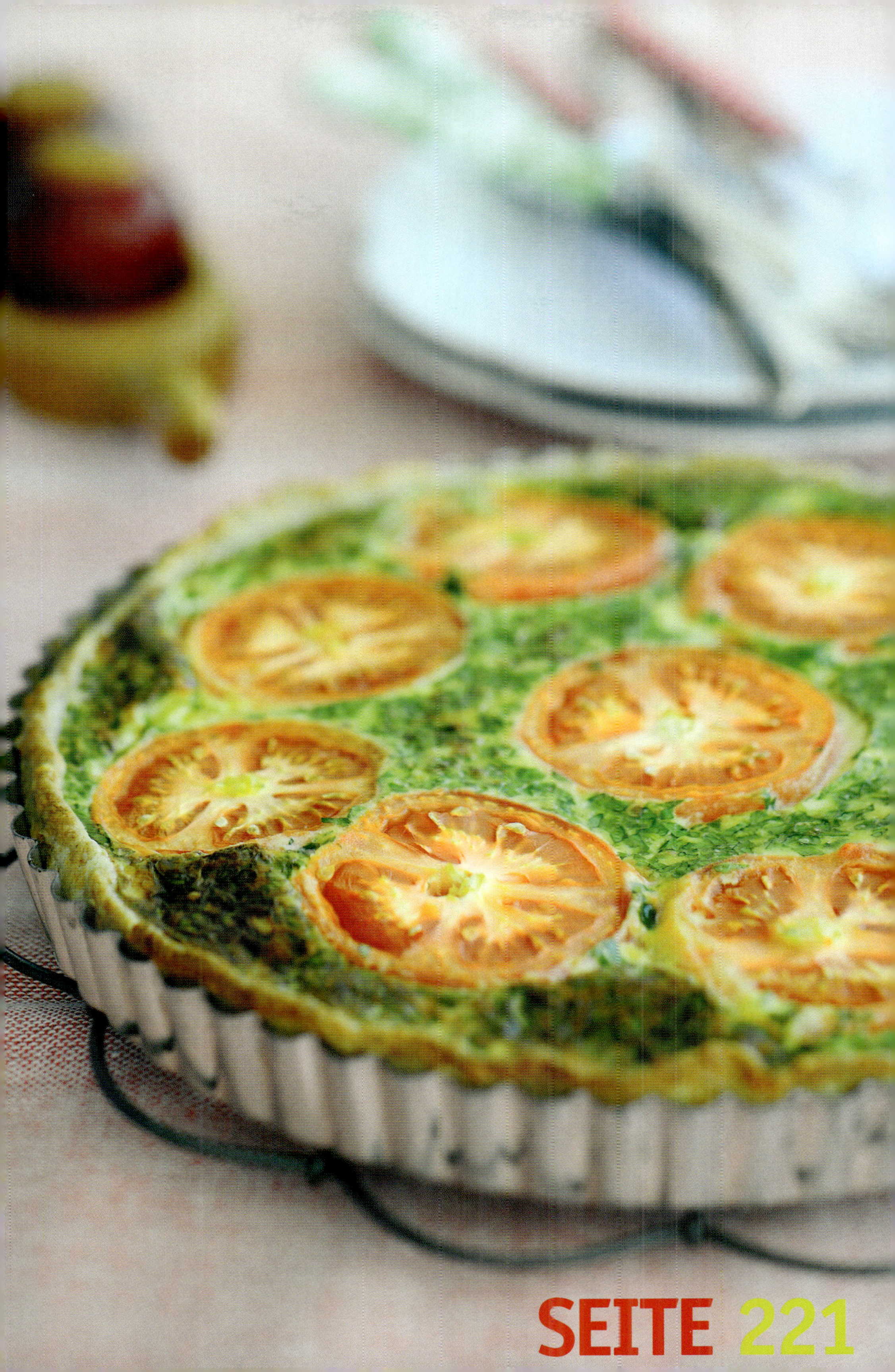

SEITE 221

Gemüse mit Kräutersauce

* wenn glutenfreier Senf verwendet wird

GLUTENFREI MILCHFREI

Mayonnaise lieben die meisten Kinder. Hier wird sie zu Gemüse serviert. Wunderbar passen pochierte Eier (siehe Seite 158) dazu, dann sättigt dieses Gericht optimal.

Für die Sauce

- 2 frische Eigelb
- 1 TL Senf
- Saft von ½ Zitrone
- 100 ml Rapsöl
- 3 gehäufte EL Naturjoghurt
- Salz, Pfeffer
- 2 Bund frische Kräuter (z. B. Bärlauch, Basilikum, Petersilie)

Für das Gemüse

- 400 g grüner Spargel
- 1 mittelgroßer Brokkoli
- 1 mittelgroßer Blumenkohl
- 2 Bund junge Karotten
- 2 Kohlrabi
- 3–4 EL Olivenöl
- 1 Zweig Rosmarin
- Salz, Pfeffer

Außerdem: Siebeinsatz zum Dämpfen

1. Für die Sauce Eigelbe, Senf und Zitronensaft verrühren. Das Öl zunächst tropfenweise, dann im Fadenlauf langsam unter stetem Rühren zugießen und zu einer luftigen Mayonnaise schlagen. Joghurt unterheben und die Sauce mit Salz und Pfeffer würzen. Kräuter waschen, trocken schütteln, sehr fein hacken und unter die Sauce mischen. Kühl stellen.

2. Spargel großzügig schälen und harte Stielenden wegschneiden. Brokkoli und Blumenkohl putzen, waschen und in Röschen teilen. Karotten sorgfältig unter fließendem Wasser bürsten und ein Büschelchen Grün stehen lassen. Junge Karotten müssen meistens nicht geschält werden, Kohlrabi schälen und in Würfelchen schneiden. Spargel, Brokkoli, Blumenkohl, Karotten und Kohlrabi in einen Siebeinsatz für einen Kochtopf geben und im aufsteigenden Dampf in ca. 10 Minuten knapp weich garen.

3. In einer großen Bratpfanne Olivenöl mit dem Rosmarinzweig erhitzen. Das gedämpfte Gemüse dazugeben und noch ca. 5 Minuten im Gewürzöl braten, salzen und pfeffern. Zum Servieren das Gemüse auf vorgewärmten Tellern anrichten und großzügig mit Sauce beträufeln. Das Gemüse nach Belieben am Tisch mit einigen Tropfen Zitronensaft abschmecken.

Großmutters Käseauflauf

Luftig und sehr schmackhaft. Mit viel sättigendem Eiweiß aus Milch, Eiern und Käse.

- 600 ml Milch
- 20 g Butter + etwas Butter für die Form
- 3/4 TL Salz
- 100 g Grieß
- 250 g Greyerzer
- 2 Eigelb
- Pfeffer, Muskat
- 2 Eiweiß

1. Milch, 400 ml Wasser, Butter und Salz aufkochen. Den Grieß unter ständigem Rühren langsam einrieseln lassen. Auf kleinem Feuer ca. 10 Minuten kochen lassen. Inzwischen eine Auflaufform gut ausbuttern. Den Backofen auf 220 °C vorheizen. Den Käse fein reiben. Eigelbe mit etwas Pfeffer und Muskat verquirlen. Eiweiße mit 1 Prise Salz steif schlagen.

2. Nach der Kochzeit Käse und Eigelbe unter den Grießbrei rühren. Wenn nötig nachwürzen. Zuletzt den Eischnee unterziehen. Sofort in die vorbereitete Form füllen. Den Käseauflauf im vorgeheizten Ofen unten ca. 40 Minuten backen. Heiß servieren. Dazu passt ein großer gemischter Salat.

Gratinierte Artischockenherzen

MILCHFREI

Viel Italianita in diesem Rezept, das wirklich einen Versuch wert ist. Sie können mit der Paste auch andere, vorher gedünstete, Gemüse überbacken.

- 4 große Artischocken
- Salzwasser
- 1 EL schwarze Oliven
- 1 kleines Bund Krauspetersilie
- 1 Zweig Minze
- 2 Knoblauchzehen
- 1 EL Salzkapern
- abgeriebene Schale von ½ unbehandelten Zitrone
- 50 g geriebener Parmesan
- 4 EL Olivenöl + etwas Öl für die Form
- Salz, Pfeffer
- 2 EL frische Semmelbrösel
- 1 Ei
- 2 Zweige Cherrytomaten

1. Artischocken putzen und in Salzwasser al dente garen. Die Artischockenherzen herauslösen und nur diese weiterverwenden. Petersilie und Minze waschen, trocken schütteln und mit den Oliven fein hacken, Knoblauch abziehen, dazupressen und mit den gut gewässerten und ausgedrückten Kapern in einer Schüssel mischen. Zitronenschale, Parmesan, Öl, Salz, Pfeffer, Semmelbrösel und Ei dazugeben und alles zu einer sämigen Paste verrühren.

2. Cherrytomaten und Artischockenherzen in eine eingeölte Gratinform geben, mit der Paste bedecken und unter dem Backofengrill ca. 8 Minuten bei 240 °C gratinieren. Dazu passt ein großer Blattsalat.

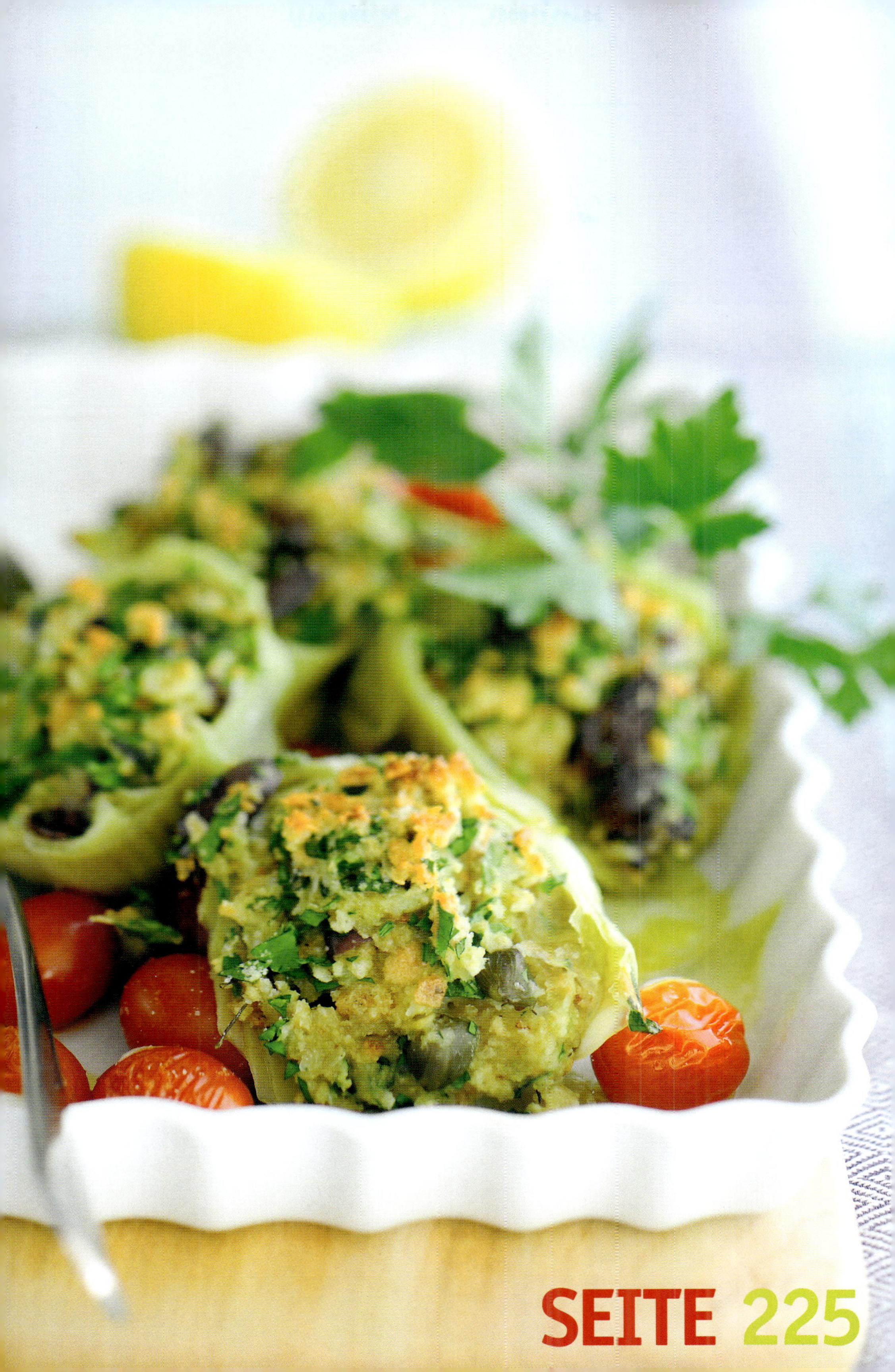

SEITE 225

Carciofi fritti alla romana

MILCHFREI

Na ja, der Teig ist nicht kalorienarm, frittiert sowieso nicht. Dennoch ein geeignetes Rezept, um Kindern Gemüse schmackhaft zu machen. Statt Weißwein alkoholfreien Apfelwein, statt Sardellen geschälte Mandeln verwenden.

- 100 g Mehl
- 1 TL Salz, Pfeffer
- 2 Eier
- 200–300 ml Weißwein oder alkoholfreier Apfelwein
- 12 kleine Artischocken
- Saft von 1 Zitrone
- 1 kleine Dose Sardellen oder 100 g geschälte Mandeln
- 50 g entsteinte grüne Oliven
- Olivenöl

1. Mehl, Salz, Pfeffer, Eier und Wein zu einem luftigen Teig verarbeiten. Diesen ruhen lassen.

2. Inzwischen die Artischocken putzen, längs vierteln und von allen Seiten mit Zitronensaft beträufeln. Sardellen abtropfen lassen und klein schneiden. Die Oliven mit Sardellenstückchen oder Mandeln füllen.

3. Artischocken und Oliven einzeln im Backteig wenden und in reichlich heißem Olivenöl portionenweise goldgelb ausbacken. Mit Zitronenspalten servieren.

Gesunde Artischocken

Sie sind dank ihrer vielen wertvollen Inhaltsstoffe Medizin zum Essen, reich an Proteinen, Vitamin A, B, Magnesium, Kalium und Eisen, nahrhaft und ausgesprochen gesund. Wegen des im Blütenboden enthaltenen Inulins eignen sie sich als Diät- und Diabetikergemüse (Inulin ist ein Zucker, der zu Frucht- und nicht zu Traubenzucker umgewandelt wird). Ihr größter Vorzug ist die wohltuende Wirkung auf Magen, Galle und Leber. Dank des Cynarins, einem Bitterstoff, den auch die Pharmaindustrie nutzt, fördern sie den Fettstoffwechsel und lindern Verdauungsbeschwerden, Völlegefühl und Übelkeit.

Artichauds printaniers

EIFREI

Dieses raffinierte Gericht passt perfekt zu gebratenen Austernpilzen, mit Salz, Pfeffer und etwas gepresstem Knoblauch in Olivenöl gebraten.

- **8 kleine Artischocken**
- **1 unbehandelte Zitrone**
- **30 g Butter**
- **300 ml Gemüsebrühe oder Weißwein**
- **200 g Erbsen** (frisch oder aufgetaute TK-Ware)
- **100 g Sahne**
- **Salz, Pfeffer, Muskatnuss**
- **1 Bund Schnittlauch, fein geschnitten**

1. Stielende und Blattspitzen der Artischocken abschneiden, Stiel schälen, die äußeren ledrigen Hüllblätter entfernen. Ein Drittel der Zitronenschale abreiben und beiseitestellen. Artischocken vierteln, Zitrone halbieren und die Artischocken an den Schnittstellen einreiben. Darauf achten, dass kein Heu, hingegen möglichst viel Stiel daran bleibt.

2. Butter in einer Pfanne zerlassen, Artischocken in die Pfanne geben und anbraten, mit Brühe oder Wein ablöschen und 10 Minuten garen. Erbsen und Sahne dazugeben und ca. 10 Minuten köcheln lassen, bis das Gemüse weich ist. Mit Salz, Pfeffer, Muskat und Zitronenschale abschmecken und das Gemüse mit geschnittenem Schnittlauch bestreuen.

Variante für Fleischfreunde: Geben Sie ca. 150 g in Streifen geschnittenen Speck mit den Artischocken in die Pfanne. Goldbraun angebraten schmeckt das köstlich!

Kleine und große Artischocken fachgerecht vorbereiten

- Kleine Artischocken zum Rohzubereiten, Kurzbraten, Grillen oder Gratinieren: Etwa die obere Hälfte der Blätter mit dem Sägemesser abschneiden. Den Stiel schälen und zähe Blätter am Blütenboden entfernen. Dabei immer wieder mit einer halbierten Zitrone einreiben. Falls in der Mitte der Artischocken Heu ist, dieses mit einem kleinen Messer entfernen.

- Mittelgroße und große Artischocken für Vinaigrette oder zum Füllen, Pochieren oder Überbacken: Die Spitzen der Blätter mit der Schere abschneiden. Den Stiel bodeneben abschneiden. Mit Zitronensaft einreiben. Die äußeren unteren Blattreihen entfernen. 30–45 Minuten in Salzwasser mit Zitrone kochen. Danach lauwarm mit Vinaigrette servieren, füllen oder die von Blättern und Heu befreiten Böden weiterverwenden.

Essen als Kick fürs Gehirn

Im Berufsleben sind die Anforderungen groß, Leistungsfähigkeit ist wichtig. Dabei spielt die richtige Ernährung eine wesentliche Rolle und bewahrt Ihre Leistungskurve vor Abstürzen. Wählen Sie anhand der geschilderten Situationen, welche Nahrungsmittel Ihnen gerade jetzt besonders gut tun. Achtung: Es handelt sich dabei um keinen ganzen Menüplan für einen Tag, sondern um einzelne Tipps zum Herauspicken und Kombinieren!

Sie kommen morgens so gar nicht in die Gänge und haben einen anstrengenden Arbeitstag vor sich.

Tipp: Trinken Sie Kaffee oder Schwarztee!

Koffein hat eine stimulierende Wirkung auf den Serotoninspiegel und wirkt stimmungsaufhellend. Dabei werden vermehrt Adrenalin und Dopamin produziert. Dopamin fördert die Konzentrationsfähigkeit. Das Stresshormon Adrenalin scheint die Denkfähigkeit etwas zu bremsen. Wer wenig Kaffee trinkt, dürfte von einer verbesserten Denkfähigkeit profitieren, wer mehr als sechs Tassen täglich trinkt, kann wahrscheinlich sehr komplexe Aufgaben schlechter lösen als mit weniger Kaffee.

Sie ärgern sich sehr über Ihren Chef, sind stressmäßig auf hundertachtzig und müssen noch fast den ganzen Tag arbeiten.

Tipp: Essen Sie eine Handvoll Nüsse und trinken Sie Pfefferminztee!

Wer Stress hat und viel arbeiten muss, leidet häufig unter Magen-Darm-Beschwerden. Das in Pfefferminzblättern enthaltene Öl wirkt krampflösend und verdauungsfördernd, aber auch gegen Kopfschmerzen. Mehrere Langzeitstudien bestätigten einen klaren dosisabhängigen Rückgang der Herzinfarktsterblichkeit durch Nusskonsum. Ideal sind Cashewnüsse: Die weißen Krummen liefern von allen Nüssen am meisten beruhigendes Magnesium. Außerdem liefern sie viele B-Vitamine, welche an vielerlei Orten zur Leistung der Nerven und des Gehirns benötigt werden. Achtung: Auch wenn Ihnen die Nüsse schmecken – stoppen Sie rechtzeitig das Futtern. Fakt ist: Bei Stress schüttet der Körper Cortisol aus. Dieses Stresshormon führt zu einem höheren Blutzuckerspiegel, zu besserer Fetteinlagerung und zu einer Umverteilung von Fett am Körper zu Bauchfett – es macht also dick. Am besten können Sie diese unliebsamen Stresshormone durch körperliche Aktivität abbauen. Laufen Sie doch dreimal um das Gebäude, an dem sich Ihr Arbeitsplatz befindet, dann fühlen Sie sich bestimmt entspannter.

Sie sollten gerade kreativ sein und Ihnen fällt rein gar nichts ein.

> **Tipp:** Verwöhnen Sie sich mit Apfel- und/oder Orangenspalten!

Orangen enthalten reichlich Vitamin C: 100 Gramm liefern mit rund 30 Milligramm Vitamin C einen großen Teil des Vitamin-C-Tagesbedarfs. Das zellschützende Vitamin ist unerlässlich für eine optimale Gehirndurchblutung. Es wirkt als Antioxidans und schützt vor dem Angriff freier Radikale. Außerdem hilft es bei der Bildung von Neurotransmittern, beispielsweise Dopamin. So stellt es sicher, dass die Befehle des Gehirns an die Nerven weitergeleitet werden. Auch braucht man Vitamin C zur Herstellung von Stresshormonen. Wer mehr Stress hat, braucht folglich mehr davon. Äpfel wiederum enthalten Bor. Dieser Mineralstoff ist besonders wichtig für die geistige Leistungsfähigkeit. Bei Kindern, die einen Bormangel hatten, stieg die Hirnleistung nach Behebung des Mangels um satte 30 Prozent – und das in nur vier Wochen. Die Wissenschaftler hatten dafür die früher mit Fast Food ernährten Kindern mit Äpfeln und Nüssen therapiert.

Sie bekommen langsam aber sicher Spannungskopfschmerzen.

> **Tipp:** Trinken Sie – am besten Wasser und Espresso mit Zitronensaft!

Ein Flüssigkeitsmangel kann zu Kopfschmerzen führen. Am besten versorgen Sie Ihren Körper mit Wasser, indem Sie alle zehn Minuten 100 bis 200 Milliliter Wasser trinken. Und dazwischen einen starken Espresso mit Zitronensaft, aber ohne Zucker und Milch. Dadurch kann das Koffein besonders rasch aufgenommen werden und wirken.

Mittagspause vor einem Meeting mit vielen Menschen: Sie werden mehrere Stunden konzentriert zusammenarbeiten müssen.

> **Tipp:** Versorgen Sie Ihren Körper mit stillem Leitungswasser und einem Gemüseteller mit Fleisch!

Das wasserreichste unserer Organe, das Gehirn, reagiert stark, wenn wir zu wenig trinken. Die Konzentration nimmt ab, das Gedächtnis und die Leistungen leiden. Trinken Sie deshalb pro Tag mindestens ein bis zwei Liter Wasser! Kohlensäurehaltiges Mineralwasser kann, wenn Sie empfindlich sind, zu Blähungen führen. Nicht ideal bei einem Meeting! Verzichten Sie zudem auf blähendes Gemüse wie Lauch und Zwiebeln und auf Rohkost wie Gurke oder Peperoni. Gut verträgliche Gemüse sind beispielsweise Zucchini, Tomaten, Brokkoli, Fenchel und Spinat. Dazu ein Schnitzel: Es beugt einem Eisenmangel vor. Ein solcher hat negative Auswirkungen auf die Leistungsfähigkeit, die Stimmung und die Fitness. Je röter das Fleisch, umso mehr Eisen liefert es. Eisen wird zusammen mit Vitamin C, zum Beispiel aus Zitronen, besser aufgenommen. Verlangen Sie einen Schnitz Zitrone zum Schnitzel und beträufeln Sie es mit dem Saft.

Mittagspause vor einem Referat: Sie müssen mit Ihrer Präsentation einen möglichst guten Eindruck machen.

> **Tipp:** Ideal für Sie ist ein Falafelteller mit Ingwertee!

Aus Aminosäuren – Bestandteilen der Proteine – entstehen Neurotransmitter. Das sind Botenstoffe, die innerhalb des Gehirns und Nervensystems Informationen weiterleiten. Hülsenfrüchte, wie die Kichererbsen in den Falafel, liefern viel wertvolles Eiweiß. Lassen Sie sich dazu eine Joghurtsauce servieren. Die Nervenzellen nutzen ebenso gerne Milchsäure zur Energiegewinnung wie Kohlenhydrate. Lassen Sie das Brot weg. Es macht Sie nur müde. Wer im Hinblick aufs Gehirn gesund essen möchte, braucht nicht zwingend Kohlenhydrate aus Brot, Teigwaren, Reis oder Kartoffeln, sondern sollte so essen, dass möglichst wenige Blutzuckerspiegelschwankungen entstehen. Trinken Sie nach dem Essen einen Ingwertee. In gerade mal ein bis vier Prozent ätherischem Öl des Ingwers sind bisher rund 200 Stoffe identifiziert worden, die eine große gesundheitliche Wirkung haben. Die Gingerole und Shogaole sind für die schmerzlindernden, blutdrucksenkenden, beruhigenden, blutverdünnenden, fiebersenkenden und Übelkeit beseitigenden Wirkungen verantwortlich. Ingwer ist nachweislich in der Lage, mentalen Stress zu reduzieren und Ängste abzubauen. Zudem wirkt Ingwer gegen Magen-Darm-Probleme und beugt bakteriellen und viralen Infektionen vor.

Gleich ist Mittagspause und danach ist konzentrierte Arbeit – allein und möglichst effektiv – angesagt.

> **Tipp:** Genießen Sie ein Fischgericht, zum Beispiel einen Salatteller mit einem geräucherten Forellenfilet oder Räucherlachs!

Damit das Gehirn und die Nerven gut funktionieren, müssen unbedingt genügend Fettsäuren aufgenommen werden. Die Fette der Hirnzellmembrane bestehen etwa zur Hälfte aus ungesättigten Fettsäuren, allen voran aus der Omega-3-Fettsäure DHA. DHA kommt in kalten Meeresfischen wie Hering, Makrele, Sardine, Lachs, Thunfisch oder Forelle vor. Geheimtipp: Essen Sie ein Fischcurry mit Kokosmilch. Es liefert alles, was das Gehirn braucht: MCT-Fette (mittelkettige gesättigte Fettsäuren) aus dem Kokos sind ideal, wenn es um die Fettversorgung von Gehirn und Nerven geht. Sie sind leicht verdaulich und werden vom Körper nicht bevorzugt in Speckröllchen umgewandelt, sondern zur Energiegewinnung benutzt. Dazu reichlich Omega-3-Fettsäuren aus dem Fisch und Kurkuma, das dem gelben Curry die Farbe verleiht und als ausgezeichnetes Gehirnschutzmittel gilt.

Ihre Motivation und Ihre Laune sind im Keller und es ist Mittagspause.

Tipp: Spazieren Sie zum nächsten Asia-Take-away!

Tageslicht ist wichtig, um die Produktion des körpereigenen Glückshormons Serotonin anzukurbeln, deshalb der Spaziergang zum Take-away, mindestens 30 Minuten über Mittag sind nötig dafür. Wählen Sie ein stark gewürztes, scharfes asiatisches Gericht mit Curry und Ingwer. Verschiedene Inhaltsstoffe in Gewürzen und Kräutern fördern das seelische Wohlbefinden. Dafür verantwortlich sind die ätherischen Öle. Gingerol in Ingwer entspannt, Capsaicin in Paprika und Chili hebt die Stimmung. Der wichtigste Scharfstoff des Pfeffers, das Piperin, wirkt möglicherweise antidepressiv und soll das Gedächtnis verbessern. Fermentierte Saucen wie die Sojasauce enthalten sehr viel Salsolinol, welches zusammen mit dem Eiweißbaustein Cystein zum sogenannten Dihydrobenzothiazinin reagiert, das ebenfalls stimmungsaufhellend wirkt.

Nachmittag und Lust auf ein Nickerchen, das ist aber zeitlich nicht drin.

Tipp: Jetzt sind eine Reihe Schokolade und eine Tasse Grüntee angesagt!

Die Hirnzellen brauchen Energie und zwar nicht wenig. In Zahlen ausgedrückt: Obwohl das Gehirn nur zwei Prozent des Körpergewichts ausmacht, beansprucht es etwa ein Viertel der Kalorien. Deshalb dürfen die grauen Zellen auch mal mit Schokolade »gefüttert« werden, welche obendrein stimmungsaufhellende Substanzen liefert. Schokolade erhöht den Serotoninspiegel und macht glücklich, auch wenn man bisher nicht genau weiß, ob dafür eher der feine Geschmack oder gewisse Inhaltsstoffe verantwortlich sind. Außerdem ist Schokolade eine wichtige Theobrominquelle. Theobromin ähnelt chemisch dem Koffein. Es wirkt auf den Organismus mild und dauerhaft anregend und leicht stimmungsaufhellend. Grüntee putscht im Gegensatz zu Kaffee nicht auf, hält aber trotzdem wach. Und er enthält sehr viele antioxidativ wirksame Flavonoide, welche das Gehirn vor dem Alt- und Krankwerden schützen.

Sie wollen unbedingt freundlich sein, weil Sie einen Kollegen von einer besseren Lösung überzeugen möchten.

Tipp: Kaufen Sie sich vor dem Termin ein Päckchen Erdnüsse mit Wasabi!

Was beim Essen knuspert und knackt, baut nachweislich Aggressionen ab und beruhigt. Die hoch wirksamen scharfen Senföle im grünen Mäntelchen der Erdnüsse heben umgehend die Stimmung, weil sie einen Schmerzreiz auf der Zunge hervorrufen. Dieser wiederum führt zur Ausschüttung entspannender Endorphine. Senföle können aber noch mehr: Sie fördern die Verdauung und bekämpfen krankmachende Bakterien und Viren, weshalb sie vor Infektionen der oberen Atemwege schützen. Gleichzeitig wird die Zahl der Abwehrzellen im Blut erhöht und dadurch das Immunsystem aktiviert – sehr nützlich, falls Ihr Kollege oder Ihre Kollegin erkältet sein sollte und Sie anstecken könnte. Und die Erdnüsse? Sie enthalten viel Resveratol, eine bioaktive Substanz, welche Studien zufolge antioxidativ und gefäßschützend wirkt. Das ist beruhigend, falls Sie das Gespräch doch aufregt: Schließlich lässt Stress freie Radikale entstehen, welche ohne Gegenmaßnahme den Alterungsprozess beschleunigen würden.

Noch zwei Stunden Arbeit, dann ist Feierabend. Sie können sich kaum noch dazu aufraffen, weiterzuarbeiten.

> Tipp: Essen Sie ein Ei, mit etwas Salz oder knabbern Sie geröstete Sojabohnen!

Ein für die geistige Leistungsfähigkeit besonders wichtiger Botenstoff ist das Acetylcholin, ohne das Sie sich überhaupt nichts merken könnten. Als Baustein des Acetylcholins gilt Cholin. Es wird zum Teil vom Körper selbst gebildet, zum Teil mit der Nahrung aufgenommen. Geeignete Lebensmittel sind Eigelb, Pflanzenwurzeln und -knollen (Rote Bete, Karotten, Fenchel, Sellerie, Radieschen, Kohlrabi) oder Hülsenfrüchte wie Soja. Diese steigern die Leistung des Kurzzeitgedächtnisses messbar. Nicht vergessen: Immer mal wieder ein Glas Wasser trinken.

Sie sind sehr unruhig und zappelig und müssen doch noch ruhig sitzen bleiben und weiterarbeiten.

> Tipp: Trinken Sie einen Latte macchiato oder Cappuccino!

Kalzium aus der Milch ist wichtig für die Knochen, aber auch für die richtige Funktion von Muskeln und Nerven sowie für den Herzrhythmus. Nach der Einnahme einer Tasse Kaffee machen sich als erstes die positiven Effekte bemerkbar, sie werden wacher, können sich besser konzentrieren und die Stimmung bessert sich. Erst ab der dritten Tasse, unmittelbar hintereinander getrunken, treten zunehmend negative Effekte wie Nervosität, Gereiztheit, Herzklopfen oder Magenprobleme auf. Doch Koffein kann noch mehr: Es führt zu einer Entspannung und Erweiterung des Lungengewebes. Deshalb wird besonders viel Sauerstoff aufgenommen. Stellen Sie sich nach dem Kaffeekonsum ans offene Fenster und atmen Sie gut durch. Wetten, es geht wieder besser?

Endlich daheim, Sie haben Hunger und keine Lust zum Kochen.

> Tipp: Essen Sie einen großen Salat nach Wahl mit Hüttenkäse, gebratenen Hähnchenstreifen oder etwas Bündnerfleisch, garniert mit Kürbis- und Sonnenblumenkernen. Ohne Brot!

Machen Sie wenigstens die Salatsauce selbst. Verwenden Sie dafür ein hochwertiges Öl (Raps-, Oliven-, Haselnuss-, Macadamianuss-, Baumnuss-, Lein- oder Hanföl). Da Proteine am besten und am längsten sättigen, sollten Sie den Salat mit etwas Eiweiß aus Fleisch, Fisch, Ei oder Milchprodukten anreichern. Sicher ist: Kohlenhydrate sind nicht lebensnotwendig, sie liefern jedoch relativ preisgünstig Energie. Wer sich sportlich betätigt, darf gerne Brot oder Pasta essen. Wer keine Zeit dazu fand und den ganzen Tag im Büro saß, verzichtet der Figur und der Gesundheit zuliebe besser darauf und isst sich am Salat mit Eiweißbeilage satt!

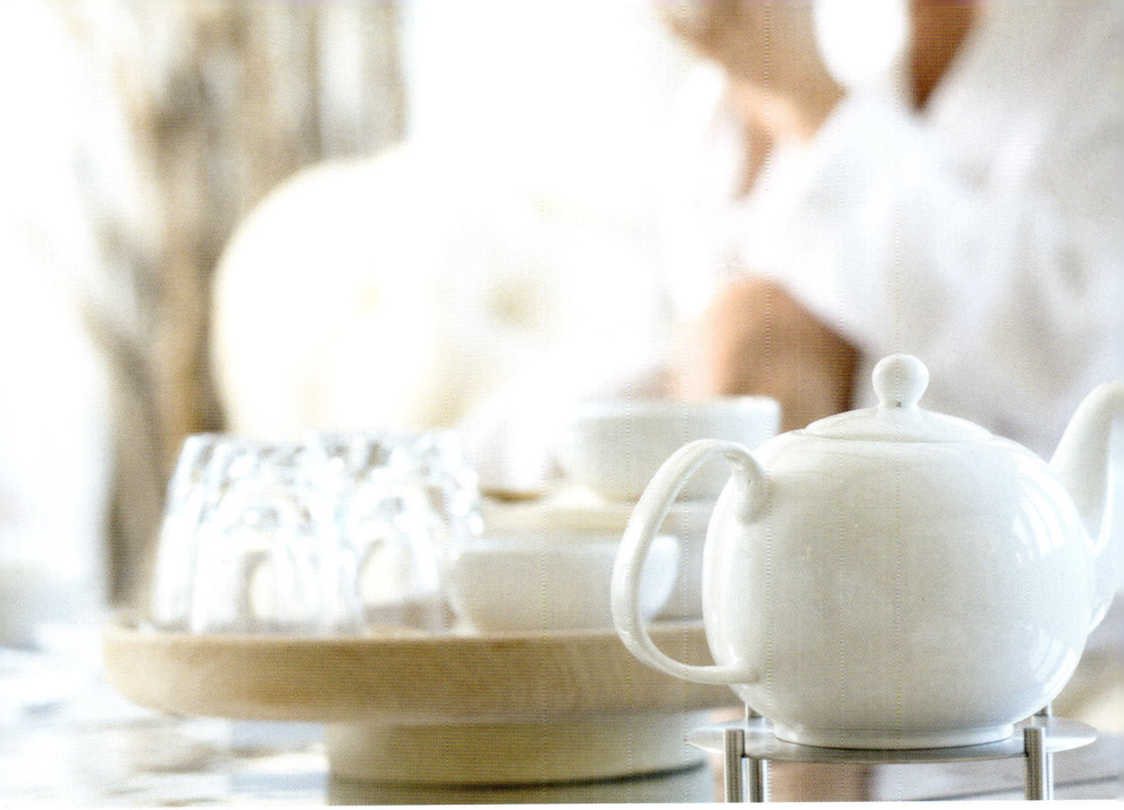

Die Gedanken kreisen noch um den vergangenen Arbeitstag, Sie können nicht abschalten und nicht einschlafen.

Tipp: Jetzt hilft eine Honigmilch, ein Bierchen oder eine Banane!

Achtung: Dieser Tipp beinhaltet reichlich Kohlenhydrate und eignet sich nur in Ausnahmefällen, sonst ist eine Gewichtszunahme vorprogrammiert!

Der Honig führt zu einer Insulinausschüttung. Dies wiederum sorgt dafür, dass sich die Gefäße erweitern: Man beruhigt sich und schläft besser ein. Milch und Milchprodukte liefern viele wichtige Aminosäuren, aus denen die Gehirnzellen das körpereigene Glückshormon Serotonin bilden. Bananen sind echte Gute-Laune-Früchte, denn sie enthalten ein optimales Verhältnis von Kohlenhydraten und von L-Tryptophan. Diese Aminosäure kann mithilfe von Zucker die Blut-Hirn-Schranke überwinden. Im Gehirn dient sie als Baustein für Serotonin. Hilfreich ist auch ein Bier, nicht wegen des Alkohols, sondern wegen des Gehalts an Hopfen. Das darin vorkommende Alkaloid Hopein wirkt krampflösend, beruhigend und schlaffördernd.

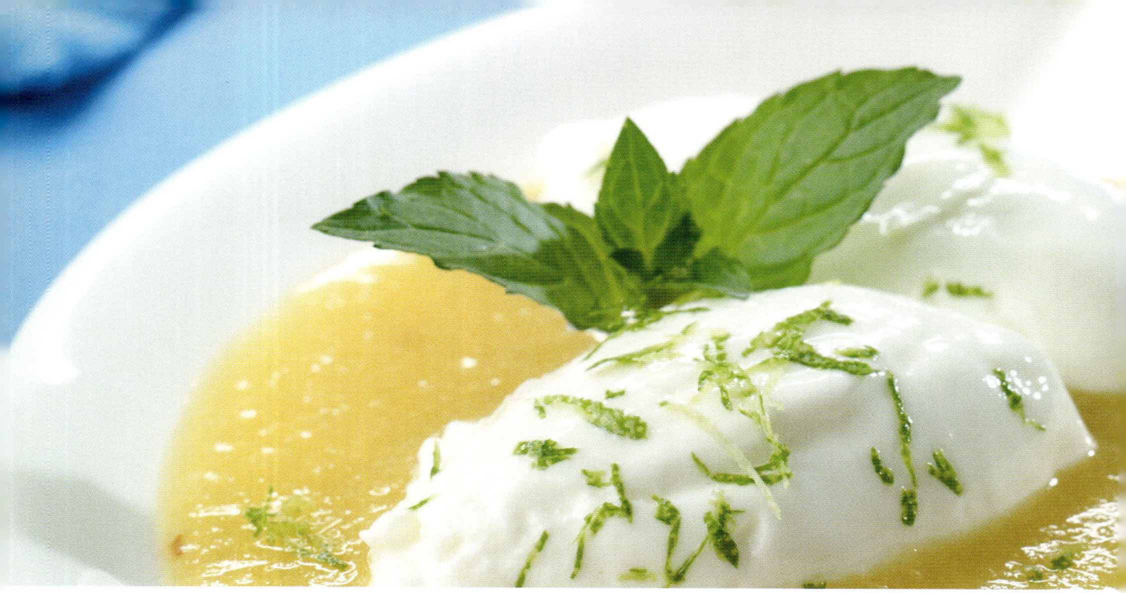

Desserts

Rund um den Erdball mögen Kinder Schleckzeug und Süßigkeiten. Die Vorliebe dafür scheint angeboren zu sein – und sie macht Sinn, weil keine Pflanze giftig ist, die süß schmeckt. Mit etwas Süßem waren unsere Urahnen deshalb immer auf der sicheren Seite. Außerdem schmeckt die erste Nahrung der Babys süß, nämlich das Fruchtwasser im Mutterleib sowie die Muttermilch.

Sicher ist aber auch, dass die Nahrungsmittelindustrie diese angeborene Vorliebe der Kinder ausnutzt und verstärkt. Zucker verbessert nicht nur den Geschmack vieler Lebensmittel, sondern fördert gleichzeitig die Abhängigkeit von Süßigkeiten, indem er den Blutzuckerspiegel übermäßig ansteigen und dann stark absinken lässt: Heißhungerattacken – auf Süßes – sind die Folge. Wenig Zucker ist tolerierbar, zu viel davon ist ungesund. Er fördert Übergewicht, die Entstehung von Diabetes Typ 2 und Karies.

Ein maßvoller Umgang mit Zucker bedeutet, nur ein Zehntel des täglichen Kalorienkonsums stammt aus Süßigkeiten und Zucker. Das entspricht bei einem Kleinkind pro Tag etwa einem Stück Früchtekuchen oder 1,5 Reihen Schokolade oder einer Kugel Eis plus einem Teelöffel Konfitüre. Oder, in Zahlen ausgedrückt, 15 bis 25 Gramm Zucker pro Tag. Dieser Wert wird allerdings enorm schnell überschritten, da allein schon ein Konfitürenbrot rund acht Gramm Zucker enthält, ein Fruchtquark oder -joghurt 15 Gramm, ein Getreideriegel 12 Gramm oder eine Portion Grießbrei mit Apfelmus 20 Gramm. So kommen Kinder täglich locker auf 100 Gramm Zucker oder noch mehr. Viel Zucker ist auch in Süßgetränken enthalten. Mehrere Studien kamen zum Schluss, dass Kinder, welche ihren Durst mit Süßgetränken löschen, viel häufiger übergewichtig sind als solche, die bei Wasser bleiben. Denn der Zucker in den Getränken verweilt kaum im Magen, sättigt nicht und liefert nur leere Kalorien. Wer statt Eistee oder Cola Wasser oder ungezuckerten Tee gegen den Durst trinkt, spart locker die Hauptquelle von Zucker ein.

LOGI FOR FAMILY: DESSERTS.

Tipps für Mama und Papa

Zu viel Zucker ist besonders dann schädlich, wenn man sich zu wenig bewegt. Deshalb empfiehlt es sich, bei einer Heißhungerattacke auf Süßes zu frischen Früchten zu greifen, etwa zu Kirschen oder Melonen.

Und wenn die Lust auf Schokolade bei Mama oder Papa aufkommt? Kaufen Sie sich die teuerste, beste Zartbitterschokolade, die Sie finden. Lassen Sie ein Stückchen davon langsam im Mund zergehen. Was so teuer ist, wird nicht im Übermaß verschlungen, sondern mit Bedacht genossen.

Um Kinder an einen maßvollen Umgang mit Süßigkeiten zu gewöhnen, sind gute Strategien gefragt:

- Eltern können ihren Kindern ruhigen Gewissens eine Süßigkeit pro Tag erlauben, mehr nicht. Also keine Konfitüre aufs Brot, dafür zum Dessert nach dem Mittagessen ein Eis.
- Stellen Sie Süßigkeiten mit weniger Süßungsmitteln selbst her. Da Kinder viel mehr Geschmacksknospen auf der Zunge haben als Erwachsene, ist für sie bereits etwas süß, was uns nach zu wenig Zucker schmeckt.
- Führen Sie bestimmte Zeiten ein, in denen es Süßigkeiten gibt. Zum Beispiel zweimal pro Woche als Dessert und einmal als Zwischenmahlzeit.
- Ausnahmen erlaubt: Selbstverständlich dürfen sich Kinder an Ostern auch am Schokoladenhasen satt essen – es ist besser, sie können ihre Lust auf Süßigkeiten einmal mit einer größeren Menge davon stillen, als dass sie täglich vom Hasen knabbern.
- Am besten serviert man ein Dessert direkt als Abschluss einer Hauptmahlzeit und nicht zwischendurch im Verlaufe des Nachmittags, da sonst der Blutzuckerspiegel wieder ansteigt und erneut die Fettverbrennung bremst. Sagen Sie den Kindern, wann es ein Dessert gibt und wann nicht. So können sie sich darauf einstellen und fragen nicht täglich nach einer Nachspeise.
- Belohnen oder trösten Sie Ihr Kind nicht mit etwas Süßem. Sonst gewöhnt es sich an diese ungünstige Strategie.

Alternativen zu Zucker?

Den Zucker einfach durch etwas anderes ersetzen ist hingegen nicht so einfach. Für Kinder eignen sich die seit Langem bekannten klassischen Süßstoffe wie Saccharin, Sucralose oder Aspartam nicht. Die als unschädlich angesehene Höchstmenge pro Tag und Kilogramm Körpergewicht (ADI-Wert) wird bei Kindern viel schneller erreicht als bei Erwachsenen. Auch Honig oder Vollrohrzucker sind dem Haushaltszucker nicht wirklich überlegen. Und andere natürliche Zuckerersatzprodukte wie Agavendicksaft, Birnendicksaft, Birkenzucker oder Stevia? Da sie aus der Natur stammen, gelten sie automatisch als gesünder. Doch aufgepasst: Kalorienfrei sind auch die Ersatzstoffe für Zucker nicht. Man sollte mit ihnen deshalb genauso maßvoll umgehen wie mit normalem Haushaltszucker. So gilt zum Beispiel der Konsum großer Mengen von isoliertem Fruchtzucker als nicht empfehlenswert, weil dadurch die Menge von gesundheitsgefährdenden Triglyzeriden im Blut ansteigen kann. Außerdem verursacht Fruchtzucker – wie andere Zuckerarten auch – Karies.

Stevia

Die Blätter der Steviapflanze enthalten Steviolglykoside, die süß schmecken. Verwendet werden die süß schmeckenden Blätter und das Kraut sowie die aus den Blättern extrahierten Steviolglykoside. Es gibt Stevia in flüssiger und in pulverisierter Form. Die Süßkraft der einzelnen Steviafraktionen ist rund 7- bis 450-mal größer als diejenige von Zucker. Deshalb eignet sich Stevia besonders da als Zuckerersatz, wo es kein Volumen liefern muss, zum Beispiel in Getränken. Der Geschmack und insbesondere das Mundgefühl von Stevia sind anders als diejenigen von Zucker.

Inhaltsstoffe: Steviablätter enthalten 53 Prozent Kohlenhydrate, 11 Prozent Protein, 6 Prozent Fett sowie verschiedene Mineralstoffe und Vitamine. Steviakonzentrat liefert weder Kalorien noch Kohlenhydrate.

Beurteilung: Stevia ist kalorienfrei und zahnschonend. Die verschiedenen Steviapräparate lassen sich bis rund 200 °C erhitzen und sind dadurch auch zum Backen geeignet. Nur Steviolglykoside, welche zu 95 Prozent rein sind, gelten unter der Berücksichtigung des ADI (täglich tolerierbare Aufnahmemenge) als gesundheitlich unbedenklich. Die gesundheitliche Unbedenklichkeit der Steviablätter als Ganzes ist hingegen nicht vollständig belegt.

Ahornsirup

Ahornsirup ist der eingedickte Saft des Zuckerahorns (Acer saccharum) und stammt vorwiegend aus Kanada. Ahornbäume werden angebohrt, um den Saft zu gewinnen. Für einen Liter Ahornsirup werden etwa 30 bis 50 Liter Saft benötigt. Die geringe Ausbeute in Bezug zum Aufwand begründet den recht hohen Preis. Durch das anschließende Kochen karamellisiert der Zucker und gibt dem Sirup einen Teil seines charakteristischen Aromas. Ahornsirup wird klassifiziert: Grad A ist sensorisch am hochwertigsten. Der Mineralstoffgehalt zwischen Ahornsirup von Grad A und C unterscheidet sich jedoch nicht. Ahornsirup ist ein typischer Bestandteil der nordamerikanischen Küche und wird zu Waffeln, Pancakes, Eiscreme oder Desserts serviert.

Zusammensetzung: Ahornsirup besteht zu knapp 60 Prozent aus Saccharose (Zucker), zu 10 Prozent aus Glukose und Fruktose und liefert daneben Mineralstoffe wie Kalium, Kalzium, Magnesium, Mangan, Natrium, Zink, Eisen, Zinn und Kupfer. 262 Kalorien pro 100 Gramm. Zum Vergleich: Zucker liefert circa 400 Kalorien pro 100 Gramm.

Beurteilung: 75 Gramm Ahornsirup süßen so stark wie 100 Gramm Zucker. Das spart etwas Kalorien ein. Er sollte, wie Zucker auch, maßvoll konsumiert werden.

Birnendicksaft/Birnel

Zehn Kilogramm Birnen, zu Saft gepresst und eingekocht, ergeben ein Kilogramm Birnendicksaft. Der Kauf von einheimischem Birnendicksaft unterstützt die Kultur von Feldobstbäumen, die in vielen Gegenden Mitteleuropas das Landschaftsbild prägen. Sie dienen bedrohten Vogelarten als Lebensraum. Die fruchteigenen Säuren und Aromastoffe verleihen dem Birnendicksaft den fruchtigen Eigengeschmack. Passt hervorragend zu Quark, Müsli, Fruchtsalat oder Milchdrinks. Auch fürs Kochen und Backen geeignet, allerdings muss beachtet werden, dass Birnendicksaft Flüssigkeit liefert, die bei den Rezepten, in denen Zucker ersetzt wird, anderswo eingespart werden muss.

Zusammensetzung: Birnendicksaft liefert rund 279 Kalorien (Zucker circa 400 Kalorien) und 40 bis 60 Gramm Fruchtzucker pro 100 Gramm. Er verfügt über einen beachtlichen Mineralstoffgehalt (Natrium, Kalium, Magnesium, Kalzium, Mangan).

Beurteilung: Geringere Süßkraft als Zucker (zwei Teelöffel Birnendicksaft entsprechen einem Teelöffel Zucker), dadurch keine Kalorienersparnis. Konzentrierter Fruchtzucker ist nicht gesünder als Haushaltszucker und sollte ebenfalls maßvoll konsumiert werden.

Agavendicksaft

Agavendicksaft wird aus wilden Agaven gewonnen. Dafür wird der innere Kern der Blüte entfernt. Im so entstehenden Loch kann danach über ein halbes Jahr hinweg täglich bis zu 1,5 Liter süßer Saft entnommen werden. Dieser wird gefiltert und durch Einkochen zur gewünschten Sirupkonsistenz und -farbe eingedickt. Ist süßer, dünnflüssiger und besser löslich als Honig. Ideal zum Süßen kalter Getränke.

Zusammensetzung: 100 Gramm Agavendicksaft liefern 305 Kalorien (Zucker circa 400 Kalorien) und 76 Gramm Kohlenhydrate (vorwiegend Fruchtzucker) pro 100 Gramm, daneben Mineralstoffe, Spurenelemente und Enzyme.

Beurteilung: Enthält bei gleicher, sehr neutraler Süßkraft wie Zucker weniger Kalorien und wird weitgehend insulinunabhängig verarbeitet. Kalt und warm rasch löslich und lange haltbar. Aber: Konzentrierter Fruchtzucker ist nicht gesünder als Haushaltszucker und sollte ebenfalls maßvoll konsumiert werden.

Birkenzucker/Xylit

Xylit ist ein zugelassener Zusatzstoff und gesundheitlich unbedenklich. Hochwertiges Xylit kommt aus Finnland und wird baumschonend aus der Rinde des Birkenbaums gewonnen. Da es zu den mehrwertigen Alkoholen gehört, wird es im Vergleich zu Zucker und Stärke nur zu circa 25 Prozent im Dünndarm absorbiert und im Körper zu Glukose umgewandelt. Die restlichen 75 Prozent werden von den Darmbakterien zu flüchtigen, kurzkettigen Fettsäuren fermentiert. Xylit sieht aus wie Kristallzucker und süßt wie dieser. Für die warme und kalte Küche geeignet. Kann beim Kochen als Geschmacksverstärker verwendet werden, schmeckt leicht kühlend und passt deshalb besonders gut zu fruchtig-frischen Desserts.

Zusammensetzung: 100 Gramm setzen sich zusammen aus 99,8 Gramm niederwertigen Alkoholen und 0,2 Gramm Zucker. Sie enthalten 240 Kalorien (Zucker circa 400 Kalorien).

Beurteilung: Birkenzucker wirkt kariesvorbeugend und liefert 40 Prozent weniger Kalorien als Zucker. Es wird insulinunabhängig verwertet. Die Europäische Behörde für Lebensmittelsicherheit (EFSA) hat 2008 bestätigt, dass Birkenzucker positive Auswirkungen auf die Gesundheit hat. Kann allerdings bei übermäßigem Konsum (mehr als 20 bis 30 Gramm pro Tag) abführend wirken. Birkenzucker ist viel teurer als Kristallzucker.

Pot de crème

GLUTENFREI

Für 4 Souffléförmchen von 200 ml Inhalt

- 250 g Doppelrahmfrischkäse
- 250 g Ricotta oder Quark
- 2 Eier
- 50 g Birkenzucker
- 30 g Zucker
- 125 ml Passionsfruchtsaft (siehe Tipp)
- 2 EL Limettensaft
- Butter für die Förmchen
- ausgelöstes Passionsfruchtfleisch zum Servieren

1. Förmchen ausbuttern. Backofen auf 160 °C vorheizen. Doppelrahmfrischkäse und Ricotta oder Quark mit Eiern und den beiden Zuckersorten verrühren. Mit Passionsfruchtsaft und Limettensaft abschmecken.

2. Die Masse in die Förmchen verteilen und in der Mitte des vorgeheizten Backofens 15–20 Minuten backen. Lauwarm mit ausgelöstem Passionsfruchtfleisch (samt Kernen) servieren.

Tipp: Passionsfrüchte schmecken säuerlich-frisch und sind voll essbarer Kerne. Um Passionsfruchtsaft zu gewinnen, halbiert man die Früchte und streicht den Inhalt der schrumpeligen Schalen durch ein Sieb.

Beereneis

GLUTENFREI EIFREI

Eis schmeckt am besten frisch zubereitet und erst halb gefroren. Sie benötigen dazu eine Eismaschine.

- 500 g Naturjoghurt
- 3–4 EL frisch gepressten Zitronensaft
- 500 g gefrorene Himbeeren oder Erdbeeren
- 100 g Birkenzucker
- 50 g Zucker

1. Zutaten mischen, in die Schüssel einer Eismaschine geben und unter Rühren gefrieren lassen. Sofort servieren.

Tipp: Damit das Dessert cremiger wird, Jogurt mit Quark im Verhältnis 1:1 mischen.

Schokoladentrüffel

GLUTENFREI EIFREI

Die Herstellung der Trüffel macht schon kleinen Kindern großen Spaß! Übrigens reicht ein Trüffelchen als Nachtisch aus!

- **300 g Zartbitterschokolade** (70 % Kakaoanteil)
- **300 g Sahne**
- **etwas Kakaopulver**

1. Schokolade in kleine Stücke brechen. Sahne erhitzen, von der Herdplatte ziehen. Schokolade darunterrühren, bis sie geschmolzen ist. In eine Schüssel gießen und im Kühlschrank erkalten lassen, bis die Masse fest ist.

2. Aus der Schokoladenmasse kleine Kügelchen rollen und in Kakaopulver wälzen.

Fondant au chocolat

Ein sehr zarter Schokoladenkuchen fast ohne Mehl. Wählen Sie eine hochwertige Schokolade, die zwar viel Kakao enthält (64 bis 70 Prozent), aber nicht allzu bitter ist.

- **200 g zartbittere Schokolade**
- **200 g Butter**
- **100 g Birkenzucker**
- **1 gehäufter EL Mehl**
- **4 Eier**
- **Fett für die Form**

1. Den Ofen auf 150 °C vorheizen. Die Kuchenform einfetten, mit Backpapier auslegen und auch das Backpapier einfetten.

2. Die Schokolade in kleine Stücke brechen und zusammen mit der Butter über einem heißen Wasserbad schmelzen lassen. Achtung: Sie darf nicht zu heiß werden, nur eben gerade schmelzen. Glatt rühren.

2. Unter stetem Umrühren Birkenzucker, Mehl und Eier dazugeben. Den Teig in die vorbereitete Form geben und 40 Minuten im vorgeheizten Ofen backen. Anschließend auskühlen lassen und aus der Form nehmen.

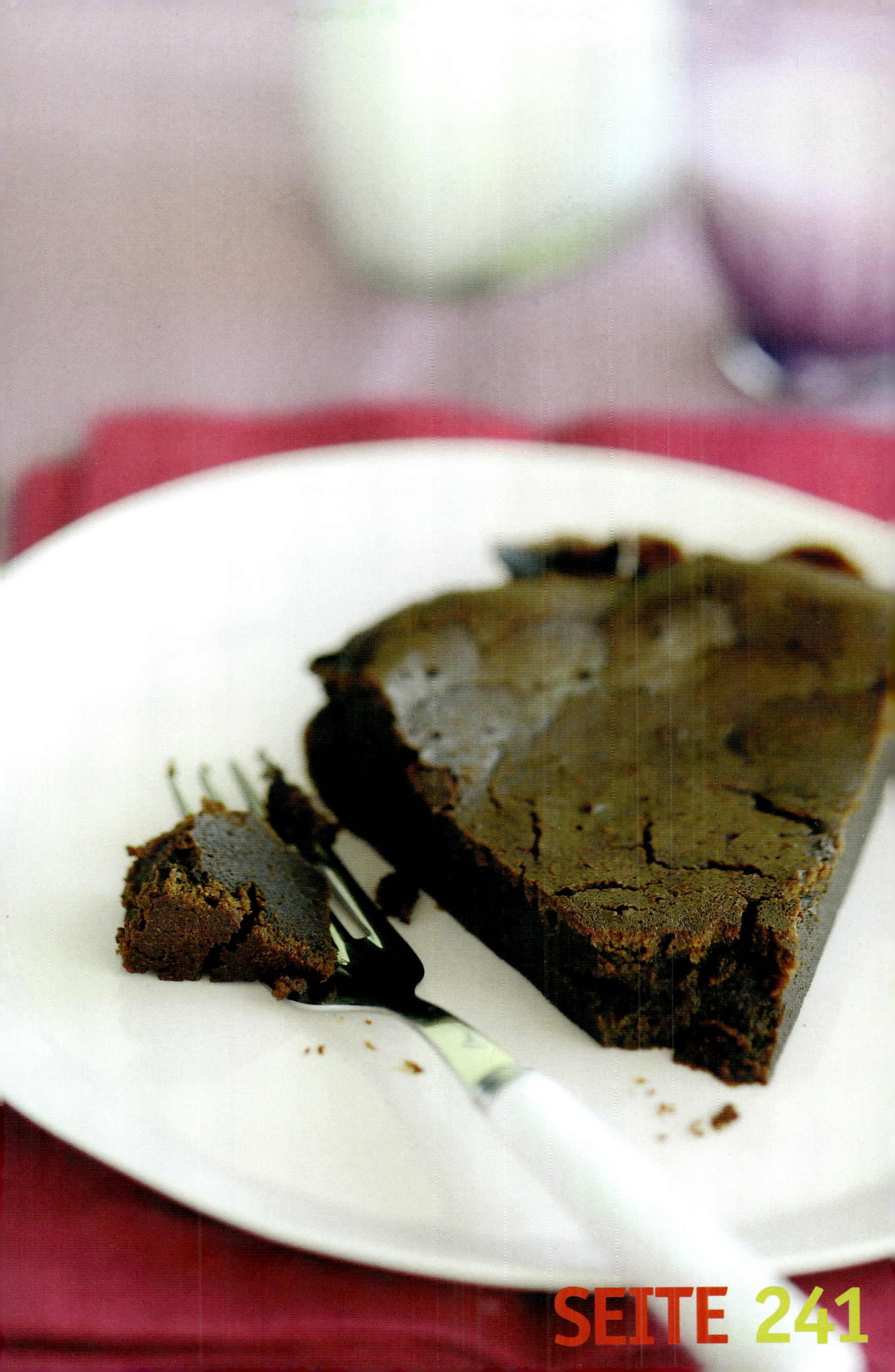

Panna cotta mit Früchten

GLUTENFREI EIFREI

Sehr einfach herzustellen, schmeckt lecker! Ergibt vier Gläschen. Wenn man die Panna cotta erst am nächsten oder übernächsten Tag isst (im Kühlschrank aufbewahren!) reichen zwei Blatt Gelatine, sonst besser drei nehmen. Übrigens erhöht Birkenzucker den Blutzuckerspiegel im Gegensatz zu Zucker fast nicht und ist erst noch zahnschonend. Er gehört zu den Zuckeralkoholen.

- 2–3 Blatt Gelatine
- 200 g Sahne
- 300 ml Vollmilch
- 1 Vanilleschote
- 50 g Birkenzucker
- 1 Handvoll frische oder gefrorene und aufgetaute Beeren nach Wahl

1. Gelatineblätter in eine mit kaltem Wasser gefüllte Schüssel legen und einweichen. Sahne und Milch in eine Pfanne geben. Vanilleschote der Länge nach aufschneiden und mit den herausgekratzten Samen zufügen, ebenso den Zucker. Unter Rühren aufkochen. Dann halb zugedeckt auf kleinem Feuer etwa 15 Minuten leise kochen lassen. Vom Herd nehmen.

2. Die eingeweichten Gelatineblätter leicht ausdrücken und unter Rühren mit dem Schneebesen im Sahne-Birkenzucker-Gemisch auflösen. Leere Joghurtgläschen mit kaltem Wasser ausspülen und erst mit den Beeren, dann mit dem Sahnegemisch füllen. Mindestens 4 Stunden in den Kühlschrank stellen.

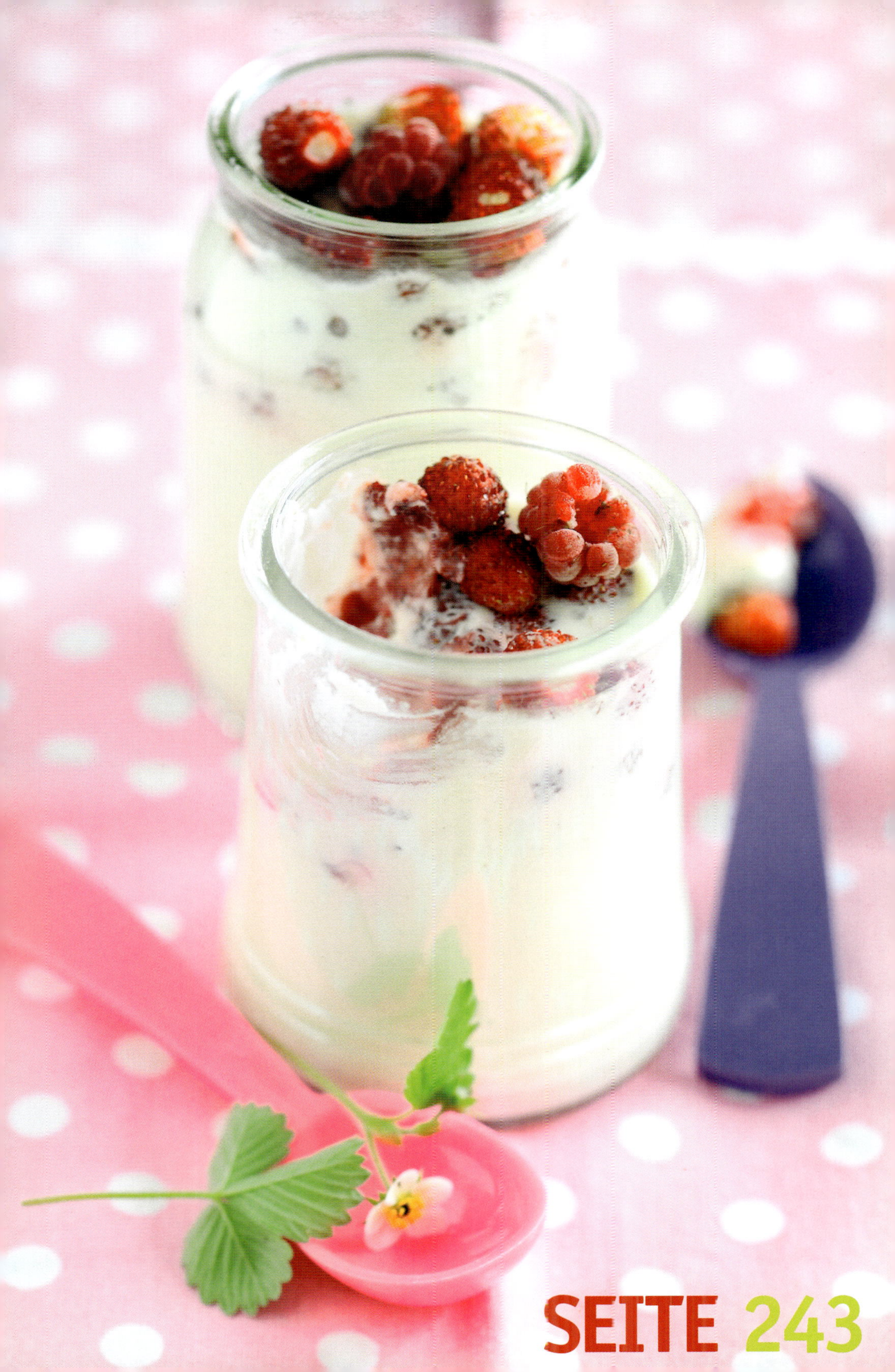
SEITE 243

Kokosmakronen

GLUTENFREI MILCHFREI

Sehr rasch gemacht und nicht zu süß.

- 100 g Birkenzucker
- 50 g Zucker
- 300 g Kokosflocken
- 3 Eier

1. Backofen auf 180 °C erhitzen. Zucker und Kokosflocken mischen. Eier verquirlen und zur Zucker-Kokos-Mischung geben, alles gut verrühren.

2. Mit zwei Teelöffeln Kugeln formen und auf ein mit Backpapier belegtes Blech geben. 10–15 Minuten goldgelb backen.

Tipp: Für Mandelmakronen statt Kokosflocken gemahlene Mandeln verwenden.

Mandeltorte

Ein einfaches Rezept meines spanischen Au-pairs.

Für eine Springform von 30 cm Durchmesser

- Butter und Mehl für die Form
- 6 Eier
- 100 g Birkenzucker
- 100 g Zucker
- 350 g gemahlene Mandeln
- 1 Messerspitze Zimt
- abgeriebene Schale von 1 unbehandelten Zitrone

1. Backofen auf 180 °C vorheizen. Die Form ausbuttern und mehlen. Eier und Zucker mischen und mit dem Rührgerät etwa 5 Minuten schlagen, bis die Masse luftig und merklich heller geworden ist.

2. Vorsichtig Mandeln, Zimt und Zitronenschale daruntermischen. Teig in die mit Butter und Mehl vorbereitete Form füllen und sofort 20 Minuten backen. In der Form auskühlen lassen.

Schweizer Rüeblitorte

Diese Torte bleibt, in Alufolie eingewickelt und im Kühlschrank aufbewahrt, einige Tage frisch. Sie eignet sich sehr gut als Geburtstagskuchen und schmeckt der ganzen Familie.

- 5 Eigelb
- 130 g Birkenzucker
- 100 g Zucker
- 1 unbehandelte Zitrone
- 300 g Karotten
- 250 g geriebene Mandeln
- 75 g Mehl
- ½ Päckchen Weinsteinbackpulver
- 1 Prise Salz
- 5 Eiweiß
- Butter und wenig Mehl für die Form

1. Den Backofen auf 180 °C vorheizen. Den Boden einer Springform von 24 cm Durchmesser mit Backpapier belegen und den Rand aufsetzen. Backpapier und Rand der Form mit etwas Butter bestreichen und mit wenig Mehl ausstäuben. Kühl stellen.

2. Eigelbe, Birkenzucker und Zucker mit dem Handrührgerät oder der Küchenmaschine zu einer hellen, sehr luftigen Masse aufschlagen. Zitrone waschen, Schale dünn abreiben und dazugeben. Saft auspressen und ebenfalls hinzufügen. Die Karotten schälen und fein raspeln, dann mit Mandeln, Mehl, Backpulver und Salz zur Teigmasse geben und alles gut verrühren.

3. Eiweiße steif schlagen, den Eischnee unter den Teig heben. Die Masse in die vorbereitete Springform füllen. Den Teig im Ofen auf der zweiten Schiene von unten ca. 50 Minuten backen. Danach mit einem Holzstäbchen in den Kuchen stechen; bleibt nichts kleben, ist die Rüeblitorte fertig gebacken. Aus dem Ofen nehmen und in der Form etwa 20 Minuten abkühlen lassen. Vorsichtig aus der Form nehmen und auf eine Tortenplatte legen.

Apfelsaftcreme

GLUTENFREI

Hier harmoniert der Birkenzucker sehr gut mit den säuerlichen Fruchtaromen.

- 3 Eier
- 2–3 EL Birkenzucker oder Agavendicksaft
- abgeriebene Schale von 1 unbehandelten Zitrone
- 500 ml Apfelsaft
- 1 EL Maisstärkemehl
- 100 g Sahne

1. Eier, Zucker und Zitronenschale zusammen schaumig schlagen. Süßmost und Maizena dazugeben, alles zusammen in einer Pfanne unter ständigem Rühren zum Kochen bringen, abkühlen lassen.

2. Vor dem Servieren die Sahne steif schlagen und unter die Apfelsaftcreme ziehen.

Tipp: Lassen Sie die Sahne weg, wenn Sie mehr Kalorien einsparen möchten.

GLUTENFREI

Erdbeeren mit Rhabarberschaum

- 150 g Rhabarber
- 50 g Zucker
- 1 sehr frisches Ei
- 10 g Honig
- 200 g Sahne
- 400 g Erdbeeren
- frische Minze zum Garnieren

1. Rhabarberstangen schälen und in 1 cm lange Stücke schneiden. Wasser mit Birkenzucker zum Sieden bringen und den Rhabarber 1–2 Minuten darin kochen lassen, abschütten.

2. Ei trennen, Eigelb mit dem Honig kurz verrühren, Eiweiß und Sahne separat steif schlagen, alles unter den Rhabarber ziehen. Den Rhabarberschaum in Dessertschalen füllen.

3. Erdbeeren putzen (nur falls nötig kurz abwaschen) und auf dem Rhabarberschaum anrichten, mit Minze garnieren.

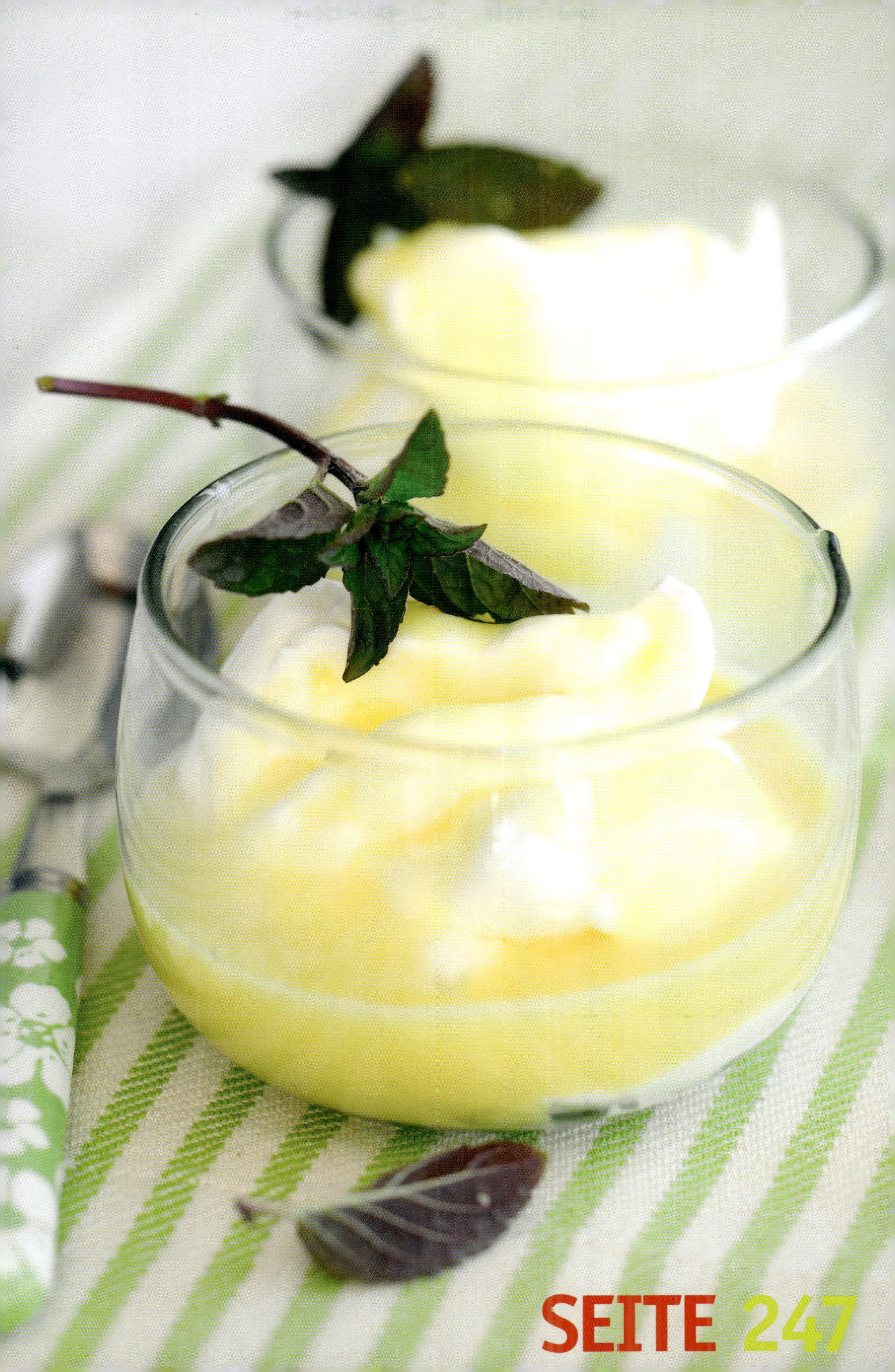
SEITE 247

Feuchte Mandeltorte

Diese Torte bleibt einige Tage frisch, wickeln Sie sie in Alufolie ein und stellen Sie sie in den Kühlschrank. Der frische Geschmack des Birkenzuckers passt gut zum säuerlichen Ricotta sowie zu den Zitronen.

- 250 g zimmerwarme Butter
- 130 g Birkenzucker
- 100 g Zucker
- 6 Eigelb
- 250 g geriebene Mandeln
- 80 g Mehl
- ½ Päckchen Weinsteinbackpulver
- 1 Prise Salz
- 400 g Ricotta, Frischkäse oder Quark
- 4 unbehandelte Zitronen
- 6 Eiweiß
- Butter und wenig Mehl für die Form

1. Den Backofen auf 180 °C vorheizen. Den Boden einer Springform von 24 cm Durchmesser mit Backpapier belegen und den Rand aufsetzen. Backpapier und Rand der Form mit etwas Butter bestreichen und mit wenig Mehl ausstäuben. Kühl stellen.

2. Weiche Butter, Birkenzucker und Zucker mit dem Handrührgerät oder der Küchenmaschine zu einer hellen, sehr luftigen Masse aufschlagen. Dann ein Eigelb nach dem anderen untermixen. Mandeln, Mehl, Backpulver und Salz unter die Ei-Butter-Zucker-Masse mischen.

3. Ricotta, Frischkäse oder Quark in eine zweite Schüssel geben, die Schalen der Zitronen dünn abreiben und dazugeben. 2 Zitronen auspressen und den Saft beifügen. Alles gut mischen. Die Ricotta-Zitronen-Masse ebenfalls unter den Teig ziehen. Eiweiß steif schlagen, den Eischnee unter den Teig heben. Die Masse in die vorbereitete Springform füllen.

4. Die Torte im heißen Ofen auf der zweiten Schiene von unten 40 Minuten backen, dann mit Alufolie abdecken, damit sie nicht zu stark bräunt. Weitere 45 Minuten fertig backen. Mit einem Holzstäbchen in den Kuchen stechen; bleibt nichts kleben, ist die Torte genügend gebacken. Aus dem Ofen nehmen und in der Form etwa 20 Minuten abkühlen lassen. Sorgfältig aus der Form nehmen und auf eine Tortenplatte legen.

Schokoladentöpfchen

GLUTENFREI

Bereiten Sie dieses einfache Dessert in kleinen Espressotassen zu. Die Energiedichte ist hoch, der Fettanteil ebenfalls, deshalb genügt eine ganz kleine Menge davon.

- **200 g Zartbitterschokolade** (Kakaoanteil 70 %)
- **250 g Sahne**
- **3 sehr frische Eigelb**
- **100 g Mandelsplitter**

1. Schokolade zerbröckeln, in eine Schüssel geben. Sahne in einer kleinen Pfanne aufkochen lassen. Eigelbe verquirlen. Pfanne vom Herd ziehen und unter ständigem Rühren mit dem Schneebesen die Eigelbe in die Pfanne geben. Zurück auf den Herd stellen und so lange erhitzen, bis die Masse dicklich wird, aber nicht gerinnt.

2. Durch ein Sieb über die gehackte Schokolade gießen. Etwas stehen lassen, dann gut mischen. Mit dem Schneebesen glatt rühren, sofort in kleine Espressotassen abfüllen und über Nacht kühl stellen. Mandelsplitter rösten und über das Dessert streuen.

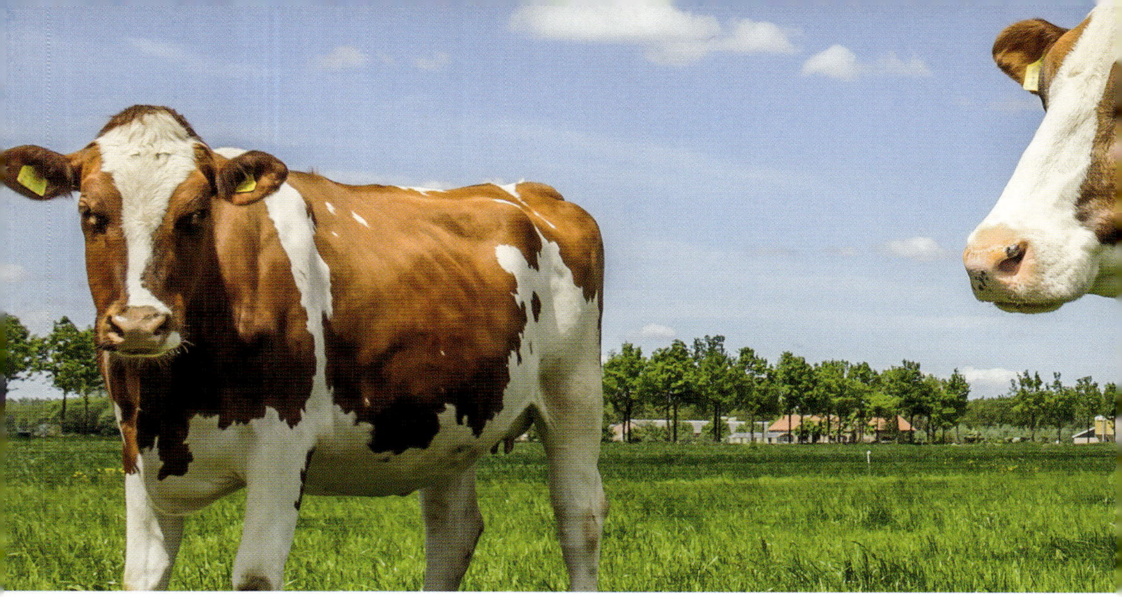

Raum für Ihre Notizen

DAS GROSSE LOGI®
FAMILIENKOCHBUCH.

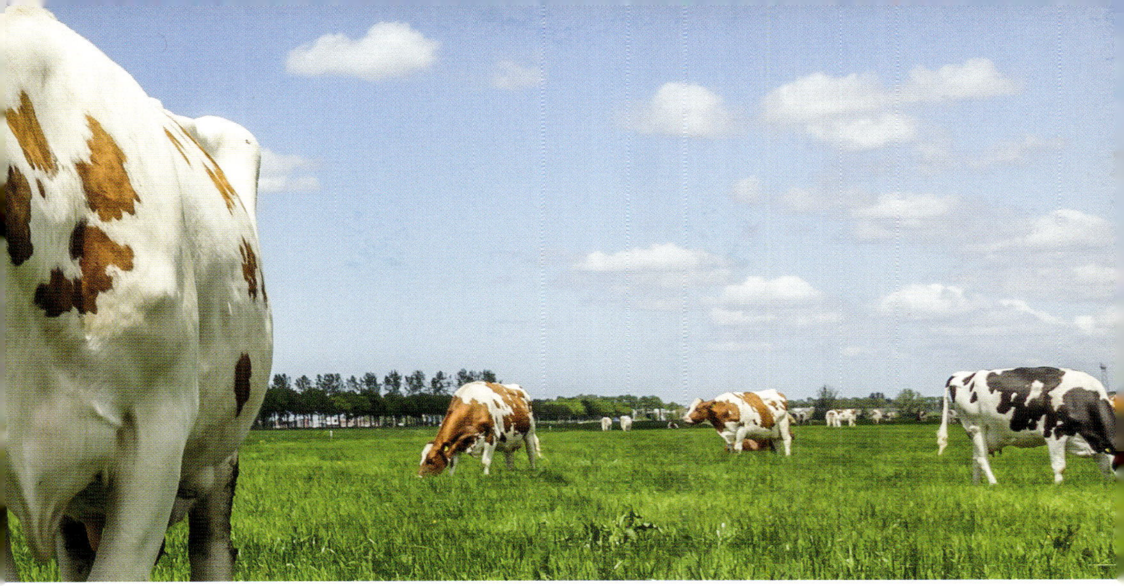

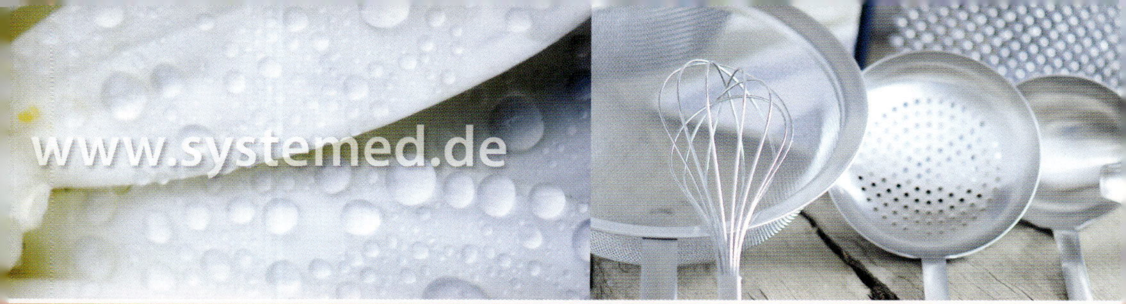

Ernährung, Gesundheit, Lifestyle, Wellness

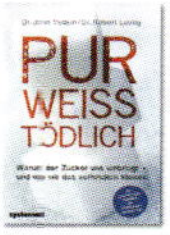

Pur – weiß – tödlich.
Warum der Zucker uns umbringt – und wie wir das verhindern können.
Prof. John Yudkin | Prof. Robert Lustig
978-3-942772-41-9 **14,99 €**

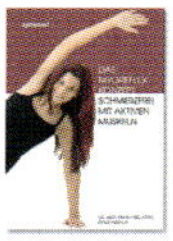

Das Myoreflexkonzept.
Schmerzfrei mit aktiven Muskeln.
Dr. med. E. Jörg | P. Kensok **13,99 €** ~~19,99 €~~
978-3-942772-49-5

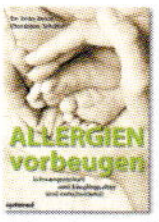

Allergien vorbeugen.
Schwangerschaft und Säuglingsalter sind entscheidend!
Dr. I. Reese | Chr. Schäfer **9,99 €** ~~14,95 €~~
978-3-927372-50-4

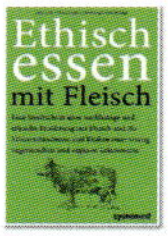

Ethisch Essen mit Fleisch.
Eine Streitschrift über nachhaltige und ethische Ernährung mit Fleisch und die Missverständnisse und Risiken einer streng vegetarischen und veganen Lebensweise.
Lierre Keith | Ulrike Gonder
978-3-927372-87-0 **14,99 €**

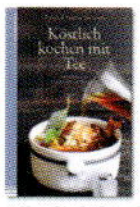

Köstlich kochen mit Tee.
Einfache und inspirierende Rezepte.
Tanja Bischof | Harry Bischof **4,99 €** ~~8,95 €~~
978-3-942772-76-1

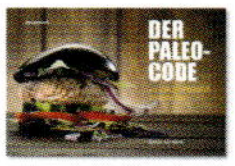

Der Paleo-Code.
Das Steinzeit-Programm.
Romy Dollé
978-3-927372-86-3 **19,99**

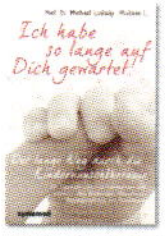

Ich habe so lange auf Dich gewartet!
Der lange Weg durch die Kinderwunschtherapie. Ein Tagebuch – ärztlich kommentiert und ergänzt – über Hoffnungen, Misserfolge, Wegbegleiter und das Wunschkind.
Prof. M. Ludwig | Maileen L. **9,59 €** ~~15,99 €~~
978-3-942772-11-2

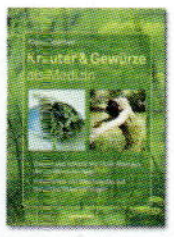

JETZT ALS PAPERBACK

Kräuter & Gewürze als Medizin.
Gesund und schlank mit Vitalkräften aus der Apotheke der Natur.
Klaus Oberbeil **15,00 €** ~~19,95 €~~
978-3-942772-92-1

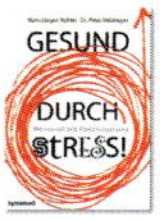

Gesund durch Stress!
Wer reizvoll lebt, bleibt länger jung!
Hans-Jürgen Richter
Dr. Peter Heilmeyer **4,99 €** ~~15,95 €~~
978-3-927372-42-9

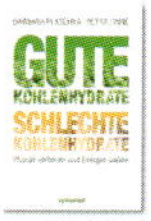

Gute Kohlenhyrate – schlechte Kohlenhydrate.
Pfunde verlieren und Energie tanken.
Barbara Plaschka | Petra Linné
978-3-927372-81-8 **12,95 €**

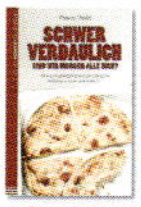

Schwer verdaulich.
Wie uns die Ernährungsindustrie mästet und krank macht.
Pierre Weill
978-3-942772-40-2 **12,95 €**

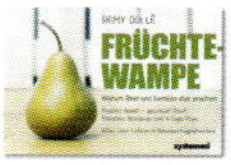

NEU

Früchtewampe.
Warum Obst und Gemüse dick machen!
Romy Dollé
978-3-942772-83-9 **19,99**

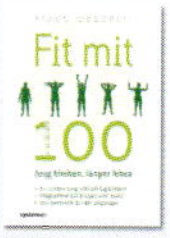

Fit mit 100.
Jung bleiben, länger leben.
- Ein Leben lang schlank & glücklich.
- Programme für Körper und Seele.
- 100 wertvolle Ernährungstipps.

Klaus Oberbeil
978-3-927372-93-1 **14,99 €**

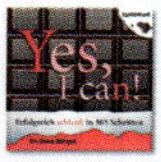

Yes, I can!
Erfolgreich schlank in 365 Schritten.
Dr. Ilona Bürgel **4,99 €** ~~15,00 €~~
978-3-927372-51-1

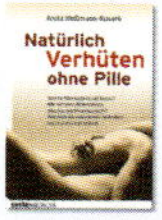

Natürlich verhüten ohne Pille.
Welche Methode ist die beste?
Alle sicheren Alternativen. Was tun bei Kinderwunsch? Wie man die natürlichen Techniken rasch und sicher erlernt.
Anita Heßmann-Kosaris **8,99 €** ~~14,95 €~~
978-3-927372-63-4

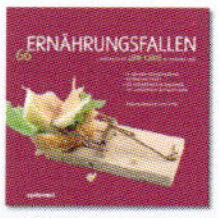

66 Ernährungsfallen … und wie sie mit Low-Carb zu vermeiden sind.
- in typischen Alltagssituationen
- für Büro und Freizeit
- mit Einkaufsführer im Supermarkt
- mit ausführlichem Restaurant-Guide

Barbara Plaschka | Petra Linné
978-3-927372-55-9 **15,95 €**

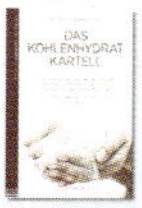

Das Kohlenhydratkartell.
Über die Diätkatastrophe, die finsteren Machenschaften der Zuckerlobby und Wege aus dem Diätendschungel.
Clifford Opoku-Afari
978-3-942772-39-6 **12,95 €**

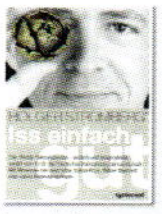

Iss einfach gut.
Das Prinzip Nahrungskette – einfach pragmatisch erklärt vom Koch der Deutschen Fußballnationalmannscha
In Hardcover-Luxusausführung mit Moleskine Gummi und Saisonkalende als DIN-A3-Poster
Holger Stromberg **14,99** ~~18,99~~
978-3-942772-50-1

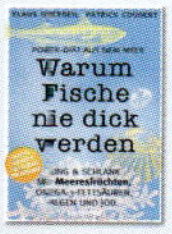

Warum Fische nie dick werden.
Jung & schlank mit Meeresfrüchten, Omega-3-Fettsäuren, Algen und Jod.
Klaus Oberbeil | Patrick Coudert
978-3-942772-71-6 **19,99 €**

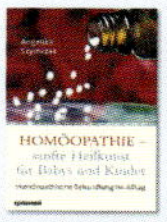

Homöopathie – sanfte Heilkunst für Babys und Kinder.
Homöopathische Behandlung im Alltag.
Angelika Szymczak **5,99 €** ~~19,95 €~~
978-3-927372-49-8

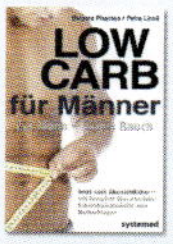

Low-Carb für Männer. Ein Mann – (k)ein Bauch.
Jetzt noch übersichtlicher – mit komplett überarbeiteter Kohlenhydrattabelle zum Nachschlagen.
Barbara Plaschka | Petra Linné
978-3-942772-52-5 **15,99 €**

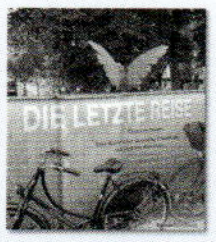

Die letzte Reise.
Eine Reise über deutsche Friedhöfe von Sylt bis Konstanz.
Clemens Menne **20,00 €** ~~34,00 €~~
978-3-927372-76-4

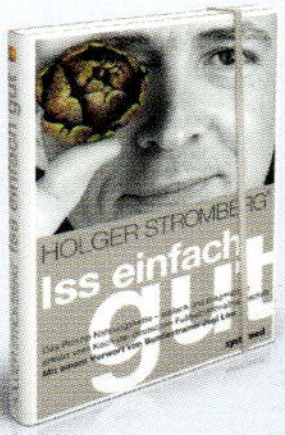

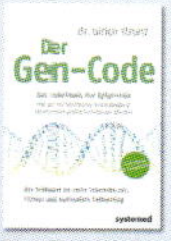

Der Gen-Code.
Das Geheimnis der Epigenetik – wie wir mit Ernährung und Bewegung unsere Gene positiv beeinflussen können.
Dr. Ulrich Strunz
978-3-942772-01-3 **14,99 €**

Bestellen Sie direkt beim Verlag. Versandkostenfreie Lieferung. Alle bereits erschienenen Bücher sind sofort lieferbar.

Mehr Infos zum Programm, zu den Autoren und zu weiteren Neuerscheinungen finden Sie auf unserer Website www.systemed.de.

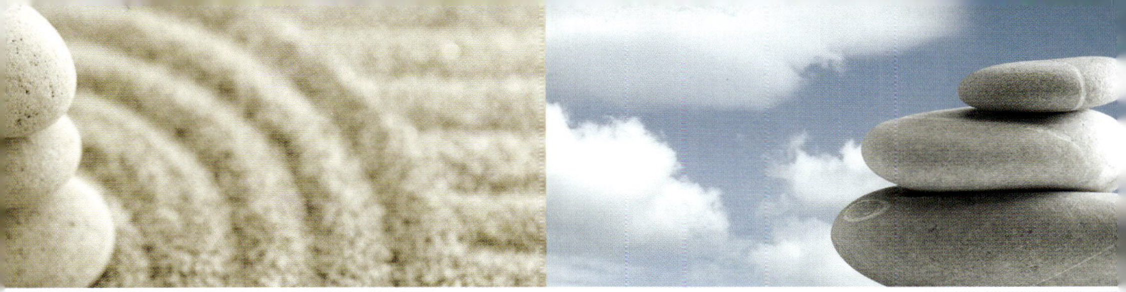

Yoga & Achtsamkeit

…s Hatha Yoga Praxisbuch.
Einsteiger und Fortgeschrittene.
…rcel Anders-Hoepgen
…-3-95814-035-6 **29,99 €**

…mpoorna …atha Yoga Stunde. (DVD)
…fe 1
…rcel Anders-Hoepgen
…-3-927372-64-1 **17,95 €**

…mpoorna …tha Yoga Stunde. (CD)
…fe 1
…rcel Anders-Hoepgen
…-3-927372-65-8 **9,79 €** ~~14,95 €~~

…mpoorna …atha Yoga Stunde. (DVD)
…chte Mittelstufe
…werpunkt: Dehnung der Hüften
…rcel Anders-Hoepgen
…-3-942772-04-4 **17,95 €**

…atha Yoga Stunde. (DVD)
…chte Mittelstufe
…werpunkt: Kraftaufbau
…rcel Anders-Hoepgen
…-3-927372-84-9 **17,99 €**

…ebammen Yoga.
…ungen zur Geburtsvorbereitung …d Rückbildung. *Inkl. Mantra-Audio-CD.*
…arcel Anders-Hoepgen
…8-3-927372-99-3 **5,99 €** ~~19,99 €~~

…ebammen Yoga. (Doppel-DVD)
…ungen zur Geburtsvorbereitung und …ckbildung.
…arcel Anders-Hoepgen
…8-3-942772-03-7 **16,95 €**

Yoga von Kopf bis Fuß.
5-Minuten-Übungen aus dem Sampoorna Hatha Yoga.
Die Box beinhaltet:
- Augenentspannung (CD)
- Gleichgewicht (CD)
- Oberen Rücken stärken (CD)
- Unteren Rücken stärken (CD)
- Bauchmuskulatur stärken (CD)

Marcel Anders-Hoepgen **15,00 €**
978-3-942772-45-7 ~~30,00 €~~
(erhältlich solange der Vorrat reicht)

Nada-Yoga-Musik-Reihe.
Marcel Anders-Hoepgen

Eternal OM (CD)
978-3-942772-16-7 9,99 €
Shanti (CD)
978-3-942772-29-7 9,99 €
Runterkommen (CD)
978-3-942772-17-4 9,99 €
Gelassenheit (CD)
978-3-942772-15-0 9,99 €

Marcel Anders-Hoepgen
Besser schlafen. (CD) **Entspannung für die Nacht.**
978-3-942772-25-9 **9,99 €**
Gut schlafen. (CD) **Entspannung für die Nacht.**
978-3-927372-62-7 **9,95 €**
Kraft tanken. (CD) **Entspannung für den Tag.**
978-3-927372-61-0 **7,99 €**

Marcel Anders-Hoepgen
Augenentspannung (CD)
978-3-927372-71-9 8,95 €
Gleichgewicht (CD)
978-3-927372-72-6 8,95 €
Oberen Rücken stärken (CD)
978-3-927372-73-3 8,95 €
Unteren Rücken stärken (CD)
978-3-927372-74-0 8,95 €
Bauchmuskulatur stärken (CD)
978-3-927372-75-7 8,95 €

Die Yogi-Methode.
30-Tage-Challenge zur achtsamen Ernährung.
Vegan – ayurvedisch – yogisch.
Marcel Anders-Hoepgen
978-3-942772-69-3 **19,99 €**

FLIP CHART TISCH AUFSTELLER
Yoga: Jeden Tag neu!
Über 100.000 mögliche Kombinationen für Übungseinheiten à 5 bis 10 Minuten.
Marcel Anders-Hoepgen **13,99 €**
978-3-927372-69-6 ~~28,00 €~~

Sonnengruß, Teil 1. (DVD + CD)
Das perfekte Workout.
Marcel Anders-Hoepgen **9,99 €**
978-3-927372-77-1 ~~16,95 €~~

Sonnengruß, Teil 2. (DVD + CD)
Der perfekte Stressabbau.
Marcel Anders-Hoepgen **9,99 €**
978-3-927372-97-9 ~~16,95 €~~

Rücken for fit.
Das 30-Tage-Programm für einen schmerzfreien Rücken in nur fünf Minuten pro Tag.
Inklusive Übungs-DVD.
Marcel Anders-Hoepgen **14,99 €**
978-3-942772-53-2 ~~19,99 €~~

Anti-Stress-Yoga.
Kartenbox mit 18 Rezepten und 36 Asanas.
Petra Orzech
978-3-942772-85-3 **14,99 €**

Der Glücksvertrag
Das 21-Tage-Programm. Ein glückliches Leben in Balance dank einer Formel aus Psychologie und fernöstlicher Heilkunst.
Inklusive DVD.
A. Mehta | G. Brüggemann **5,99 €**
978-3-942772-14-3 ~~19,99 €~~

Mut zur Trennung.
Plädoyer für eine mutige und produktive Entscheidung – Kinder brauchen Aufrichtigkeit.
Jutta Martha Beiner **9,59 €**
978-3-942772-47-1 ~~15,99 €~~

NEU
Yoga X-Large.
Auch Dicke können Yoga machen!
Yoga- und Bewusstheitsübungen für Menschen mit Plus-Size-Körpern.
Birgit Feliz Carrasco
978-3-942772-77-8 **17,99 €**

BEST-SELLER
Schlank durch Achtsamkeit.
Durch inneres Gleichgewicht zum Idealgewicht.
Ronald Pierre Schweppe
978-3-942772-90-7 **14,99 €**

Achtsam abnehmen.
33 Methoden für jeden Tag.
Ronald Pierre Schweppe
978-3-942772-99-0 **12,99 €**

Warum Stress dick macht
… und warum wir entspannt schneller abnehmen.
Ronald Pierre Schweppe **9,75 €**
978-3-942772-51-8 ~~12,99 €~~

Der Burnout-Irrtum
Ausgebrannt durch Vitalstoffmangel – Burnout fängt in der Körperzelle an!
Das Präventionsprogramm mit Praxistipps und Fallbeispielen.
Uschi Eichinger | Kyra Hoffmann
978-3-942772-06-8 **19,99 €**

Die Anti-Stress-Ernährung.
Die LOGI-Methode zur Stressbewältigung.
Mehr Power für die Körperzellen.
Uschi Eichinger | Kyra Hoffmann
978-3-942772-67-9 **19,99 €**

NEU
Glückliche Kinder.
Erziehung in Liebe und Achtsamkeit.
Aus der Reihe »mitGefühl«
Ronald Pierre Schweppe
978-3-95814-000-4 **7,99 €**

NEU
Starke Partner.
Beziehung in Liebe und Achtsamkeit.
Aus der Reihe »mitGefühl«
Aljoscha Long
978-3-95814-001-1 **7,99 €**

NEU
Dauerhaft schlank.
Ernährung mit Liebe und Achtsamkeit.
Aus der Reihe »mitGefühl«
Dr. Julia Bollwein
978-3-95814-002-8 **7,99 €**

NEU
Selbstheilung.
Gesundheit durch Liebe und Achtsamkeit.
Aus der Reihe »mitGefühl«
Fei Long
978-3-95814-003-5 **7,99 €**

systemed Verlag
Kastanienstraße 10
D-44534 Lünen
Telefon 02306 63934
Telefax 02306 61460
www.systemed.de
faltin@systemed.de

systemed verlag

Redaktion: systemed Verlag, Lünen
systemed GmbH, Kastanienstraße 10, 44534 Lünen

Fotografie: Studio L'Eveque, München
Studio Reiner Schmitz, München (Titel)
www.fotolia.com (Stockfotografie)

Gestaltung, Satz: A flock of sheep, Lübeck
www.flock-of-sheep.com

Druck: Longo AG, Bozen/Italien
ISBN: 978-3-95814-016-5

LOGI im Internet: www.logi-aktuell.de
www.systemed.de

2. aktualisierte und erweiterte Auflage

Hinweis. Alle Informationen und Hinweise, die in diesem Buch enthalten sind, wurden von den Autoren nach bestem Wissen erarbeitet und von ihnen und dem Verlag mit größtmöglicher Sorgfalt überprüft. Unter Berücksichtigung des Produkthaftungsrechts müssen wir allerdings darauf hinweisen, dass inhaltliche Fehler und Auslassungen nicht völlig auszuschließen sind. Für etwaige fehlerhafte Angaben können die Autoren, Verlag und Verlagsmitarbeiter keinerlei Verpflichtung und Haftung übernehmen. Korrekturhinweise sind jederzeit willkommen und werden gerne berücksichtigt.

LOGI® DAS ORIGINAL BEI SYSTEMED

systemed verlag